Langenbecks Archiv für Chirurgie

vereinigt mit Bruns' Beiträge für Klinische Chirurgie

Supplement 1986

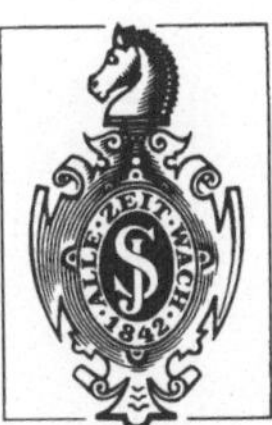

Chirurgisches Forum '86

für experimentelle und klinische Forschung

103. Kongreß der Deutschen Gesellschaft für Chirurgie
München, 23.–26. April 1986

Wissenschaftlicher Beirat

Ch. Herfarth (Vorsitzender)
H.G. Beger, Ulm
G. Blümel, München
J.H. Fischer, Köln

S. Geroulanos, Zürich
J. Seifert, Kiel
E. Wolner, Wien
D. Wolter, Hamburg

Schriftleitung

Ch. Herfarth unter Mitarbeit von
M. Betzler und M. Raute

Herausgeber

H.-J. Streicher
Präsident des 103. Kongresses der
Deutschen Gesellschaft für Chirurgie

M. Schwaiger
Generalsekretär der Deutschen
Gesellschaft für Chirurgie

Springer-Verlag
Berlin Heidelberg New York Tokyo

Schriftleitung:

Professor Dr. Christian Herfarth, Chirurgische Universitätsklinik,
Im Neuenheimer Feld 110, D-6900 Heidelberg

Mitarbeiter der Schriftleitung:

Priv.-Doz. Dr. Michael Betzler, Chirurgische Universitätsklinik,
Im Neuenheimer Feld 110, D-6900 Heidelberg

Priv.-Doz. Dr. Michael Raute, Chirurgische Klinik, Klinikum der Stadt Mannheim,
Fakultät für klinische Medizin Mannheim der Universität Heidelberg,
Theodor-Kutzer-Ufer, D-6800 Mannheim 1

Herausgeber:

Professor Dr. H.-J. Streicher, Chirurgische Klinik am F. Sauerbruch-Klinikum,
Arrenberger Straße 20–56, D-5600 Wuppertal 1

Professor Dr. M. Schwaiger, Schlehenrain 21
D-7800 Freiburg i. Br.

Mit 86 Abbildungen

ISBN-13:978-3-540-16507-1   e-ISBN-13:978-3-642-71163-3
DOI: 10.1007/978-3-642-71163-3

CIP-Kurztitelaufnahme der Deutschen Bibliothek. Chirurgisches Forum für Experimentelle und Klinische Forschung: Chirurgisches Forum ... für Experimentelle und Klinische Forschung. – Berlin ; Heidelberg ; New York ;
Tokyo : Springer. ISSN 0303-6227. Teilw. mit d. Erscheinungsorten Berlin, Heidelberg, New York 1986. München,
23.–26. April 1986. – 1986.
(... Kongress der Deutschen Gesellschaft für Chirurgie ; 103) (Langenbecks Archiv für Chirurgie : Supplement ;
1986)
ISBN-13:978-3-540-16507-1

NE: Deutsche Gesellschaft für Chirurgie: ... Kongress der ...; Langenbecks Archiv für Chirurgie / Supplement

2125/3140-5 4 3 2 1 0

Das diesjährige Forum wurde aus einer ähnlich großen Anzahl von Anmeldungen zusammengestellt wie in den vergangenen Jahren. Knapp ein Drittel der Abstracts konnte vom Wissenschaftlichen Beirat nach anonymer Begutachtung angenommen werden. Annahmegründe waren wie in den vergangenen Jahren besondere Originalität, fehlende Vorwegpublikation, sorgfältige Abfassung des Abstracts, hohe klinische Relevanz und nicht zuletzt auch einwandfreie formale und inhaltliche Beschreibung.

Die Schwergewichte haben sich weiterhin zugunsten der chirurgischen Onkologie und des Gebietes "Leber, Galle, Pankreas" verschoben. Die Themen der Chirurgie der Kreislauforgane und die Gebiete "Magen, Darm" zeigen eine leicht rückläufige Tendenz, während die "perioperative Pathophysiologie und Intensivmedizin" quantitativ und qualitativ unverändert stark vertreten ist. Auffällig ist, daß weiterhin eine Reihe von wichtigen Gebieten der Chirurgie kaum zu finden sind und in Zukunft mehr aufgegriffen werden sollten, wie z.B. die chirurgische Infektionslehre, die chirurgische Immunologie, Endokrinologie und die Anwendung künstlicher Organe.

Ganz besonders bedankt sich der Forumsausschuß bei Herrn Professor SCHOBER (Halle), der die Biographie des tragischen Schicksals des äußerst einfallsreichen jungen Chirurgen ERNST JEGER geschrieben hat.

Das pünktliche Erscheinen des FORUM-Bandes zum 103. Kongreß der Deutschen Gesellschaft für Chirurgie wurde wiederum ermöglicht durch den tatkräftigen Einsatz der Mitarbeiter des SPRINGER VERLAGs, ganz besonders Herr H. Schwaninger, und der Sekretärinnen Frau M. Harms, Frau I. Jebram, Frau R. Glasbrenner.

Heidelberg, Februar 1986

Für den Forumausschuß und die Schriftleitung:

Ch. HERFARTH

Ernst Jeger (1884–1915)*

Ernst JEGER ist den Chirurgen unserer Tage nahezu unbekannt und hat doch in seiner jugendlichen Aktivität vieles beigetragen zur Schaffung einer Chirurgie in Gebieten, die jetzt große Bedeutung erlangt haben. Sein 1913 erschienenes Buch: "Die Chirurgie der Blutgefäße und des Herzens" erregt bei Chirurgen unserer Tage ungläubiges Erstaunen, daß vor 70 Jahren ein begeisterter junger Kollege die Entwicklung in derart umfangreichem Maße vorausnehmen konnte.

Bisher war über Ernst JEGER, des in der Forschung wohl bedeutendsten Herz- und Gefäßchirurgen Deutschlands aus der Zeit vor dem ersten Weltkrieg, nichts außer seinem Buch von 1913 bekannt, auf das ich sogleich kommen werde. So habe ich den Versuch gemacht, sein Leben und Schicksal aufzuklären.

Das Wesentliche ist ein handgeschriebener, bisher unbekannter "Lebenslauf".

"Ich bin am 9. November 1884 in Wien geboren, absolvierte daselbst das Piaristengymnasium u. wurde im Jahre 1908 an der Wiener Universität zum Doktor der Medizin promoviert. Als Student war in (!) am histologischen- u. am physiologischen Institut (Hofräte v. Ebner und Exner) tätig u. habe eine Anzahl medizinisch-chemischer Arbeiten publiziert. Außerdem arbeitete ich als Hospitant an der internen Klinik (Prof. v. Noorden) u. an der chirurgischen Abteilung des Professor Schnitzler. Nach Erlangung der Promotion betätigte ich mich zunächst 1/2 Jahr an der Klinik v. Noorden als Volontär u. ging hieauf (!) für 1/2 Jahr nach London an das physiologische Institut der dortigen Universität (Professor Starling) zwecks Ausbildung in der Physiologie. Dann 3/4jähriger Aufenthalt in Berlin, woselbst ich hauptsächlich bei Prof. Friedberger (serologische Abteilung des pharmakologischen Instituts) u. Prof. Bickel (experimentell-biologische Abteilung der Charité) arbeitete. Dann war ich ein Jahr lang Operationszöglich bei Hofrat v. Eiselsberg in Wien. Es folgte eine 1/2jährige Studienreise nach Amerika zwecks Ausbildung in der Blutgefäßchirurgie bei Carrel in New York. Schließlich 6monatliche Betätigung bei Prof. Zuckerkandl in Wien und 10monatliche bei Prof. Israel in Berlin zwecks Erlernung der urologischen Chirurgie. Seit Juni 1913 bin ich als Volontär an der chirurgischen Universitätsklinik Breslau tätig.

Breslau, am 10.1.1914."   Dr. Ernst JEGER

---

*Von K.L. Schober.
 Gekürzte Fassung des Artikels, erschienen im Zentralblatt für Chirurgie 109 (1984) 1394–1402.

Chirurgisches Forum '86
f. experim. u. klinische Forschung
Hrsg.: H.-J. Streicher
© Springer-Verlag Berlin Heidelberg 1986

Dies also war JEGERs Werdegang bis zum Ausbruch des Weltkrieges. Eine weitumfassende, in viele theoretische Fächer reichende Ausbildung, die ihn wohl zum Forscher auf einem klinischen Gebiet prädestiniert haben würde - vielleicht auf dem der Urologie, vielleicht auf dem der Gefäß- und Herzchirurgie. Der Österreicher JEGER hielt sich meist im Ausland auf, und er fand gewiß nicht die schlechtesten Lehrmeister seiner Zeit. Man muß dem dann Dreißigjährigen alle Achtung für diesen zielstrebigen Ausbildungsweg zubilligen.

Bevor wir seinen nach Beginn des Krieges nach und nach im Nebel der Ungewißheit verschwindenden Lebenspfad weiter zu verfolgen versuchen, möchte ich ihm wenigstens in Form der Würdigung seines Hauptwerkes ein Denkmal setzen - einen Grabstein dürfte er nicht erhalten haben.

Der Titel "Die Chirurgie der Blutgefäße und des Herzens" führt die Herzchirurgie bewußt und mit Recht an zweiter Stelle. Sie erscheint lediglich auf den letzten 33 von 328 Textseiten, allerdings findet man auch einiges Interessante im Kapitel "Transplantation". Die ganz modern lediglich broschierte Monographie wurde 1913 im "Verlag von August Hirschwald" zu Berlin veröffentlicht, "mit 231 Abbildungen im Text". Sie kostete 9 Mark. Auf der Ehrungsseite hinter dem Titelbild lesen wir:

"Herrn Dr. Alexis Carrel in Dankbarkeit und Verehrung gewidmet".

Es geht aus dem Buch nicht expressiv verbis hervor, daß JEGER persönlich bei Carrel gelernt hat. Manche Formulierungen deuten darauf hin: "Es ist eine heute noch vielfach verbreitete irrtümliche Ansicht, daß Versuchstiere bei und nach Operationen eines geringeren Aufwandes an Sorgfalt und Pflege bedürfen, als der Mensch ... Wie falsch das ist, geht schon allein aus der Tatsache hervor, daß Carrel, der die besten Resultate auf dem Gebiet der Tierchirurgie überhaupt erreicht hat, unter äußeren Bedingungen arbeitet, wie sie von unseren bestgeführten Krankenhäusern kaum übertroffen werden, und in bezug auf Pflege der Tiere, Asepsis usw. die allerstrengsten Anforderungen stellt".

"... Carrel betont immer wieder, daß dasjenige Ausmaß Asepsis, das genügt, um bei gewöhnlichen Operationen eine prima intentio zu erzielen, für Eingriffe ... an den großen Gefäßen und in der Nähe des Herzens nicht ausreicht. So darf z.B. kein Besucher einer Operation beiwohnen, ohne vorher sterile Überschuhe, einen sterilen Mantel und eine Mütze mit Mundschutz angezogen zu haben". JEGER weiß das ja aus eigener Erfahrung so genau, und weiter: "Ein gut Teil von Carrels Erfolgen mag auch auf die ungeheure Geschwindigkeit, mit der er operiert, zurückzuführen sein. Es ist eben eine vielfach zu wenig beachtete Tatsache, daß das schnelle Operieren einen der wichtigsten Faktoren der Asepsis darstellt. Der Fehler vieler Operateure, die aseptischen Maßnahmen zwar bis zum Aeußersten zu treiben, dann aber die Operation ganz unnötig in die Länge zu ziehen ..., führt bei Blutgefäß- und speziell bei endothorakalen Operationen mit Sicherheit zum Mißerfolg". Diese Aussage JEGERs besitzt einen dauernden Wert.

Das 5. Kapitel "Transplantation" umfaßt immerhin bereits 55 Seiten. Hier interessiert nur, was JEGER zur "Transplantation des

Herzens" zu schreiben hat. Er beginnt mit einer Feststellung, wie bei allen zunächst nutzlos erscheinenden Versuchen in aller Wissenschaft: indem er auf mögliche Hilfe bei anderen, kommenden Problemen hinweist: "Trotzdem die Transplantation des Herzens praktischen Zwecken nicht dienen kann, scheinen derartige Versuche insofern von Bedeutung zu sein, als sie uns wichtige Aufschlüsse über die Funktion des isolierten Herzens zu geben versprechen ..." Auch diese Zielsetzung könnte man natürlich noch als ziemlich ausgefallen bezeichnen.

Mit seinen Eingriffen nahm JEGER die später als "Blalocksche Operation" bekannt gewordene Arterialisierung der Lungengefäßstrombahn bei angeborenen zyanotischen Herzfehlern (z.B. Fallotsche Tetralogie) um Jahrzehnte vorweg - ohne allerdings einen bestimmten klinischen Zweck hierfür anzuführen.

Aus dem Kongreßreferat von 1913: "Schließlich einige Worte über experimentelle Herzchirurgie. Die Mehrzahl meiner Versuche haben nur physiologisches, nicht praktisch-chirurgisches Interesse ... Hier zeige ich Ihnen zunächst das Präparat von einem Hund, dessen Anonyma durchschnitten und End-zu-Seot in seine Arteria pulmonalis implantiert wurde, so daß sie nunmehr eine Anastomose zwischen Aorta und Arteria pulmonalis darstellt, so daß ein Zustand geschaffen ist, den man am besten als künstlichen Botallo'schen Gang bezeichnen könnze". Auch eine End-zu-End-Anastomose der A. anonyma mit der zentral unterbundenen A. pulmonalis hat JEGER zuwege gebracht - leider starben die Tiere sämtlich an Infektionen des Pleuraraumes, wie man in dem Buch nachlesen kann. JEGER beschließt diesen Abschnitt seines Vortrages optimistisch: "Ich brauche wohl nicht besonders darauf hinzuweisen, welche Menge experimentell-physiologischer und pathologischer Fragen mit Hilfe dieser und ähnlicher Operationen anzugehen sein werden, wenn erst die Schwierigkeiten, die gegenwärtig der erfolgreichen, aseptischen Durchführung großer endopleuraler Eingriffe noch entgegenstehen, verringert sein werden".

Wieviele Versuche gerade in der experimentellen Chirurgie wurden nicht, selbst bei Erreichen der Zielstellung, umsonst gemacht! Aber aus Versuch und Irrtum resultiert, über eine gesellschaftliche Selektion, der gangbare Weg. Ohne Irrtum kein Fortschritt. Wenn der Fortschritt wirklich etwas Erstrebenswertes oder auch nur Erstrebtes ist, und sich nicht durch das Fortarbeiten der Menschheit gewissermaßen selbsttätig ergibt (bei allem Respekt vor den Überlegungen aller Forscher, die so oft irrten) - so war Ernst JEGER ein wichtiger deutscher Chirurg der Zeit vor dem ersten Weltkrieg.

Wie es zu dem frühen Tode Ernst JEGERs kam, erfahren wir des Näheren durch E. VAUBEL in einem Gedenkblatt von 1980.

"Am 8. August 1914 wird JEGER als landsturmpflichtiger Zivilarzt eingezogen und im Oktober in die freigekämpfte Festung Przemysl versetzt."

JEGERs am 14. Dezember 1914 erschienene Arbeit wurde durch "einen Flieger" aus der Festung gebracht. Er schildert 8 Gefäßverletzungen, von denen er 6 erfolgreich behandelt bei zum Teil sehr komplizierten, erstaunlich besonnen und "modern" versorgten schweren kombinierten Extremitätenschußverletzungen, darunter die Replantation eines fast abgetrennten Armes. Hierzu ist der Arbeit sogar eine - freilich sehr schlecht reproduzierte - Photographie des rehabilitierten Patienten beigegeben. Sie zeigt ihn am 25.X., also 7 Wochen nach der Verwundung am 2.IX., mit hoch über den Kopf erhobenem rechten Arm. JEGER bezeichnet ihn als "den besten Erfolg, den ich bisher mit Hilfe der Gefäßnaht erzielen konnte".

Als russische Truppen die Festung am 11. November wieder einschließen, arbeitet JEGER als Assistent Robert BARANYs im Festungsspital Nr. 8. "Das Verhältnis zu seinem Lehrer BARANY ist ausgezeichnet." BARANY erwähnt in seiner Arbeit über die Behandlung von Hirnabscessen, daß er die Idee der Drainage mit Gutta-Percha-Streifen seinem Mitarbeiter JEGER verdanke. "Am 9. März 1915 gerät JEGER in Gefangenschaft; 1915 erhält Barany in Gefangenschaft den Nobelpreis zugesprochen ... Am 30. August wird JEGER, schwer am Typhus erkrankt, in das Spital von Kainsk im Bezirk Tomsk eingeliefert und verstirbt am folgenden Tag im Alter von 31 Jahren ...".

Literatur

1. Jeger E (1983) Die Chirurgie der Blutgefäße und des Herzens. Berlin: A. Hirschwald, 1913. Nachdruck, Springer, Berlin Heidelberg New York Tokyo
2. Jeger E (1914) Kriegschirurgische Erfahrungen über Gefäßnaht. Berliner Klin Wochenschr 51:1907-1921
3. Schober KL (1984) Sinnlose Vernichtung eines Talents: Ernst Jeger (1884-1915). Zbl Chirurgie 109:1394-1402
4. Vaubel E (1980) Ernst Jeger, Gefäßchirurg vor und in dem Ersten Weltkrieg. Mitteil Dt Gesellsch Chirurgie 1:17-21

Inhaltsverzeichnis

Table of Contents

1. CT-Datengesteuerter Modellbau zur Optimierung der traumatologisch-orthopädischen Therapieplanung

Bone Models Derived from CT Images for Optimization of Planning in Traumatic and Orthopedic Surgery

W. Zenker[1], F. Brix[2] und D. Hebbinghaus[2]

[1]Abteilung Unfallchirurgie der Chirurgischen Univ.-Klinik Kiel (Direktor: Prof. Dr. D. Havemann),
[2]Radiologische Univ.-Klinik Kiel (Direktor: Prof. Dr. H. Gremmel)

Einleitung

Der traumatologisch-orthopädisch tätige Chirurg ist häufig auf eine individuelle präoperative Planung angewiesen. An erster Stelle steht die Erhebung der topographisch-anatomischen Verhältnisse. Die konventionellen Röntgentechniken liefern keine maßstabsgerechten Abbildungen. Trotz sorgfältigster Einstelltechniken bleiben die tatsächlich geltenden Projektionsebenen unbekannt. Eine räumliche Rekonstruktion muß infolgedessen zumindest die Fehler dieser anfänglichen Bilderhebung beinhalten.

Der zunehmende Einsatz von Computertomographen hat diese Situation insofern entschärft, als nunmehr weitgehend größengerechte, verzerrungsfreie Bilddaten erhoben werden können. Diese Lesbarkeit ist gerade beim Computertomographen schwierig, da nur die Gesamtbetrachtung der seriellen Information Planungsgrundlage sein kann. Auch die programminternen zweidimensionalen Rekonstruktionen liefern nur wenig zusätzliche Entscheidungshilfen. Rechnerisch aufwendigere quasi-dreidimensionale Darstellungen unterstützen zwar das Vorstellungsvermögen des Therapeuten, lassen aber auch keinen konkreten Behandlungsansatz erkennen, der den notwendigen Schritt vom zwei- zum dreidimensionalen Vorgehen fehlerfrei ermöglichen würde.

Angestrebt wird die Herstellung anatomiegerechter und maßstabsgetreuer dreidimensionaler Modelle. Durch die Operationsplanung am Knochenmodell darf jedoch keine wesentliche Verzögerung der Operation auftreten. Die Modellerstellung muß also schnell und ohne großen personellen Zeitaufwand erfolgen. Zudem muß das Modell stabil und leicht zu bearbeiten sein.

Wir wollen ein Verfahren und eine Vorrichtung vorstellen, mit deren Hilfe es gelingt, die Planungsdaten mit Hilfe eines anwendungsgerechten präzisen Modellbaus zu optimieren.

Chirurgisches Forum '86
f. experim. u. klinische Forschung
Hrsg.: H.-J. Streicher

<u>Vorrichtung und Verfahren</u>

Grundlage unserer Planung ist die Integration der Datenerfassung
in Form serieller, also hintereinanderliegender CT-Schnitte und
des anschließenden halbautomatischen Modellbaus mit Hilfe eines
von BRIX und Mitarbeitern in Kiel entwickelten Schneidegerätes
für hochfestes Styropor (Styrodur).

Das Schneidegerät weist drei rechtwinklig einander zugeordnete
Bearbeitungsebenen X / Y / Z auf. Diese drei Achsen werden zusammen mit einer vierten, einer Rotationsachse R, zeitkoordiniert
von der Steuereinheit des Gerätes angesprochen. Diese Achsen haben die folgenden Freiheitsgrade:

- Verfahrweg in X: 560 mm;
- Verfahrweg in Y: 470 mm;
- Verfahrweg in Z: 350 mm;
- Freiheitsgrad in R: 360°, umlaufend mit definiertem Null-Durch-
  gang.

Der maximale Werkstückradius beträgt 200 mm, die übliche Schnitt-
geschwindigkeit 8 mm pro Sekunde, sie ist umfangsunabhängig
gleichbleibend.

Die Koordination in Y und R bestimmen die Bearbeitungsstellung
des Werkstückes, das von einer entsprechenden Spannvorrichtung
gehalten wird. Die Koordination X und Z definieren die Position
des bearbeitenden Werkzeuges zum Styrodur. Das Werkzeug, eine er-
hitzbare feine Drahtschlaufe, spant - entsprechend den vorgegebenen Schnittdaten - aus dem Styrodur-Rohling das gewünschte Modell en bloc, also aus einem Stück, heraus. Bei dem Spanvorgang
handelt es sich um eine Punkt-zu-Punkt-Positionierung, wobei jeder angesteuerte Zielpunkt durch seine x/y/z/r-Koordination eindeutig charakterisiert ist. Nach dieser en-bloc-Bauweise gestattet
es das Gerät auch, die konventionelle Lamellenbauweise zu realisieren. Unabhängig davon, für welchen Weg des Modellbaus man sich
entscheidet, müssen die Steuerbefehle zunächst ermittelt werden.
Dieser Planungsschritt wird mit Hilfe eines Rechners der Firma
Hewlett-Packard, dem HP 220, ausgeführt. Alle CT-Schnitte werden
mit möglichst hochauflösender Bildmatrix (256^2 / 512^2) gewonnen.
Via Magnetband sind diese Rohdaten vom CT in den Speicher (Kapa-
zität: 2 MByte) des Tischrechners zu übernehmen.

CT-Schnitt nach CT-Schnitt kann der Anwender sich diese Bilder
auf einen hochauflösenden (512^2 Bildpunkte) Farbmonitor rufen und
z.T. interaktiv die folgenden Vorbereitungen treffen:

- Aus der eindeutigen räumlichen Zuordnung der Schnittbilder zu-
  einander und dem gewählten Schichtabstand werden die Werkstück-
  größe und die spätere Rotationsachse ermittelt.
- Auf jedem einzelnen Schnitt legt der Betreiber den gewünschten
  Außenumriß des späteren Modells fest. Dazu steht ihm ein speziell entwickeltes Konturfindungsprogramm zur Verfügung. Bei
  Bedarf kann dieser Schritt auch mit Hilfe eines Cursors manuell
  geschehen.
  Damit werden dem Anwender beliebige Eingriffsmöglichkeiten er-
  öffnet.
- Auf der Basis der bisher erhobenen Daten vollautomatisch zu

schneiden, würde einen erheblichen Software-Aufwand erforderlich machen. Um dies zu vermeiden, muß die gewählte Kontur nochmals auf dem Monitor mit einem stilisierten Werkzeug so umfahren werden, wie dies später das bearbeitende Werkzeug tun soll.
- Der Modellmaßstab wird abgefragt. Der Arbeitsbereich sollte zwischen einer Vergrößerung auf das Fünffache und einer entsprechenden Verkleinerung liegen.
- Auf der Grundlage der nunmehr festliegenden räumlichen Umriß-koordination ermittelt der Rechner die Fahrbefehle und übermittelt sie auf Abruf an die Steuereinheit.
- Die Gesamtbearbeitung wird in zwei Arbeitsgänge aufgeteilt: Einem zeitsparenden Grobabspan folgt ein detaillierter Feinschnitt.
- Das geplante Modell selbst, wie die gesamten Arbeitsvorgaben, können über ein angeschlossenes Zeichengerät für die Patientenakte dokumentiert werden.

Diskussion und Ausblick

Korrektureingriffe angeborener und erworbener Fehlstellungen stehen im Vordergrund der Anwendungsmöglichkeiten von Knochenmodellen (1). Das Verfahren bietet auch die Möglichkeit zur Herstellung individueller gelenkersetzender Prothesen (2). Ebenso kann der Ersatz - oder Teilersatz - von tumorbefallenen Skelettabschnitten exakt vorgeplant werden (3).

Wegen des hohen Automatisierungsgrades können bei Bedarf mehrere oder unterschiedlich große Modelle angefertigt werden, so daß sich eine optimierbare Planung der Operationen mit voneinander abweichenden Möglichkeiten durchführen läßt. Angestrebt ist, mit der beschriebenen Modellerstellung auch Eingriffe an frisch verletzten, komplexen Skelettstrukturen wie Becken, Wirbelsäule oder Fersenbein durch Probeoperation am Modell zu optimieren.

Zusammenfassung

Es werden eine Vorrichtung und ein Verfahren beschrieben, mit deren Hilfe es gelingt, detaillierte, wirklichkeitsgetreue Knochenmodelle zu erstellen. Die Modelle werden aus einem Stück hochfesten Styropors gefertigt. Als Steuerungsgrundlage dienen die Serienschnitte üblicher CT-Untersuchungen. Der Schneidevorgang ist weitgehend automatisiert und läuft in 2 Schritten ab. Das fertige Modell, in beliebigem Maßstab erstellt, läßt sich aufgrund seiner Homogenität leicht verarbeiten und gestattet die Durchführung von Probeoperationen.

Summary

A cutting device and a procedure are described by means of which it is possible to reconstruct realistic bone models. Each model is made from one piece of highly stable styropore. The equipment is controlled by data derived from serial CT information. The cutting process itself is automatic. The model, produced to any desired scale, enables the user to perform trial operations.

4

Literatur

1. Giebel G, Mildenstein K, Reumann K (1985) Fertigung von Knochenmodellen nach Computer-Tomographie-Daten zur Verwendung in Chirurgie und Orthopädie. Biomed Technik 30:111-114
2. Aldinger G, Fischer A, Kurtz B (1984) Computer-gestützte Herstellung individuell-anatomischer Endoprothesen. Z Orthop 122:733-736
3. Tonner H-D, Engelbrecht H (1979) Ein neues Verfahren zur Herstellung alloplastischer Spezialimplantate für den Becken-Teilersatz. Fortschr Med 97. Jg, 16:71-783

Dr. W. Zenker, Abt. Unfallchirurgie der Chirurgischen Univ.-Klinik, Hospitalstraße 40, D-2300 Kiel

2. Vergleichende experimentelle Untersuchungen zum alloplastischen Ersatz des vorderen Kreuzbandes

Comparative Experimental Study on the Alloplastic Replacement of the Anterior Cruciate Ligament

R. Ascherl, W. Siebels, K. Geißdörfer, B. Kobor, G. Hölldobler und G. Blümel

Institut für Experimentelle Chirurgie (Direktor: Prof. Dr. med. G. Blümel) der Technischen Universität München

Einleitung und Fragestellung

Gerade im Hinblick auf raschere Rehabilitation und verbesserte Spätresultate werden für den alloplastischen Ersatz des vorderen Kreuzbandes (vKB) nach frischen Rupturen und vor allem chronischen Instabilitäten unterschiedliche Prothesenkonzepte und Designs empfohlen. Die Wertigkeit verschiedener Materialien wurde im Gebrauchstest überprüft.

Material und Methoden

In allgemeiner Intubationsnarkose wurde an erwachsenen Schafen (40 - 92 kg KG) nach medialer, parapatellärer Arthrotomie und Resektion des vKB dessen alloplastischer Ersatz durchgeführt. Als synthetische Materialien kamen Polyäthylenterephthalat (Dacron n = 11), Kohlenstoffaser (Lafil n = 4) zur Implantation; als biologische Prothesen wurden Glutaraldehyd-fixierte (n = 4) und Dicarbonsäure-präparierte (n = 22) bovine Sehnen verwendet.

Die Fixation von Bindegewebsstrukturen mit Glutaraldehyd (GA) beruht auf der Bildung von Iminen. Bei der Präparation mit Dicarbonsäuren (DC) nach LICHTI und FRAEFEL (3) wird eine Quervernetzung des Kollagens durch Amid-Bindungen erreicht.

Bei drei Dacron-Prothesen wurde "over the top" implantiert, ansonsten wurden die Prothesen isometrisch durch einen jeweils tibialen und femoralen Bohrkanal implantiert. Die Fixation der synthetischen Materialien wurde durch Staples, die der biologischen mit Corticalisschrauben und Zackenkranzunterlegscheiben vorgenommen. Eine Ruhigstellung wurde nicht durchgeführt. Autologe, gestielte Patellarsehnenplastiken ohne Ruhigstellung (n = 7) und mit Immobilisation (n = 3, Gipsverband für 4 Wo) dienten als Kontrollen. Während des Beobachtungszeitraumes von 6 Monaten wurden die Tiere in einer Herde mit freiem Auslauf gehalten, danach erfolgten biomechanische (Knochen-Band-Knochen-Präparate; Univer-

Chirurgisches Forum '86
f. experim. u. klinische Forschung
Hrsg.: H.-J. Streicher
© Springer-Verlag Berlin Heidelberg 1986

salprüfmaschine Wolpert), mikroangiographische, histologische (entkalkte) Proben und Schnitte sowie rasterelektronenoptische Untersuchungen.

Ergebnisse

Die biomechanischen Tests nach dem Beobachtungszeitraum zeigen bei allen Prothesenmaterialien eine gegenüber dem physiologischen Kreuzband des Schafes erheblich herabgesetzte Bruchlast bei gleichzeitiger Abnahme der Steifigkeit (s. Abb. 1). Die nur 4-wöchige Ruhigstellung schwächt die autologe Patellarsehne um über 50 % gegenüber nicht immobilisierten Plastiken.

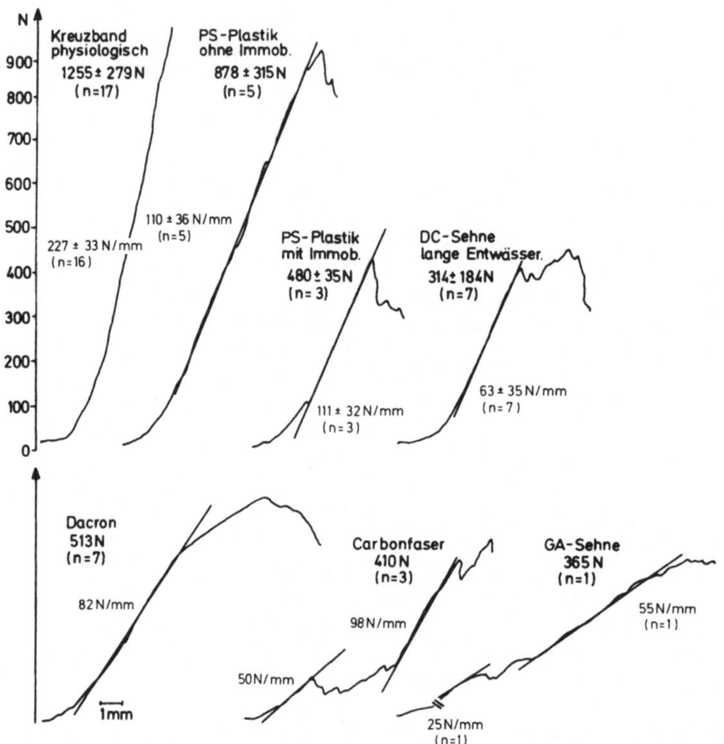

Abb. 1. Kraft-Längenänderungs-Diagramme (Knochen-Band-Knochen-Präparate) der untersuchten Materialien und autologen Patellarsehnenplastiken

Makroskopisch zeigten lediglich die Glutaraldehyd-fixierten Kälbersehnen massive intraarticuläre Veränderungen mit Ergußbildung, Synovitis und entzündliche Sekundärarthrose. Bei allen autologen Plastiken fiel eine mehr oder minder ausgeprägte Arthrose im femoralen Patellagleitlager auf; in Gelenken mit Carbonfaserbändern fanden sich vornehmlich im oberen Rezessus deutliche, aber entzündungsfreie Ablagerungen von Abriebpartikeln.

Histologisch stellten sich die Reizerscheinungen nach Ersatz mit GA-Sehnen als chronisch-villöse Synovitis heraus. Abrieb sowohl

von Kohlenstoffaser, Polyäthylenterephthalat als auch von DC-
Sehnen wurde reizlos vertragen, granulocytäre oder entzündliche
Reaktionen um Abriebpartikel sind nicht aufgetreten. Kein Implan-
tat heilt über die ganze Länge in den knöchernen Bohrkanälen
grenzschichtfrei ein; in der Regel erfolgt die Verankerung über
faserreiches Bindegewebe, das zwischen die Bündel bzw. Filamente
einstrahlt und für eine dynamische Verankerung sorgt (Abb. 2).
Auch die DC-Sehnen werden bindegewebig um- und teilweise abgebaut.
Bei GA-fixierten Kälbersehnen allerdings ist nur in beschränktem
Umfang eine bindegewebige Reaktion beobachtbar (s. Abb. 3); im
Knochenkanal bildet sich ein relativ breiter, faserarmer, biomechanisch wertloser Saum, intra- und periligamentär bilden sich
sogar Nekrosen bereits eingesproßten Gewebes ("Ausbluten" des GA,
s.o.).

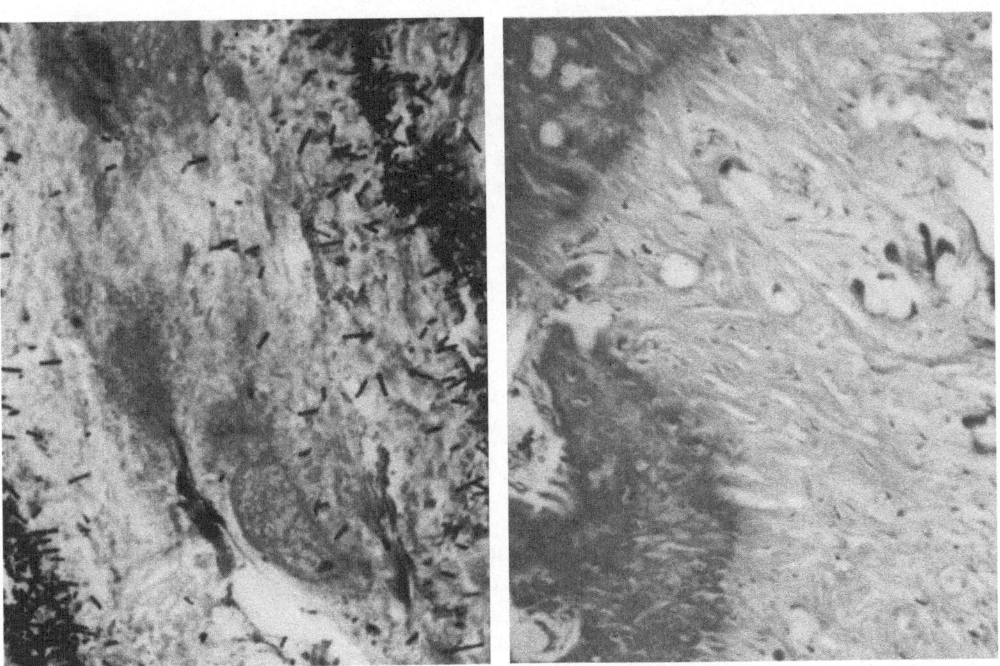

*Abb. 2. Teils bindegewebiges, teils knöchernes Einheilen von Kohlenstoffasern
(links, H.E., 19 x) und Dacron (rechts, H.E., 47 x)*

Schwachpunkte aller Prothesen liegen am intraarticulären, femoralen Bohrkanal, bei "over the top"-Implantation verlagern sich
die Probleme auf den tibialen Bohrkanal. Das Bindegewebsregenerat
erscheint beim Carbonfaserband nicht ausreichend, um grundsätzlich
und dauerhaft eine Stabilität zu gewährleisten (s. Abb. 1).

Diskussion und Schlußfolgerung

Hinsichtlich Steifigkeit und Festigkeit erscheinen die untersuchten Materialien nach 6-monatigem Gebrauchstest trotz befrie-

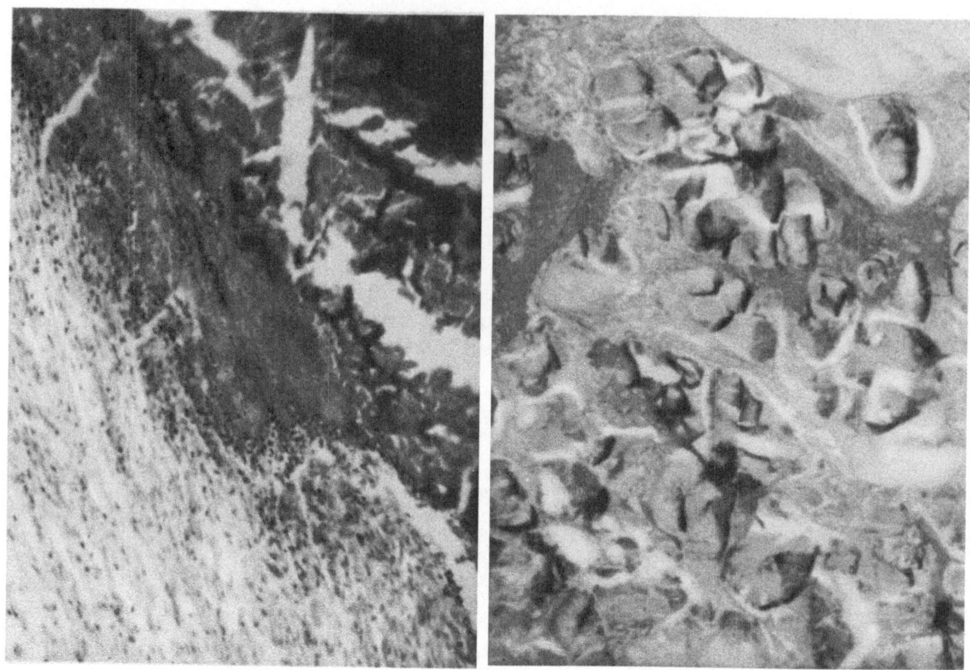

Abb. 3. Links: faserarmes Bindegewebe und Nekrosen im Bereich einer GA-Sehne (H.E., 47 x). Rechts: teils knöcherne, teils bindegewebige Fixation einer DC-Prothese (Elastica-Ladewig, 19 x)

digender und überzeugender Ausgangswerte dem normalen vKB deutlich unterlegen. Die Bruchfestigkeit des vKBs liegt, unseren Messungen zufolge, auch beim Schaf (s. Abb. 1) über 1.000 N. Andere Autoren (2) geben geringere Festigkeiten an und gehen bei der Beurteilung schließlich von zu günstigen Zielvorstellungen aus. Für die Bewertung eines experimentellen Gebrauchstestes sehen wir in autologen, plastischen Verfahren einen guten Standard. Die beträchtliche Schwächung der Patellarsehnenplastik nach Immobilisation entspricht den Beobachtungen und Resultaten von NOYES (5). Hinsichtlich der intraarticulären Biokompatibilität erscheinen die untersuchten, synthetischen Materialien ausgesprochen günstig; NEUGEBAUER (4) hat in ausgedehnten experimentellen Studien die gute Verträglichkeit von Kohlenstoffasern aufgezeigt, allerdings darf nicht grundsätzlich davon ausgegangen werden, daß eingesproßtes Bindegewebe die Bandfunktion übernehmen kann. Beim Dacron-Band erscheint das Prothesen-Design (Schlauch und Tapes) für Fehlschläge verantwortlich; sowohl die primäre als auch biologische Fixation erfaßt nicht selten nur die äußere Hülle. Aufgrund der chemisch-toxischen Schäden müssen Glutaraldehyd-fixierte Sehnen für den Ersatz des vKB als ungeeignet betrachtet werden. ALLEN et al. (1) haben über ähnliche Resultate auch bei der klinischen Anwendung berichtet. Vorteile der DC-Sehnen liegen in der Steuerbarkeit der mechanischen Eigenschaften durch das Präparationsverfahren.

Zusammenfassung

Im Gebrauchstest am Schaf wurden synthetische (Polyäthylenterephthalat, Kohlenstoffaser) und biologische (Glutaraldehyd-
fixierte oder Dicarbonsäuren-präparierte bovine Sehnen) Materialien als Ersatz für das vordere Kreuzband überprüft. Bei einer
Beobachtungszeit von 6 Monaten erreichen die verwendeten Prothesen nicht die Festigkeit des normalen vorderen Kreuzbandes oder
autologer Plastiken. Glutaraldehydpräparationen von Kälbersehnen
erscheinen als Kreuzbandersatz aufgrund entzündlicher Reizerscheinungen ungeeignet.

Summary

Synthetic (polyethylenterephthalate, carbon-fiber) and biological
(glutaraldehyde fixed or dicarboxylic-acid-treated bovine tendons)
materials were tested as replacements for the anterior cruciate
ligament in sheep. Within a period of 6 months the prostheses
tested did not achieve the stability of the normal anterior
cruciate or that of autologous tendon substitutions. For reasons
of toxicity the glutaraldehyde preparations are not suitable for
the replacement of the anterior cruciate.

Literatur

1. Allen PR, Amis AA, Jones MM, Heatley FW (1985) Bovine glutar-
   aldehyde-treated tendon as a graft material: a clinical and
   laboratory study. J Bone Joint Surg 67 B:159
2. Claes L (1985) Die biomechanischen Eigenschaften des Bander-
   satzes mit Kohlenstoffaser. In: Burri C, Claes L, Helbing G
   (Hrsg) Bandersatz mit Kohlenstoffasern. Hefte Unfallheilkd,
   Heft 172. Springer, Berlin Heidelberg New York Tokyo, S 39-44
3. Lichti H, Fraefel W (1984) Solcograft P, a new biological
   prosthesis for blood vessels. Life Support Systems 2:335-336
4. Neugebauer R (1985) Tierexperimentelle Untersuchung zur Reaktion im Bindegewebe mit Kohlenstoffaserprothesen am Schafs-
   knie. In: Burri C, Claes L, Helbing G (Hrsg) Bandersatz mit
   Kohlenstoffasern. Hefte Unfallheilkd, Heft 172. Springer, Berlin Heidelberg New York Tokyo, S 27-38
5. Noyes FR (1977) Functional properties of knee ligament and
   alterations induced by immobilisation. Clin Orthop Rel Res
   123:210-242

Dr. med. R. Ascherl, Institut für Experimentelle Chirurgie der
Technischen Universität, Ismaningerstraße 22, D-8000 München 80

3. Die vordere Kniegelenksinstabilität und ihre Stabilisierung durch die verschiedenen Muskelgruppen der unteren Extremität in vitro

Anterior Instability and the Stabilizing Effect of Various Muscle Groups on the Human Knee Joint in Vitro

H. Kiefer, L. Claes und L. Dürselen

Klinik für Unfallchirurgie, Hand-, Plastische und Wiederherstellungschirurgie der Universität Ulm (Direktor: Prof. Dr. C. Burri)

Experimentelle Stabilitätsmessungen am Leichenknie sind verschiedenerorts beschrieben (2, 3). Klinisch ist die Bedeutung der Oberschenkelmuskulatur für die Kniegelenksstabilität seit langem bekannt (4). Ein spezielles Quadricepstraining wird insbesondere Sportlern nach Kniebandverletzungen verordnet.

Zielsetzung

Am frischen Leichenknie sollte das Ausmaß der vorderen Instabilität bei simulierten Bandverletzungen und nach Bandersatz erfaßt sowie die dynamisch stabilisierende Wirkung der knieübergreifenden Muskelgruppen quantitativ bestimmt werden.

Material und Methoden

Sechs frische Kniegelenke wurden unter Schonung des Kapselbandapparates präpariert und bis zur Untersuchung tiefgefroren aufbewahrt. Die Einspannung der Kniegelenke erfolgte in 90° Flexion in einer speziellen Vorrichtung, die konstruktionsbedingt dem Kniegelenk eine zwanglose Einstellung erlaubte (1). Die Einspannvorrichtung ließ Neutral (NR)-, Außen (AR)- und Innenrotation (IR) von jeweils 15° zu. Am Tibiakopf wurde durch eine Zugvorrichtung eine vordere Schublade (VS) mit einer Kraft von 40 N ausgelöst. Für die hier simulierte 2-Bein-Kniebeuge wurden die aktiv stabilisierenden Muskelkräfte berechnet und in 3 Muskelgruppen zusammengefaßt (5). 10 % dieser Kräfte konnten mittels Seilzügen über Corticalisschrauben an den Insertionsstellen eingeleitet werden. Die Kräfte wurden durch rechnergesteuerte elektromagnetische Druckwandler in Preßluftzylindern erzeugt und betrugen 120 N für den Quadriceps femoris, 50 N für den Gastrocnemius sowie 25 N für die Pes anserinus-semimembranosusgruppe. Vorversuche mit kleineren Kräften hatten ein ähnliches Dislokations-Stabilisationsmuster ergeben, so daß die in vivo herrschenden vollen Kräfte wegen der Gefahr des Schraubenausrisses nicht aufgewandt zu werden brauchten, ohne die Ergebnisse quantitativ zu verfälschen.

Chirurgisches Forum '86
f. experim. u. klinische Forschung
Hrsg.: H.-J. Streicher
© Springer-Verlag Berlin Heidelberg 1986

Nacheinander wurden nun folgende Messungen der VS in NR, AR und
IR am intakten Kniegelenk vorgenommen: Ohne Muskelkräfte, mit
jeweils isoliertem Quadriceps-, Gastrocnemius-, Pes anserinus-
Zug und der Kombination aller 3 Muskelgruppen. Nach Durchtrennung
des vorderen Kreuzbandes (ACL) erfolgte eine Wiederholung der
Messungen. Mit einem Kohlenstoffaserband wurde eine Bandplastik
mit Verankerung durch Bohrkanäle in Tibiakopf und lateralem Fe-
murcondylus vorgenommen und die Schubladen überprüft. Erneute
Messungen fanden nach Lösung des C-Faserbandes und zusätzlicher
Opferung des medialen Seitenbandes (MCL) statt. Abschließend
konnte die Meßreihe nach anteromedialer Stabilisierung mittels
eines C-Faser-Doppelbandersatzes von ACL und MCL wiederholt werden.

Ergebnisse

Am intakten Knie betrug die mittlere VS in NR 2,5 + 1,9 mm. In
AR war sie mit 1,7 + 1,1 mm, in IR mit 2,3 + 1,8 mm etwas geringer auslösbar. Durchtrennung des ACL vergrößerte die VS auf das
2,8-fache, in Kombination mit der Resektion des MCL auf das 5-
fache. Mit einem C-Faserbandersatz des ACL allein bzw. der Kombination von ACL und MCL konnten die Schubladen fast vollständig
auf die Ausgangswerte am gesunden Knie reduziert werden (Abb. 1).

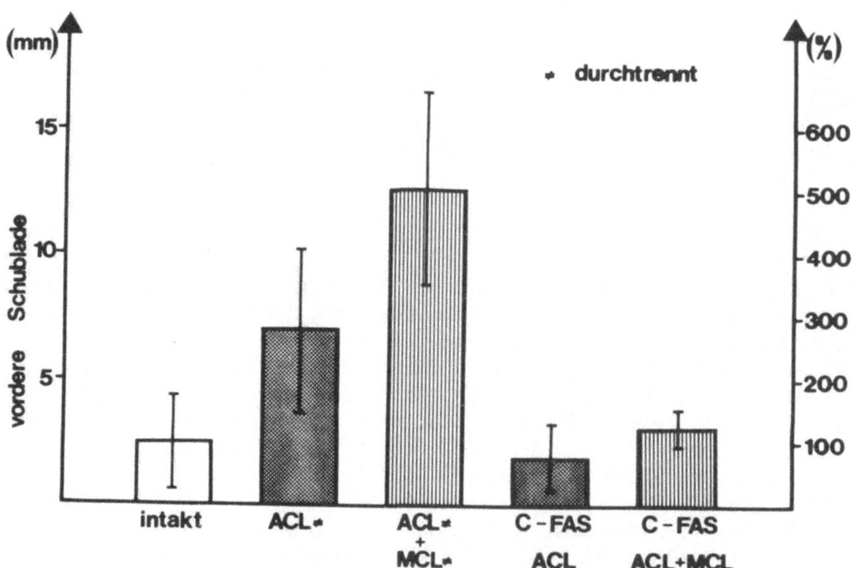

*Abb. 1. Vordere Kniegelenksinstabilität in Neutralrotation und 90° Flexion
am intakten Bandapparat, bei zwei verschiedenen Verletzungsmustern und nach
C-Faserbandersatzplastiken (n = 6)*

In NR bewirkte isolierter Quadricepszug eine Verringerung der VS
auf 92 %. Gastrocnemius- und Pes anserinus-Zug reduzierten einzeln die VS auf 64 % bzw. 48 %, während die Kombination aller
Muskelkräfte die VS auf 28 % verkleinerte (Abb. 2).

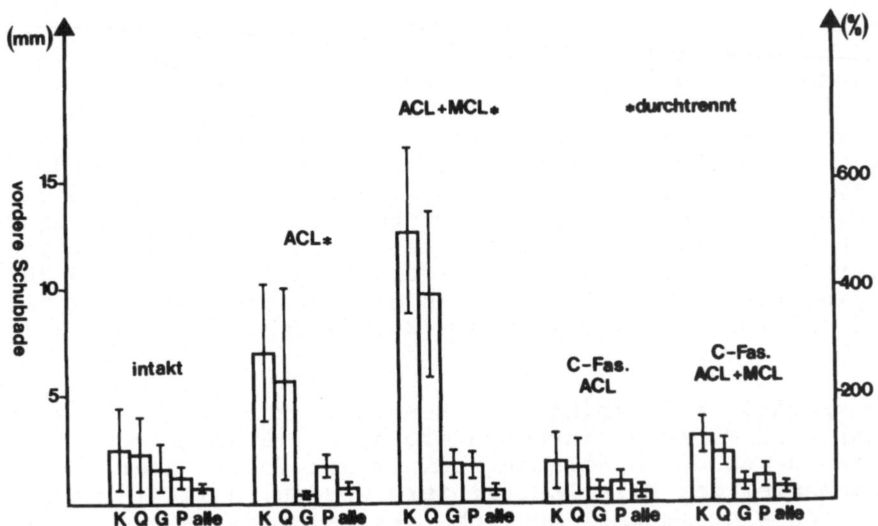

Abb. 2. Einfluß der Muskulatur auf die vordere Schublade in Neutralrotation und 90° Flexion. Auch beim instabilen Kniegelenk und nach bandplastischer Versorgung kann die vordere Instabilität vollständig kompensiert werden, wie der Vergleich mit dem intakten Kniegelenk zeigt. K = Keine Muskelkräfte; Q = Quadriceps; G = Gastrocnemius; P = Pes anserinus-semimembranosus-Gruppe

Der isolierte Quadricepszug bewirkte bei entferntem ACL allein oder in Kombination mit zerschnittenem MCL eine Reduktion der VS auf das 2,3- bzw. 3,9-fache. Gastrocnemius, Pes anserinus und besonders die Kombination aller 3 Muskelgruppen führten auch beim hochgradig instabilen Knie zu Schubladenwerten, die denen des intakten Kniegelenkes entsprachen (Abb. 2). Diese Muskelwirkung war in AR und IR qualitativ gleich, so daß auf die Darstellung dieser Meßergebnisse im einzelnen verzichtet werden kann.

Diskussion

Unter standardisierten Versuchsbedingungen wurden quantitative und reproduzierbare Messungen des Muskeleinflusses auf die vordere Kniegelenksinstabilität vorgenommen. Die Größe der Muskelkräfte wurde aus andernorts für die 2-Bein-Kniebeuge durchgeführten Berechnungen (5) übernommen. Eigene Vorversuche hatten gezeigt, daß bereits mit 5 % der Kräfte nahezu gleich große Schubladen auslösbar waren. Es ist daher erlaubt, mit den hier angewandten 10 % der Kräfte allgemeingültige quantitative Aussagen zu treffen. Entsprechend konnte die Auslösekraft für die VS relativ klein gehalten werden. Ergebnisverfälschungen durch einspannvorrichtungsbedingte Zwangskräfte waren auszuschließen (1).

Eine Zunahme der VS in allen Rotationspositionen entsteht durch Sektion des ACL und erfährt durch zusätzliche Entfernung des MCL eine weitere erhebliche Steigerung in Übereinstimmung mit der Literatur (2, 3). Experimentell läßt sich ein ausgezeichneter Stabilitätsgewinn mit C-Faserbandprothesen für den Ersatz von MCL und/oder ACL erzielen. Die erreichbare Stabilität entspricht dabei den Ausgangswerten am intakten Kniegelenk.

Muskeltraining wird klinisch weitgehend mit Quadricepstraining
gleichgesetzt (4). Quadricepszug allein führt jedoch lediglich
zu euner Verringerung der VS um 10 - 25 %, was für das intakte
wie für das hochgradig instabile Knie gilt. Einen wesentlich
größeren stabilisierenden Einfluß haben sowohl der Gastrocnemius
als auch die Pes anserinus-semimembranosusgruppe. Beide Muskelgruppen allein verkleinern die VS auf etwa die Hälfte der Werte
für das bandstabile Knie - auch beim antero-medialen Bandverlust.
Der höchste Stabilitätsgewinn ist durch die gleichzeitige Wirkung
aller drei Muskelkräfte mit Reduktion der VS auf 25 - 30 % der
Ausgangswerte zu erzielen. Dies gilt unabhängig von Rotations-
grad und Verletzungsmuster des Kniegelenkes.

Ein spezielles Training nach Bandverletzungen am Kniegelenk muß
daher alle Muskeln, insbesondere aber die Kniebeuger berücksichtigen. Neben der absoluten Muskelkraft sollte aber auch das Zu-
sammenspiel der Muskeln trainiert werden, damit in jeder Knie-
position eine maximal mögliche aktive Stabilisierung des bandge-
schwächten Kniegelenks erreicht werden kann.

Zusammenfassung

Experimentell wurden am Leichenkniegelenk die vorderen Schubladen (VS) in 90° Flexion gemessen. Nach Durchtrennung des vorderen
Kreuzbandes (ACL) trat eine Zunahme der VS um 280 %, nach zusätzlicher Resektion des medialen Seitenbandes (MCL) um 500 %
auf. Mit Kohlenstoffaserbandplastiken von ACL bzw. ACL und MCL
konnte die VS wieder auf Ausgangswerte reduziert werden. Die 3
knieübergreifenden Muskelgruppen reduzieren einzeln die VS, wobei dem Quadriceps allein relativ geringe, dem Gastrocnemius und
der Pes anserinus-Gruppe jedoch entscheidende Bedeutung zukommen.
Zusammen reduzieren die Muskeln die VS auf gut 1/4 der Ausgangswerte - auch beim hochgradig instabilen Knie. Daher muß klinisch
das Beugemuskeltraining künftig besonders beachtet werden.

Summary

Anterior drawer signs (ADS) were measured in human cadaver knee
joints in 90° of flexion in vitro. Section of the anterior
cruciate ligament (ACL) led to an ADS increase of 280%. Additional section of the medial collateral ligament (MCL) raised the
ADS to 500%. With carbon fiber ligament replacements the drawer
signs could be reduced to initial values. Each of the three
muscle groups of the knee joint reduced the ADS: the quadriceps
femoris by 10%, the gastrocnemius and the pes anserinus by around
50% each. In combination the three muscle groups minimized the
ADS to about one-quarter of the values in the intact knee joint
even when ACL or both ACL and MCL were cut. Thus postoperative
physiotherapy should preferably include training of the hamstring
muscles.

Literatur

1. Claes L, Kiefer H, Dürselen L (1985) Simulation und Messung der Beanspruchung des Kniebandapparates, ein neuer Belastungs- simulator und experimentelle Ergebnisse. Biomed Technik 30: 44-45
2. Fukubayashi T, Torzilli P et al (1982) An in vitro Biomechani- cal Evaluation of Anterior-Posterior Motion of the Knee. J Bone Joint Surg 64 A:258-264
3. Furman W, Marshall J, Girgis F (1976) The anterior cruciate ligament. J Bone Joint Surg 58 A:179-185
4. Müller W (1982) Das Knie. Springer, Berlin Heidelberg New York
5. Röhrle H, Scholten R, Sollbach W (1977) Kraftflußberechnungen in Knochenstrukturen und Prothesen, Phase II, BMFT. Bericht 01 VG 106-ZK14MT267

Dr. H. Kiefer, Labor f. exp. Traumatologie der Abt. f. Unfall- chirurgie der Universität Ulm, Oberer Eselsberg, D-7900 Ulm

4. Allogene Transplantation von Corticalis nach Konservierung in Gewebekultur – Experimentelle Untersuchungen

Allogeneic Transplantation of Cortical Bone Following Tissue Culture Preservation – Experimental Studies

E. Lenz, R. Ascherl, K. Geißdörfer, M.-L. Schmeller, K. S. Zänker und G. Blümel

Institut für Experimentelle Chirurgie der Technischen Universität München (Dir.: Prof. Dr. med. G. Blümel)

Einleitung und Fragestellung

Die Vitalität des hyalinen Knorpels gilt als erstrangiges Ziel von Konservierungsverfahren für Gelenktransplantate; durch Methoden der Kältekonservierung wird dies nicht oder nur unbefriedigend erreicht. In der Gewebekultur allerdings gelingt es weitgehend, Chondrocyten lebens- und funktionsfähig zu erhalten (1), wodurch Spätresultate verbessert werden können. Bei der Transplantation von Ganzgelenken mit ausgedehnten Defektzonen am Lagerknochen müssen auch zur besseren Primärstabilität entsprechende Corticalismengen verpflanzt werden. Am experimentellen Modell wurde deshalb die Einheilung von inkubierten und frei transplantierten Corticalissegmenten untersucht.

Material und Methoden

In allgemeiner Kombinationsnarkose mit Ketamin-Xylazin wurden 7 - 8 mm lange Corticalistransplantate aus dem proximalen Drittel der rechten Tibia von erwachsenen, männlichen Wistar-Ratten (CHBB:Thom, -350 g KG) steril entnommen; nach Entfernung von Periost und Mark erfolgte die Inkubation bei 37° C und 5 % CO_2-Atmosphäre in Medium 199 mit Earle's Salzen (10 % Kälberserum, 1 % Penicillin-Streptomycin, 1 % α-Glutamin) für 7 d, 21 d und 168 d. Ein Wechsel des Mediums erfolgte wöchentlich. Die allogenen Transplantationen wurden orthotop durchgeführt, und die Segmente nach Osteotomie der Fibula mittels Markraumosteosynthese (Kirschner-Draht, Ø 1,2 mm) stabilisiert (Abb. 1). Autologe und allogene Frischtransplantate sowie autologe, konservierte Corticalis dienten als Kontrollen; bei letzteren wurde nach Resektion des Transplantates für die jeweiligen Konservierungsdauern ein röhrenförmiger, entsprechend langer Platzhalter aus Teflon implantiert. Die Beobachtungsdauer betrug 12 Wochen, danach kamen 82 Transplantate zur Auswertung (8 Gruppen). Als Parameter der Transplantatheilung dienten radiologische Verlaufskontrollen (p.o., 6 wo p.o., 12 wo p.o.) und mikromorphologische

Chirurgisches Forum '86
f. experim. u. klinische Forschung
Hrsg.: H.-J. Streicher
© Springer-Verlag Berlin Heidelberg 1986

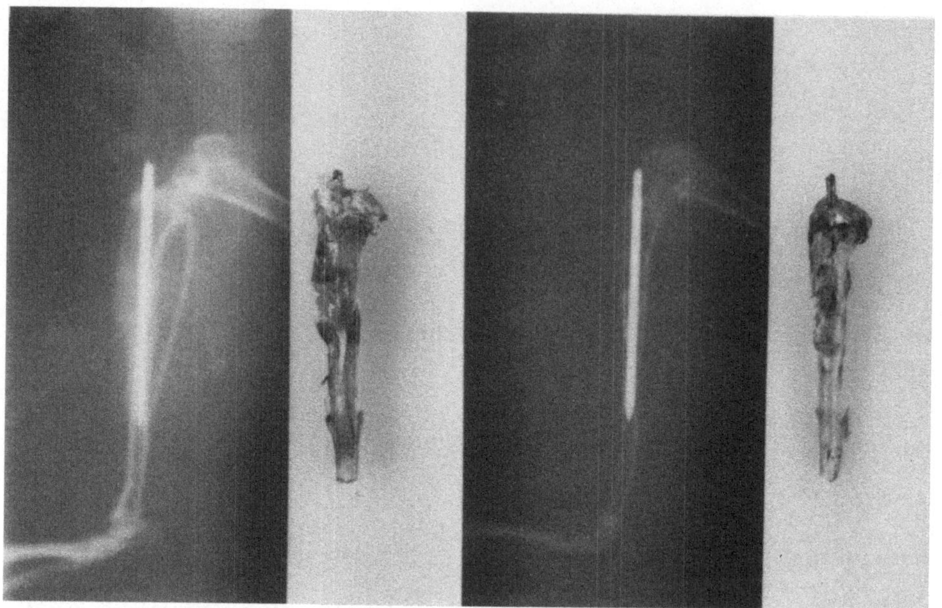

Abb. 1. Radiologischer und makroskopischer Befund 12 wo p.o. nach freier Transplantation eines frischen, autologen Corticalissegments (li) und einer allogenen, inkubierten Corticalis (re)

Untersuchungen an entkalkten Proben (HE und Masson-Goldner) sowie an Hartschnitten; hierzu erfolgte die polychrome Sequenzmarkierung mit den Farbstoffen Calceingrün (14 d, 21 d), Xylenolorange (42 d, 49 d) und Tetracyclin (70 d, 77 d).

Ergebnisse

Die intramedulläre Osteosynthese erreicht auch bei den Teflonplatzhaltern eine gute Belastungsstabilität, bereits nach 1 - 3 d wird die Extremität wieder uneingeschränkt gebrauchsfähig. Wundheilungsstörungen, Infektionen oder Frakturen traten nur selten auf. Schon 6 wo p.o. sind die Osteotomiestellen knöchern durchbaut. *Radiologisch* und *makroskopisch* sind zwischen den einzelnen Gruppen keine Unterschiede feststellbar, die Frischtransplantate heilen weder rascher, noch besser ein (Abb. 1).

Häufig fiel bei der *histologischen Beurteilung* der entkalkten Knochenproben im Transplantatbereich jeweils markraumnah und periostal ein mehr oder minder breiter Streifen noch färbbarer Osteocyten auf. Dieses eingeschränkte Zeichen einer noch vorhandenen oder verbliebenen Vitalität von Knochenzellen war bei den autologen, frischen Transplantaten ausgeprägter, allerdings auch an allogenen, konservierten Knochensegmenten nachweisbar (Abb. 2), konnte aber bei Konservierungsdauern von 3 wo oder länger kaum mehr beobachtet werden. Vereinzelt fanden sich auch intracortical Inseln färbbarer und mikromorphologisch intakter Osteocyten.

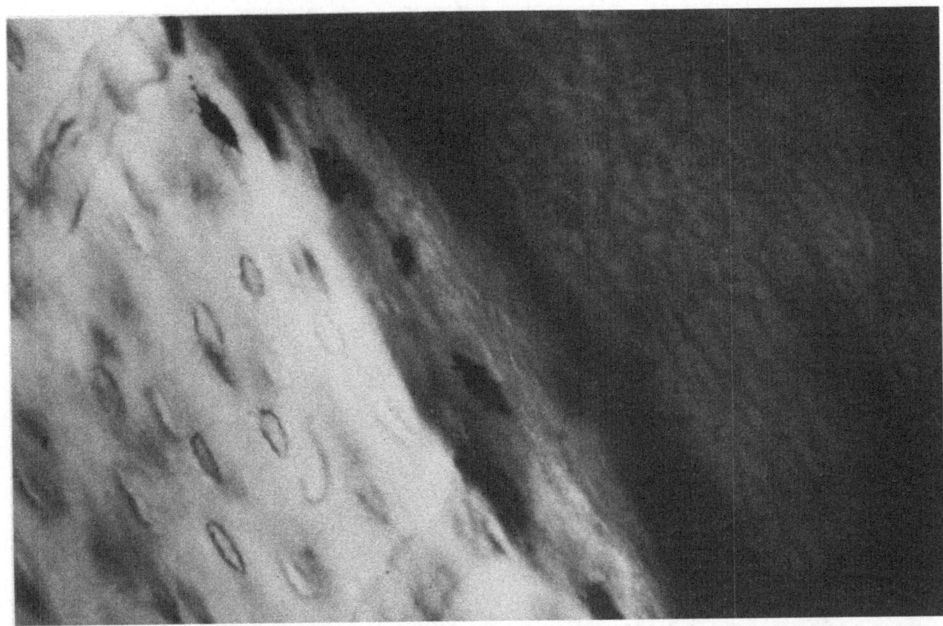

*Abb. 2. Schmaler Saum mikroskopisch vitaler Osteocyten an der inneren Ober-
fläche eines 21 d - konservierten Corticalissegments (Hartschnitt, Durchlicht)*

Auch bei Frischtransplantaten sind die Lacunen größtenteils
zellfrei; grundsätzlich muß von avitalen Transplantaten ausgegangen werden. Bei biomechanisch günstigen Voraussetzungen und
innigem Kontakt zwischen Wirt und Transplantat zeigt sich eine
callusarme Spaltheilung (Abb. 3) unter Resorption und Umbau der
Transplantatoberflächen. Diese Callusformation erfolgt in der
polychromen Sequenzmarkierung bei autologen Transplantaten früher als bei allogenen. Der Callus breitet sich endostal und periostal um das Transplantat mit überwiegend trabeculärem Knochen
aus. Gleichzeitig tritt an der äußeren und inneren Oberfläche
des Transplantates eine osteoclastäre Knochenresorption auf; diese erscheint bei allogenen Transplantaten deutlich ausgeprägter,
aber unabhängig von der Dauer der Konservierung. Eine begrenzte
Gefäßneubildung ist im präformierten Kanalsystem bei gleichzeitiger perivasculärer Osteogenese nachweisbar (Abb. 3). Diese Re-
vascularisation und damit Revitalisierung verläuft bei allen
Transplantaten äußerst langsam, trotz stabiler Heilung an den
Osteotomiestellen. Auch hier erscheinen die autologen Frischtransplantate den allogenen (konservierten) Corticalissegmenten
nicht überlegen. Deutliche Unterschiede ergeben sich in der Neu-
bildung des Markgewebes: Bei den autologen Transplantaten (frisch
und konserviert) findet sich stets blutbildendes, rotes Knochen-
mark, während bei den allogenen faserreiches, zellarmes Gewebe
auftritt, das zumindest cellulär wenig Aufschluß über eine ab-
laufende Immunreaktion gibt.

Diskussion und Schlußfolgerung

Freie Corticalistransplantate sind auch nach Frischverpflanzung
als überwiegend avital anzusehen; ein jeweils endostal und peri-

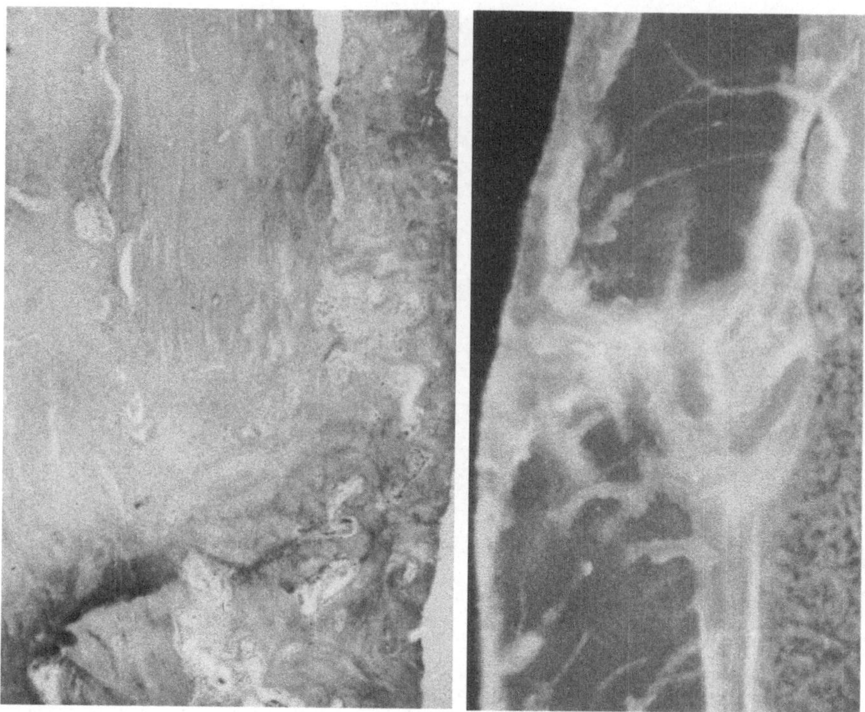

Abb. 3. Callusarme Osteotomieheilung zweier konservierter, allogener Corti-
calistransplantate (168 d). Geringe perivasculäre Knochenbildung im Trans-
plantat. (Li: HE, 19-x; re: Hartschnitt, PCS, 4,7-x)

ostal, ca. 3 - 4 Zellagen breiter Saum der Grenzlamellen bleibt
durch Diffusion ernährt. Dieser Abschnitt erscheint kürzer als
die mittlere Diffusionsstrecke im Corticalisknochen (3). Die
immer wieder behaupteten, langen Überlebensdauern von Osteocyten
lassen sich nicht bestätigen, auch nicht die angegebenen vergleichsweise kurzen Dauern der Revascularisierung (4). Species-
spezifische Unterschiede können für diese Diskrepanz alleine
nicht verantwortlich gemacht werden. Für die rasche und dauer-
hafte Einheilung auch allogener, in Gewebekultur konservierter
Transplantate stellt die Stabilität der Osteosynthese eine
grundlegende Voraussetzung dar (4). Weniger ist in diesem Zusammenhang die Dauer der "Wärmekonservierung" bedeutsam. Ein weit-
gehender Transplantatabbau findet nicht statt, übrigens auch
nicht bei kältekonservierten, stabilen Corticalissegmenten, wie
andere, eigene Versuchsserien zeigen konnten. Trabeculärer Umbau
und Resorption, wie von GOLDBERG et al. (2) bei Corticalistrans-
plantaten beschrieben, sind unseren Untersuchungen zufolge zumindest bei der Species Ratte nicht nachweisbar. Eine mögliche
Immunogenität und Antigenität der Transplantate steht außer Frage
und kann an dieser Stelle nur soweit diskutiert werden, als sie
nicht alleine donorspezifisch sind und auf resorptive Vorgänge
offensichtlich wenig Einfluß zu nehmen scheinen. Im Vergleich
zu eigenen Versuchen mit kältekonserviertem Knochen dürfte trotz

der zu erwartenden, reduzierten Qualität des Transplantates (5) (zumindest im verwendeten Modell) der wärmekonservierte Knochen nicht als deutlich unterlegen gelten; eine "tote" Einheilung findet nur bedingt statt. Im Zusammenhang mit Gelenktransplantationen sind von der Gewebekultur, auch des corticalen Knochens, keine Nachteile zu erwarten.

Zusammenfassung

Unter Bedingungen einer Gewebekultur verschieden lange (-168 d) konservierte Corticalissegmente wurden an Ratten allogen transplantiert. Die Einheilung erfolgt gegenüber frischem autologen und allogenen Knochen nur unwesentlich verzögert. Bei allen Diaphysensegmenten, auch der Kontrollgruppen, geschieht die Revascularisierung nur langsam. Ein corticales Einheilen von "wärmekonservierten" Ganzgelenken erscheint möglich.

Summary

Allogeneic cortical bone segments preserved in tissue culture for up to 168 days were transplanted in rats. Healing is only slightly delayed compared to allogeneic or autologous fresh bone. Even in the control groups the cortical segments are revascularized slowly. Cortical healing of the tissue-cultured whole joints seems to be possible.

Literatur

1. Brighton CT, Shadle CA, Jimenez SA, Irwin JT, Lane JM, Lipton (1979) Articular cartilage preservation and storage. Arthritis Rheum 22:1093-1101
2. Goldberg VM, Bos GD, Heiple KG, Zika JM, Powell AE (1984) Improved acceptance of frozen bone allografts in genetically mismatched dogs by immunosuppression. J Bone Joint Surg 66 A: 937-950
3. Robinson RA (1969) Bone physiology in relation to structure. In: Blakemoore LS, Fitts WT (eds) Management of the injured patient. Harper & Rowe
4. Schmitt-Neuerburg KP, Wilde CD (1973) Defektüberbrückung an den langen Röhrenknochen. Experimentelle Untersuchungen zur Einheilung massiver Corticalistransplantate. In: Hefte Unfallheilkd, Heft 113. Springer, Berlin Heidelberg New York
5. Wellmitz G (1976) Zu einigen Kriterien der biologischen Wertigkeit von Corticalisknochen. In: Matzen PF (Hrsg) Callus. Nova acta Leopoldina 44,223:295-296

Dr. E. Lenz, Institut für Experimentelle Chirurgie der Technischen Universität München, Ismaningerstraße 22, D-8000 München 80

5. Biologische Wertigkeit von humaner Knochengelatine im Tier

Biologic Activity of Human Bone Gelatin in the Experimental Animal

J.M. Rueger, K. Wagner, P. Konold und A. Pannike

Unfallchirurgische Klinik der Johann-Wolfgang-Goethe Universität
Frankfurt am Main (Leiter: Prof. Dr. med. A. Pannike)

Einleitung

Synthetische und biologische Knochenersatzmittel werden vermehrt
zum Auffüllen knöcherner Defekte insbesondere in der Kieferchir-
urgie (1) verwendet. In der Gruppe der biologischen, organischen
Knochenersatzmittel hat der demineralisierte Knochenmatrixextrakt
"Knochengelatine" (2), ein Proteingemisch, bei homologer Implantation im Tierexperiment eine hohe knochenneubildende und -rege-
nerationsfördernde osteoinduktive und osteostimulative Potenz,
die sich durch die Beimischung einer biologisch abbaubaren beta-
Tricalciumphosphatkeramik (TCP) maximal steigern läßt (3). Es ist
ungeklärt, ob diese biologische Aktivität ubiquitär, nicht speciesspezifisch vorkommt.

Wir konnten zeigen (3), daß die osteoinduktive Eigenschaft, aber
auch die Fähigkeit zur Osteostimulation sowohl bei homologer
(Hund, Schaf, Ratte) als auch bei heterologer Implantation (Hund,
Schaf, Nacktratte, Kaninchen, Mensch in Wistar Ratten) zumindest
unterschiedlich stark, d.h. speciesspezifisch, ausgeprägt ist.
Bei der heterologen Implantation führen immunologische Reaktionen
möglicherweise zu einer Behinderung der durch Knochengelatine
(KG) auszulösenden cellulären Induktion, Proliferation und nachfolgenden Differenzierung und daher zu einem Ausbleiben der sonst
zu erwartenden Chondro- und Osteogenese.

Ziel unserer Untersuchung war es, unter weitgehendem Ausschluß
immunologischer Interferenzen des heterologen Proteingemisches
mit der Abwehr des Versuchstieres die Aktivität humaner Knochengelatine (H-KG) durch Implantation in T-Zell defiziente Nacktratten zu überprüfen. Parallel dazu wurde die experimentell am
stärksten osteoinduktiv wirksame Knochenersatzmittelkombination
Wistar-Ratten Knochengelatine / Tricalciumphosphatkeramikpulver
(WR-KG/TCP), deren Aktivität vorher durch homologe Implantation
festgestellt worden war, implantiert.

Chirurgisches Forum '86
f. experim. u. klinische Forschung
Hrsg.: H.-J. Streicher
© Springer-Verlag Berlin Heidelberg 1986

<u>Material und Methode</u>

Zur Herstellung der WR-KG wurde diaphysärer Knochen dieser Species
nach der Methode von URIST (<u>2</u>) aufgearbeitet. Partikelgröße nach
Sieben 200-400 µm.

Humaner diaphysärer Knochen wurde nach mechanischer Zerkleinerung
und anschließendem Mahlen in einer Kaltmühle ebenfalls nach der
oben angegebenen Methode extrahiert. Partikelgröße der humanen
KG nach Sieben 200-400 µm.

Beta-Tricalciumphosphatkeramikgranula der Firma Heyl, Berlin, stö-
chiometrisches Ca/P-Verhältnis 1/1,5 wurde im Mörser zerkleinert.
Pulvergröße nach Sieben 35-400 µm.

Bei 28 Nacktratten (rnu/rnu) wurden in Nembutalanästhesie bilate-
rale diaphysäre femorale Bohrlöcher (2x3 mm) mit humaner KG auf-
gefüllt. Unaufgefüllte Bohrlöcher dienten als Kontrolle. In der
Muskulatur des m. rect. abd. wurden sechs Muskeltaschen geschaffen. In vier dieser Muskeltaschen wurden jeweils 20 mg humaner
KG implantiert. In die verbleibenden beiden Muskeltaschen wurden
je 10 mg WR-KG zusammen mit beta-TCP Keramikpulver (Verhältnis
1/1) nach Mischung eingebracht.

Explantation nach 14, 21, 35, 42, 85, 120, 150 und 200 Tagen.
Mammographieaufnahmen der in toto entnommenen Bauchmuskulatur.
Beide Femura, zwei der mit H-KG aufgefüllten Bauchmuskeltaschen
und die WR-KG/TCP Implantate wurden unentkalkt in PMMA eingebettet. Herstellung von histologischen Schnitten und Schliffen, die
lichtmikroskopisch nach Anfärbung (Masson-Goldner, v. Kossa) ausgewertet wurden. Histomorphmetrie der femoralen Bohrlochdefekte.
Zwei weitere H-KG Implantate wurden ebenfalls unentkalkt, jedoch
kaltpolymerisierend, in Kunststoff eingebettet. Nachweis der alka-
lischen und sauren Phosphataseaktivitäten am Schnitt.

<u>Ergebnisse</u>

In keinem der Implantate von WR-KG/TCP kam es zu einer Knochenneubildung. Bereits frühzeitig wurde die Knochengelatine resorbiert,
während das TCP weitgehend unverändert bis zum 200. Tag nach Implantation unter dem typischen histologischen Bild (zellarme, fa-
serreiche Abkapselung der TCP Partikel, geringgradige Fremdkörper-
riesenzellreaktion, vereinzelte Makrophagen) nachweisbar war.

Bei heterotoper Implantation von H-KG zeigten in dem Zeitraum zwischen dem 35. und 84. Tag fünf Tiere induzierten, vitalen Geflechtknochen in der Bauchmuskulatur, der sich bereits in den Mammographieaufnahmen als kalkdichter Schatten darstellte. Histologisch fand sich dieser Knochen, ohne chondrale Zwischenstufen, in
KG Partikeln mit vitalen Osteocyten und Osteoblasten bei vereinzelt nachweisbarer Osteoidbildung und osteoclastärer Resorption.
(In den kaltpolymerisierend eingebetteten Präparaten konnte en-
zymhistochemisch keine alkalische oder saure Phosphataseaktivität
nachgewiesen werden.) Eine immunologische Reaktion war mit histologischen Mitteln nicht nachweisbar. Nach 120, 150 und 200 Tagen

waren unverändert erscheinende KG Partikel, bindegewebig umscheidet, weiterhin sichtbar, jedoch kein vitaler Knochen mehr.

Bei orthotoper Implantation von H-KG in die Femora fand sich, beginnend mit dem 21. Tag, eine biomechanisch bedingte Abstützung durch trabeculären Knochen zwischen den Rändern des Bohrloches und der gegenüberliegenden unversehrten Corticalis. Im weiteren Verlauf löste sich unter Verschluß des Bohrlochdefektes und Ausbildung einer sekundären Markhöhle die schüsselförmige Abstützung von der Gegencorticalis mit nachfolgender vollständiger Rekanalisierung der primären Markhöhle. Dies geschah bereits bis zum 120. Tag nach Implantation. Die zu diesem Zeitpunkt noch nachweisbaren, außerhalb der Markhöhle, in der Muskulatur liegenden, KG Partikel wurden remineralisiert mit appositionellem Knochenwachstum auf ihrer Oberfläche. Zu keinem Zeitpunkt war eine entzündliche Reaktion nachweisbar. Auch hier fehlte die Entwicklung chondraler Zwischenstufen.

Histomorphometrie: (Drei Präparate pro Zeitpunkt, jeweils 30 Meßfelder, Mittelwerte)

1. Volumendichte Knochen (%)

	21d	42d	150d
Humane Knochengelatine	10,80	46,88	35,7
Kontrollen	14,69	11,61	21,50

2. Volumendichte Osteoid (%)

	21d	42d	150d
Humane Knochengelatine	0,11	0,11	0,69
Kontrollen	0,31	0,38	0,81

Diskussion

Die Unwirksamkeit der WR-KG/TCP Kombination bei heterotoper Implantation beruht wahrscheinlich auf einem Unterschreiten (10 mg) der zur Osteoinduktion notwendigen Implantatmenge (Dosis-Wirkungskurve).

Der Nachweis einer osteoinduktiven Potenz von humaner KG in der Nacktratte zeigt, daß der aktive Bestandteil der Knochengelatine, das Bone Morphogenetic Protein (BMP), sich auch aus humanem diaphysärem Knochen extrahieren läßt, und ist in Übereinstimmung mit der von SAMPATH und REDDI (4) beschriebenen Homologie der extracellulären Matrixproteine, unabhängig von der untersuchten Species.

Die reparativen Vorgänge bei orthotoper Implantation mit einer nach 42 und 150 Tagen nachweisbaren deutlich besseren Durchbauung des Bohrlochdefektes im Vergleich zu den Kontrollen und eine in anderen Experimenten nicht beobachtbare Rekanalisierung der Femur-

markhöhle, ebenso das Ausbleiben chondraler Zwischenstufen, deuten
darauf hin, daß durch das Ausbleiben immunologischer Reaktionen
im T-Zell defizienten Tier der aktive Bestandteil der KG offensichtlich eine maximale Stimulation ortsständiger "determined
osteoprogenitor cells" herbeiführen kann. Die erhaltene B-Zell
Aktivität der Nacktratte interferiert nicht mit der osteostimula-
tiven Potenz der KG. Nach Elimination T-Zell stimulierender Antigene aus humaner KG könnte diese, ohne aufwendige Hochreinigung
und Extraktion des BMP bei gleichzeitiger Reduktion der Aktivität
(5), als Knochenersatzmittel in der Klinik eingesetzt werden.

Zusammenfassung

Die osteoinduktive und osteostimulative Potenz humaner Knochengelatine wurde durch heterotope und orthotope Implantation in
Nacktratten, unter möglicher Umgehung immunologischer Reaktionen
auf das heterologe Proteingemisch, überprüft. Zwischen dem 35.
und 84. Tag fand sich induzierter vitaler Geflechtknochen in der
Bauchmuskulatur, der jedoch im weiteren Verlauf resorbiert wurde.
Bei orthotoper Implantation ergab sich ein hervorragender osteo-
stimulativer Effekt der humanen Knochengelatine mit Rekanalisierung der Femurmarkhöhle bereits nach 120 Tagen. Histomorphome-
trisch lag die Volumendichte Knochen während des Beobachtungszeitraumes für die orthotope Implantation deutlich über den Kontrollen. Niedrige Volumendichten Osteoid weisen auf einen hohen Rei-
fegrad des stimulierten Knochens hin.

Summary

The osteoinductive and osteostimulative property of human bone
gelatin was evaluated by heterotopic and orthotopic implantation
in nude rats. In heterotopic implantation human bone gelatin
elicited osteoneogenesis with vital trabecular bone formation.
In orthotopic implants the osteostimulative effect was excellent,
with an impressive increase in volume density bone during the
observation period compared to controls. Long-lasting immunologic
reactions to the allogeneic implants could not be observed.

Literatur

1. Glowacki J (1985) Demineralized bone implants. Clin Plastic
   Surg, Vol 12, 2:233-241
2. Urist MR, Iwata H, Ceccotti PL, Dorfman RL, Boyd SD, McDowell
   RM, Chien C (1973) Bone morphogenesis in implants of insoluble
   bone gelatine. Proc Nat Acad Sci USA, Vol 70, 12:Part 1. 3511-
   3515
3. Rueger JM, Siebert HR, Wagner K, Pannike A (1986) Biologische
   Aktivität von Knochenersatzmitteln (Knochenmatrixextrakte,
   Calziumphosphate und deren Kombinationen) im Tierexperiment.
   Deutscher Verband für Materialprüfung. Arbeitskreis Implantate
   (Im Druck)
4. Sampath TK, Reddi AH (1983) Homology of bone inductive proteins
   from human, monkey, bovine and rat extracellular matrix. Proc
   Nat Acad Sci USA 80:6591-6595

5. Urist MR, Huo YK, Brownell AG, Hohl WM, Buyske J (1984) Purification of bovine bone morphogenetic protein by hydroxyapatite chromatography. Proc Nat Acad Sci USA 81:371-375

Dr. Johannes M. Rueger, Unfallchirurgische Klinik, Johann-Wolfgang-Goethe Universität, Theodor Stern Kai 7, D-6000 Frankfurt/Main

6. Untersuchungen zur Schraubenverankerung im Knochen mittels zähelastischen Kunststoffelementen

Research into Screw Fixation in Spongious Bone Using Synthetic Anchoring Devices

W. Kramer[1], A. Fischer[2], W. Neugebauer[1] und R. Arlt[2]

[1]Chirurgische Klinik Tübingen, Abtlg. für Allgemein- u. Unfallchirurgie mit Poliklinik (Direktor: Prof. Dr. L. Koslowski)
[2]Fischer-Forschung der Fischer-Werke, Waldachtal-Tumlingen (In-
haber: Senator Dr. h.c. A. Fischer)

In spongiösen Knochenabschnitten erreichen Schraubenverankerun-
gen erheblich niedrigere Werte als in corticalen. Vor allem der
porotische Knochen gibt hierbei wenig Halt. Nicht die Biegesteifigkeit der Schraube sondern die Pressung des Knochens entscheidet über den festen Schraubensitz (3). Kraftschlüssige Verankerungen werden in der Technik durch den Einsatz zähelastischer
Werkstoffe dort erreicht, wo die Schraubenbefestigung im Implantatlager nicht genügend Pressung erzielen kann.

Unser Ziel war es, die technische Lösung: Kunststoffdübel grund-
legend am spongiösen Knochen zu untersuchen. Hierzu wurden
Kunststoffe ausgewählt, die sich aufgrund ihrer Eigenschaften für
diesen Zweck anboten. Die Schraubenmontage am spongiösen Knochen
sollte sicher und schwingungsdämpfend sein.

Material und Methode

Insgesamt verwendeten wir 18 verschiedene Formmodelle, vom herkömmlichen Industriedübel (Fischer) bis zu einem von uns speziell
für die Anwendung im Knochen entwickelten Spreizelement. Wir verwendeten vorzugsweise Becken sowie gelenknahe Abschnitte der
langen Röhrenknochen des Schweines. In ausgewählten Fällen wurde
menschlicher Leichenknochen verwendet. An elastischen Monomeren
wurden vor allem Polyamide, des weiteren Polyethylen sowie Polyester zur Untersuchung benützt. Neben den "reinen" Kunststoffen
wurden solche aus Mischungen mit Glasfasern herangezogen.

In schrittweiser Entwicklung wurde ein Spreizelement entwickelt.
Seine äußeren Abmessungen wurden darauf abgestimmt, in Verbindung
mit den herkömmlichen Osteosynthesematerialien verwendet werden
zu können. Es besteht aus einem gewindetragenden Hohlkörper, dessen Spitze und Basis längs eingekerbt sind. Nach Vorbohrung
(4,5 mm oder 3,5 mm) und Gewindeschneiden (spezieller Gewinde-
schneider) wird das Element an der gewünschten Stelle mit Hilfe

Chirurgisches Forum '86
f. experim. u. klinische Forschung
Hrsg.: H.-J. Streicher
© Springer-Verlag Berlin Heidelberg 1986

eines Führungsinstrumentes plaziert. Mit dem Eindrehen der Corticalisschraube (AO) entsteht eine zäh-elastische Verformung des
Kunststoffes, über den seinerseits die Pressung des anliegenden
Knochens entsteht. Mit Erreichen der Kerbung an der Spitze preßt
die Schraube die Kunststoffbacken in das spongiöse Knochenmate-
rial; der Schrauben-Kunststoffverbund impaktiert sich im Knochen.
In 412 Einzelversuchen wurden die vorgenannten Materialien getestet. Jeweils im Vergleich dazu erfolgte der Referenzversuch mit
einer Spongiosaschraube unter identischen Bedingungen. U.a. wurden Drehmoment- und Lastwechselverhalten untersucht; als Meßan-
lage dienten elektronisch gesteuerte INSTRON-Prüfgeräte.

Ergebnisse

Wegen der stark variierenden Festigkeitsunterschiede am spongiösen
Knochen wurden weniger die Absolutwerte als die Vergleichswerte
zur Spongiosaschraube dargestellt.

Am corticalen Knochen (Diaphyse langer Röhrenknochen) ergibt unsere Versuchsanordnung keine besseren Werte als mit der Verschrau-
bung mit Hilfe der Corticalisschraube alleine. Die axiale Be-
triebskraft, die aus der Biegesteifigkeit des Metalls auf der einen und der hohen Biegequerkraft des Implantatlagers auf der
anderen Seite herrührt, läßt sich aber um so weniger herstellen,
je geringer die Druckfestigkeit des Implantatlagers ist. Der
Nachgiebigkeit der Spongiosa wird hier das zähelastische Verhalten des Kunststoffes entgegengesetzt.

Die Kurve des Drehmomentverlaufes mit den Polyester-Elementen
(ähnlich denen des Ultramid A_4 und Polyamide 11 und 12 mit Glas-
fasergemisch) weist eindeutig auf die Verbesserung der Haltbar-
keit hin. Während nach Erreichen der maximalen Vorspannkraft bei
der Spongiosaschraube ein rascher Abfall der weiterhin aufzu-
wendenden Drehmomentkräfte zu verzeichnen ist, verläuft dieser
bei den Polyesterelementen verlangsamt (einfache Spreizung) oder
gar plateauartig (doppelte Spreizung). Bei den Lastwechselver-
suchen (cyclische Belastungen) (Abb. 1, 2) ist bei gleicher Fre-

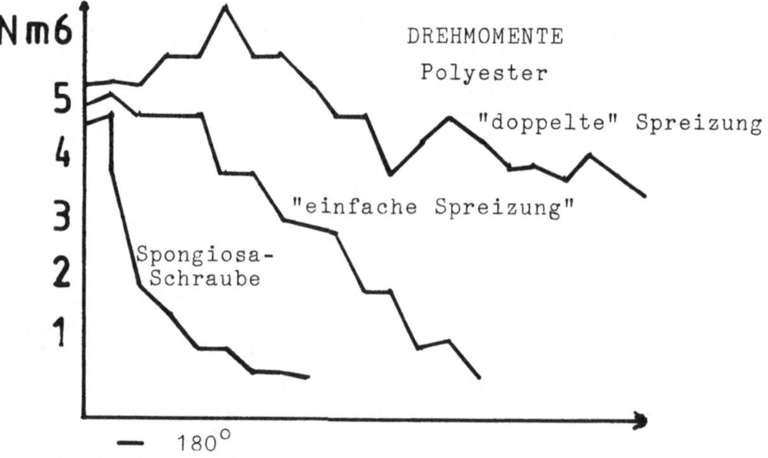

*Abb. 1. Vergleich: Spreizdübel aus Polyester zeigen höhere Drehmomentaufnahme
als Spongiosaschraube*

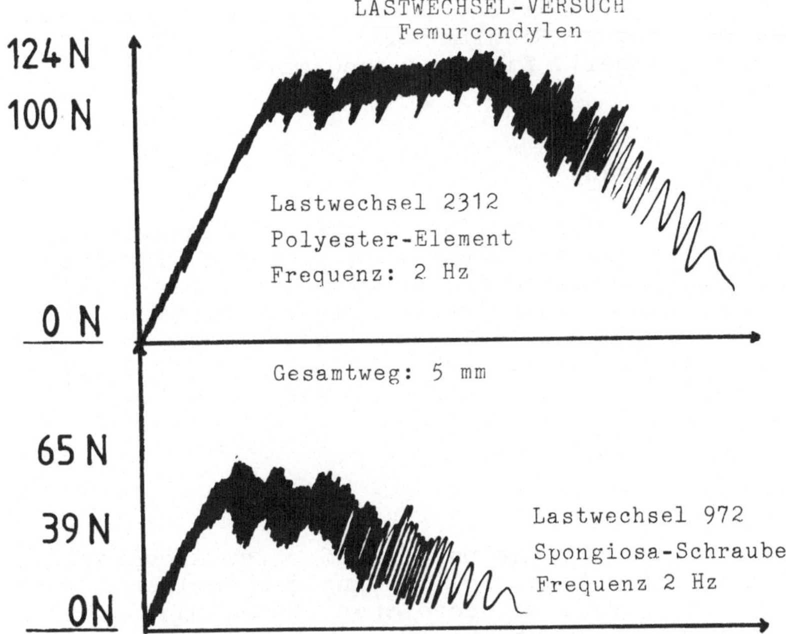

Abb. 2. Vergleich: Mit Spreizelement können erheblich mehr Lastwechsel auf doppelt so hohem Niveau ausgeführt werden

quenz (2 Hz) das Plateau der angreifenden Wechsellasten deutlich höher; die Zahl der Lastwechsel selbst ist um mehr als das Doppelte erhöht, bevor die Schraube bzw. das Kunststoff-Spreizelement im Implantatlager instabil werden. Der Gesamtweg der Verankerung, bedingt durch die Zerrüttung des Implantatlagers, ist beim Kunststoffelement deutlich kürzer als bei der Spongiosaschraube.

Diskussion

Die bei spongiösen, zumal porotischen Knochen ungenauen Dosierungen der Drehmomente (3) werden durch Verwendung eines Spreizelementes aus Kunststoff im Problem relativiert. In unserem Beispiel (Polyester-Glasfasergemisch) besteht ein ideal-elastisches Werkstoffverhalten, bei dem die plastische Verformung unter den vorgegebenen Bedingungen noch nicht wirksam wird. Daraus ergibt sich eine direkte Abhängigkeit der axialen Vorspannkraft zum Drehmoment bzw. zum maximalen Anziehmoment (2). Wie in-vitro-Untersuchungen gezeigt haben, benützen erfahrene Chirurgen ein Anzugsmoment von ca. 70 % der max. Anzugskraft (3), weil sie den "Durchdreheffekt" eines maximalen Drehmomentes befürchten. Beim "Runddrehen" einer Spongiosaschraube kann z.B. ohne weiteres die Schraube ausgewechselt und ein Spreizelement eingesetzt werden, womit dann wieder gute Haltekräfte zu erreichen sind. Die elastische Spreizung erzeugt eine "weitergehende" Pressung und "Einnahme" von Spongiosa. Dies entwickelt sich aus der Verbindung von Zähigkeit (Wirkung in Richtung statischer Ruhe) und Elastizität (Wirkung in Richtung Absorption von Deformationsenergie am Implantatlager). Die Anwendung wird derzeit im Tierversuch erprobt.

Zusammenfassung

Es wird ein neues Verfahren zur Schraubenverankerung am spongiösen Knochen vorgestellt. Bei insgesamt 412 Einzelversuchen wurde ein Kunststoffspreizelement entwickelt. Unter vielen anderen Kunststoffen wurde ein Polyester-Glasfasergemisch untersucht und für besonders geeignet gefunden. In der Spongiosa lassen sich mit dieser Methode erheblich bessere Haltewerte erzeugen: selbst unter ungünstigen Bedingungen lassen sich feste Verankerungen herstellen.

Summary

A new method for the purpose of screw anchorage in spongious bone is introduced. In 412 single experiments a synthetic elastic anchoring device was developed. Among many other products we studied the properties of a combination of Polyester and fiberglass. In spongious bone this material yields substantially better results with regard to solidity of anchorage. Even under unfavorable conditions good fixation is achieved.

Literatur

1. Corey J, Widmer W, Rohner A, Perren SM (1977) Dosierung des Drehmomentes beim Einsetzen von Knochenschrauben (Experimentelle Studie an Kortikalisschrauben mit Hilfe eines elektronischen Drehmomentschraubenziehers). Z Orthop 115:601
2. Erhard G, Strickle W (1974) Maschinenelemente aus thermoplastischen Kunststoffen. Band 1: Grundlagen und Verbindungselemente. VDI-Verlag, Düsseldorf
3. Perren SM, Cordey J, Enzler M, Matter P, Rahn BA, Schläpfer F (1978) Die Mechanik der Plattenstellschraube. Unfallheilkunde 81

Dr. W. Kramer, Chirurgische Universitätsklinik, Calwer Straße 7, D-7400 Tübingen

7. Fibronektin-Mangel verzögert die Wundheilung bei Ratten

Fibronectin Deficiency Impairs Wound Healing in Rats

M. Nagelschmidt[1], D. Becker[1], R. Stuttmann[2] und G. H. Engelhardt[1]

[1]II. Chirurgische Universitätsklinik Köln-Merheim (Direktor: Prof. Dr. H. Troidl)
[2]Abteilung für Anästhesiologie im Städtischen Krankenhaus Köln-Merheim (Leiter: Prof. Dr. M. Döhn)

Einleitung

Schwere Verletzungen und Sepsis führen zu einer starken Verminderung des Fibronektin (FN)-Spiegels im Blut. Einige Autoren glauben, den Zustand solcher Patienten durch Substitution mit FN-haltigen Präparaten verbessern zu können (1). Zu den wesentlichen Aufgaben des im Blut zirkulierenden FN zählt die opsonierende Bindung von Schad- und Abbaustoffen, die dadurch für die Beseitigung über das reticuloendotheliale System aufbereitet werden. Damit erfüllt dieses Protein eine wichtige Funktion bei der unspezifischen Körperabwehr. FN findet sich auch in der Fibrin-Matrix und im Gewebe, wo es die Einwanderung und Anheftung von Zellen vermittelt. Aufgrund seiner verschiedenen Funktionen spielt FN eine wichtige Rolle bei der Wundheilung. FN-Mangel oder eine Substitutionstherapie mit FN könnten damit Auswirkungen auf den Wundheilungsprozeß haben. Wir prüften diese Hypothese an Ratten mit standardisierten Brandverletzungen. Im Hinblick auf die zur Zeit laufenden Studien zur FN-Substitution untersuchten wir zunächst die Wirkung systemischer Anwendung eines humanen FN-Präparates.

Material und Methoden

Für das verwendete Human FN, K-Nr. 301081, danken wir den Behringwerken (Marburg). Da die Präparation mehrere Zusätze enthielt, wurde sie zunächst durch 24stündige Dialyse gegen Phosphat-Puffer (0,02 M Phosphat, 0,15 M NaCl, pH 7,0) gereinigt. Anschließend wurde die Proteinkonzentration durch Zugabe von Puffer auf 10 mg/ml eingestellt. Rinderserumalbumin (RSA), Nr. 11930, stammte von der Fa. Serva (Heidelberg) und Schweinehaut-Gelatine, Typ I, Nr. G-2500, von der Fa. Sigma (Taufkirchen). Diese Proteine wurden ebenfalls in einer Konzentration von 10 mg/ml in Phosphatpuffer gelöst. Als Versuchstiere wurden 70 männliche Sprague-Dawley Ratten von ca. 270 g Gewicht verwendet. Alle Tiere erhielten eine drittgradige Standard-Brandwunde von 3,14 cm^2 Fläche. Sie wurde mit einem auf 150° aufgeheizten Brandstempel erzeugt,

Chirurgisches Forum '86
f. experim. u. klinische Forschung
Hrsg.: H.-J. Streicher

der für 10 sec mit einem Auflagedruck von 96 g/cm^2 auf die rasierte Bauchhaut der Ratten gebracht wurde. Anschließend wurden die
Tiere randomisiert und intraperitoneal nach 3 verschiedenen Appli-
kationsmustern mit FN, RSA oder Gelatine behandelt; eine Gruppe
blieb ohne weitere Behandlung. Die erste Injektion wurde unmittelbar nach Verletzung gegeben, die weiteren jeweils an den nachfolgenden Tagen. Zielparameter waren die Wundfläche am 7. Tag
(planimetrisch erfaßt) und der FN-Spiegel im Plasma am 3. Tag nach
Verletzung (immunologischer Nachweis). Zusätzlich wurden die
Wundflächen auch unmittelbar nach Verbrennung und am 2. Tag, sowie
das Plasma-FN am 7. Tag gemessen. Die statistische Auswertung erfolgte mit Hilfe des U-Tests nach Mann und Whitney.

Ergebnisse

Die Tabelle 1 gibt einen Überblick über Versuchsdesign und Ergebnisse. Wir kamen zu folgenden Befunden:
1. Im verwendeten Tiermodell führte Human-FN weder zu einem positiven noch zu einem negativen Effekt auf die Wundheilung: bezüglich der Wundfläche gab es keine Unterschiede zwischen der
   FN-Gruppe, den zusätzlichen Kontrollen mit RSA und den normal
   heilenden Tieren.
2. Nach hohen Dosen von Human-FN war der FN-Spiegel im Plasma
   am 3. Tag signifikant erhöht. Bei der niedrigsten Dosierung
   zeigte sich allerdings eine Erniedrigung.
3. Nach hohen Dosen von Gelatine war der FN-Spiegel am 3. Tag
   signifikant vermindert.
4. Am 7. Tag nach Verletzung waren keine Unterschiede im Plasma-
   FN mehr zu erkennen.
5. Nach Behandlung mit 6x4 mg und 3x16 mg Gelatine kam es zu
   einer signifikanten Verzögerung der Wundheilung. Am Tag 7
   waren die Wunden dieser Gruppen auch makroskopisch gut von den
   Wunden aller anderen Versuchsgruppen zu unterscheiden: sie
   waren nicht nur größer (in Gruppe 9 um 47 %), sondern zeigten
   auch weniger Wundschorf und gerötete Ränder.

Diskussion

Bei der dargestellten Untersuchung wurde im heterologen System
gearbeitet, d.h. ein humanes Protein wurde im Tierversuch getestet. Es muß deswegen damit gerechnet werden, daß durch die intraperitoneale Verabreichung das Immunsystem der Ratte aktiviert
wurde. Möglicherweise ist damit der Verlust an Plasma-FN nach
Verabreichung von 3x4 mg Human-FN zu erklären. Obwohl sich die
Fibronektine von Ratte und Mensch in Struktur und Funktion sehr
ähnlich sind (starke Kreuzreaktion!), müssen daher die Aussagen
des Versuchs bezüglich der Wirkung von FN auf die Wundheilung
unter diesem Vorbehalt gesehen werden. Die wesentliche Aussage
der Studie, die negative Auswirkung der Gelatine auf den Wundheilungsprozeß, ist von dieser Einschränkung allerdings nicht
betroffen, denn Gelatine ist nur ein äußerst schwaches Antigen.
Gelatine hat eine hohe Bindungsaffinität zu FN. Sie wurde deswegen von uns benutzt, um über den durch das relativ geringe
Trauma bedingten FN-Verbrauch hinaus ein essentielles Defizit
an verfügbarem opsonisierendem Plasma-FN zu erzeugen. Daß dies

Tabelle 1. Heilung von Ratten-Brandwunden unter systemischer Behandlung mit Rinderserumalbumin (RSA), Human-Fibronektin (FN) und Schweinehaut-Gelatine (GEL), Sprague-Dawley Ratten, männlich, ca. 270 g, 7 Tiere pro Gruppe, Verbrennung der Bauchhaut, drittgradig, 3,14 cm^2 Fläche

Gruppe	Behandlung	Wundfläche, $\overline{X}$ Tag 7 (mm^2)	Flächenabnahme, $\overline{X}$ Tag 2-7 (mm^2)	Plasma-FN, $\overline{X}$ (μg/ml) 3. Tag	7. Tag
0	---	169	100	374	456
1	3 x 4 mg RSA	178	103	347	380
2	6 x 4 mg RSA	196	100	488^a	429
3	3 x 16 mg RSA	171	118	521^a	437
4	3 x 4 mg FN	199	89	266^a	445
5	6 x 4 mg FN	197	99	358^a	505
6	3 x 16 mg FN	171	126	624^{a,b}	347
7	3 x 4 mg GEL	183	54	347	483
8	6 x 4 mg GEL	232^a	41	298^{a,b}	461
9	3 x 16 mg GEL	249^{a,b}	22	233^{a,b}	434

[a] signifikant gegenüber Gruppe 0; [b] signifikant gegenüber Kontrolle mit RSA ($p < 0{,}05$)

funktioniert, wurde von verschiedenen Autoren nachgewiesen (2).
Nach DENO und Mitarb. entspricht dieses Versuchsmodell tatsächlich
den physiologischen Gegebenheiten: sie konnten nachweisen, daß
nach Brandverletzung von Ratten große Mengen gelatineartiger Ab-
bauprodukte aus der Wunde ins Blut gelangen und dort zu einer Verminderung des FN-Spiegels führen (3). Unsere Daten beweisen nun,
zunächst ebenfalls begrenzt auf das Tiermodell, daß es aufgrund
eines essentiellen FN-Mangels zur klinisch relevanten Komplikation "Wundheilungsstörung" kommen kann. Aus diesen Befunden ergeben sich einige wichtige Fragen, die in weiterführenden Versuchen
geklärt werden müssen:

1. Besteht auch bei Patienten ein Zusammenhang zwischen FN-Mangel
   und Wundheilungsstörungen?
2. Führt die Behandlung von Patienten mit Gelatine oder verwandten
   Produkten ebenfalls zu einem erhöhten FN-Verbrauch und damit
   zu einer zusätzlichen Belastung des reticuloendothelialen
   Systems?

Zusammenfassung

70 Sprague-Dawley Ratten erhielten drittgradige Standard-Brand-
wunden von 3,14 cm^2 und anschließend intraperitoneal Human-Fibronektin (FN), Rinderserumalbumin (RSA), Schweinehaut-Gelatine,
bzw. keine weitere Behandlung. Planimetrie der Wundfläche am 7.
Tag zeigte, daß weder zusätzlich verabreichtes FN, noch RSA einen
meßbaren Effekt bewirkte. Unter Gelatine kam es jedoch zu einer
signifikanten Verzögerung der Wundheilung. Da gleichzeitig auch
der FN-Spiegel im Plasma erniedrigt war, muß dieser Effekt auf
einen essentiellen Mangel an opsonisierendem FN zurückgeführt werden. Die Frage ist nun, ob 1. die Wundheilung auch bei Patienten
mit FN-Mangel verzögert verläuft, 2. die Verwendung gelatineartiger Produkte in der Klinik eine zusätzliche Belastung der Patienten bedeutet.

Summary

70 Sprague-Dawley rats received standardized third-degree burns
of 3.14 cm^2 and subsequently intraperitoneal injections of human
fibronectin (FN), bovine serum albumin (BSA), or swine skin
gelatin, or no treatment. Planimetric evaluation of wound area
on day 7 revealed no measurable effect of additional FN or BSA.
Administration of gelatin, however, resulted in a significant
retardation of wound healing. As plasma FN was simultaneously
decreased this effect must be caused by a gelatin-induced essen-
tial lack of opsonizing FN. The question is now whether (1) wound
healing is also impaired in human patients with FN deficiency,
and (2) administration of gelatin-like products means additional
stress for the patients.

Literatur

1. Saba TM (1982) Reversal of plasma fibronectin deficiency in
   septic-injured patients by cryoprecipitate infusion. in: Massive transfusion in surgery and trauma. A.R. Liss, Inc, New
   York, pp 129-150

2. Niehaus GD et al (1981) Influence of gelatin on bioassayable
   and immunoreactive opsonic fibronectin. Proc Soc Exptl Biol
   Med 168:15-23
3. Deno DC et al (1984) Mechanism of acute depletion of plasma
   fibronectin following thermal injury in rats. J Clin Invest
   73:20-34

Dr. M. Nagelschmidt, Biochem. & Experimentelle Abteilung, II.
Chirurg. Lehrstuhl, Universität zu Köln, Ostmerheimerstraße 200,
D-5000 Köln 91

8. Die transcutane pO₂-Messung auf Hautlappen als frühzeitiger Parameter für Heilung, Nahtdehiscenz und Infektion

Transcutaneous Measurement of pO₂ in Skin Flaps as Early Parameter of Healing, Wound Dehiscence, and Infection

W. Saß, W. Priesack, J. Seifert und H. Hamelmann

Experimentelle Chirurgie der Abteilung Allgemeine Chirurgie der Universität Kiel (Direktor: Prof. Dr. H. Hamelmann), Chirurgische Universitätsklinik Kiel

Die Verwendung musculo-cutaner Hautlappen ist in der rekonstruktiven Chirurgie eine verbreitete Methode, um Hautdefekte zu decken. Der chirurgische Eingriff beeinflußt jedoch die ohnehin oftmals schlechten lokalen Mikrozirkulationsverhältnisse. Als Folge davon treten postoperativ manchmal vasculäre Komplikationen auf, die zu Wunddehiscenzen oder zu Nekrosen und späteren Infektionen führen können und dann oftmals schlechte kosmetische Spätergebnisse als Resultat haben (5). Möglicherweise kann eine frühe Erkennung von Zirkulationsstörungen, die ja mit einer Abnahme der Sauerstoffversorgung im Hautlappen einhergehen (5), zu einer rechtzeitigen therapeutischen Intervention führen. Eine ausreichende Mikrozirkulation ist für die Sauerstoffversorgung und zur Aufrechterhaltung des Stoffwechsels eine unabdingbare Voraussetzung für eine erfolgreiche Wundheilung (4). Der lokale Sauerstoffdruck eines nekrosegefährdeten Hautareals ist ein direkter Spiegel der Zirkulationsverhältnisse innerhalb dieses Gebietes (4). Da die menschliche Haut für Sauerstoff durchlässig ist, kann eine nicht invasive Sauerstoffmessung mittels elektrochemischer Aufsetzelektroden durchgeführt werden.

Material und Methoden

Bei dem in der vorliegenden Arbeit verwendeten O₂-Sensor handelt es sich um eine hochempfindliche Mehrdraht-Platin-Oberflächenelektrode nach dem Prinzip von GLEICHMANN und LÜBBERS (3). Die verwendete Glaselektrode mit einem Gesamtgewicht von 1,2 g enthält 3 Platindrähte von je 15 μ Durchmesser. Diese Elektrode wird im Meßgebiet auf die Haut gelegt und ein dichter Kontakt zur Hautoberfläche gewährleistet. Die einzelnen Meßwerte der 3 verschiedenen Platindrähte werden integrierend über ein Nano-Amperemeter auf einen Kompensationsschreiber übertragen und der tatsächliche transcutane pO₂ mit Hilfe des aktuellen Luftdruckes individuell errechnet. Vor und nach jeder pO₂-Messung wurde die Elektrode zu der jeweiligen Hauttemperatur des Patienten geeicht.

Chirurgisches Forum '86
f. experim. u. klinische Forschung
Hrsg.: H.-J. Streicher
© Springer-Verlag Berlin Heidelberg 1986

Je nach der Größe des musculo-cutanen Lappens wurden 6 - 10 einzelne Meßpunkte etwa 1 bis 2 cm vom Lappenrand markiert und 2 Meßpunkte in der Lappenmitte gewählt. Kontrollpunkte waren auf der kontralateralen Seite. Ein Kontrollmeßpunkt war bei allen Patienten konstant am Angulus medialis der rechten Scapula. Alle diese einzelnen Meßpunkte blieben während der gesamten Untersuchungsperiode vollkommen identisch. Einzelne Meßreihen erfolgten bei jedem Patienten 24 h präoperativ, 6 h postoperativ und über einen Zeitraum von 10 Tagen danach. Insgesamt liegen transcutane pO_2-Werte von 14 musculo-cutanen Lappen bei 11 Patienten im Alter von 14 bis 83 Jahren vor.

Ergebnisse

Bei der Verwendung der O_2-Elektrode zur Sauerstoffmessung auf der Haut war zum Erreichen eines plateauartigen Kurvenverlaufes, der eine konstante Sauerstoffspannung anzeigt, eine Dauer von 5 bis 25 min notwendig, obgleich die Reaktionszeit der Elektrode während des Eichvorganges nur Bruchteile von Sekunden in Anspruch nahm.

Die Abb. 1 gibt die pO_2-Werte von zwei einzelnen verschiedenen Meßpunkten desselben musculo-cutanen Hautlappens über einen Zeitraum von 10 Tagen wieder. Die oberste Linie bezeichnet die O_2-Werte eines Kontrollpunktes. 6 h postoperativ ist ein genereller pO_2-Abfall auf dem Lappen festzustellen, der im Beobachtungs-

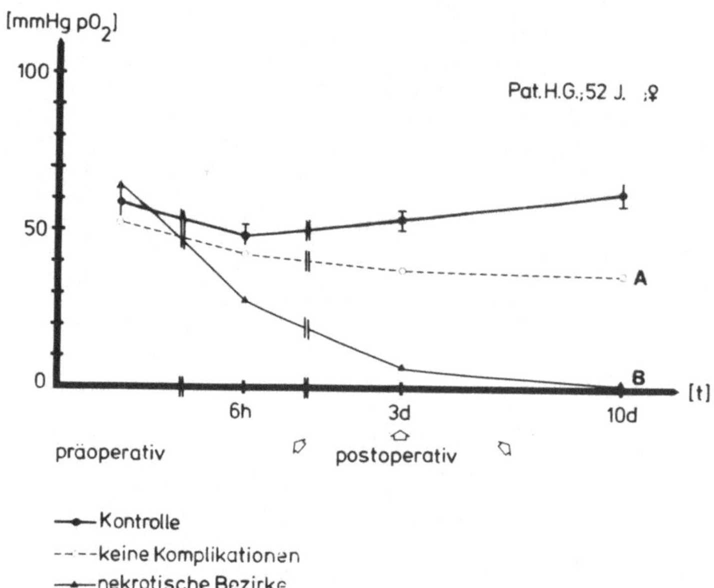

Abb. 1. 10-tägiger pO_2-Verlauf an zwei verschiedenen Punkten auf einem Lappen (A und B) sowie an einem Kontrollpunkt außerhalb des Operationsgebietes. Der postoperative pO_2-Abfall ist hier deutlich zu erkennen. An Punkt A ist er geringer als an Punkt B. Beide Punkte zeigen ein unterschiedliches Heilungsergebnis

zeitraum annähernd wieder auf die ursprünglichen Ausgangswerte ansteigt. Der Punkt A - punktierte Linie - zeigt postoperativ einen geringen Abfall in der Sauerstoffkonzentration; am Punkt B - durchgezogene Linie - ist dieser postoperative pO_2-Abfall deutlicher ausgeprägt. An diesem Punkt B blieb ein Wiederanstieg der pO_2-Werte aus; hier trat am 14. postoperativen Tag eine lokale Nekrose auf und der Lappen starb ab. Die Haut am Punkt A dagegen heilte problemlos ein.

Generell zeigte sich unabhängig vom weiteren Schicksal des musculo-cutanen Lappens postoperativ bei allen untersuchten Lappen ein deutlicher Abfall in der Sauerstoffspannung. Zusätzlich konnte festgestellt werden, daß ein überaus starker pO_2-Abfall schon 6 h postoperativ im späteren Verlauf oftmals mit einer Nekrose und Infektion einherging. Dabei waren niedrige Sauerstoffwerte nicht immer mit sichtbaren klinischen Zeichen einer beginnenden Nekrose verknüpft.

Die Gesamtergebnisse der bisherigen Messungen sind in der Abb. 2 festgehalten. Die Veränderungen des Sauerstoffpartialdruckes auf dem Lappen sind hier in % der Normalwerte wiedergegeben, wobei als Normalwerte diejenigen pO_2-Werte bezeichnet wurden, die auf der kontralateralen Seite und am Referenzpunkt zu jeder Meßreihe gleichzeitig ermittelt werden konnten. In den überlebenden Hautarealen war der postoperative Sauerstoffabfall gering. Dort aber, wo im späteren Verlauf Nekrosen und Infektionen auftraten, wurden sehr niedrige postoperative pO_2-Werte gemessen, die am 10. Tag um etwa 90 % unterhalb der Vergleichswerte lagen. 6 h postoperativ fiel der transcutane pO_2 um etwa 47 $\pm$ 7,2 % (n = 64) unter das präoperativ gemessene Niveau. Der durch-

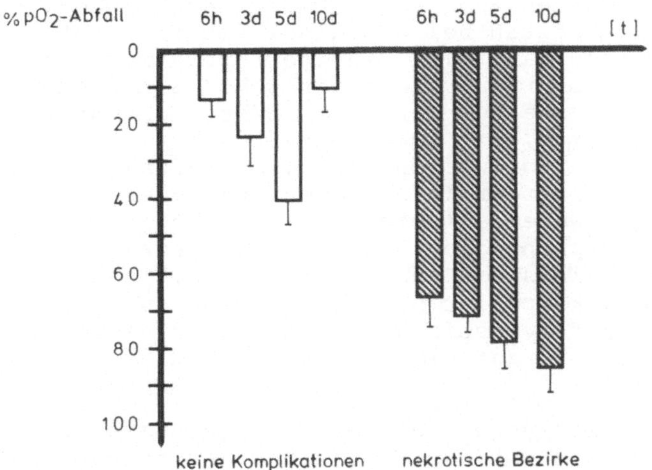

Abb. 2. Ergebnisübersicht: Die Veränderungen des pO_2 auf den musculo-cutanen Lappen sind in % des Normwertes angegeben. Zunächst sehr geringer postoperativer pO_2-Abfall in überlebenden Hautarealen mit späterem Anstieg und pO_2-Angleichung zu Kontrollwerten. Hoher postoperativer pO_2-Abfall dagegen bei später nekrotisch werdenden Lappen schon 6 h nach der Operation

schnittliche transcutane pO_2 in den Referenzgebieten betrug
63 $\pm$ 4 mm Hg. Traten in der Heilungsperiode keinerlei Komplikationen auf, so erreichten die transcutanen pO_2-Werte innerhalb
von 10 Tagen die präoperativen Ausgangswerte. In derartigen Fällen stieg der transcutane pO_2 von 20 $\pm$ 5 mm Hg postoperativ wieder auf präoperative Werte an. Dagegen war eine Fortdauer von
anfänglichen niedrigen postoperativen pO_2-Werten oder auch ein
weiterer Abfall unterhalb von 10 mm Hg stets gefolgt von einer
Nekrose, einer Wunddehiscenz und einer Entzündung. Diese Differenz
zwischen beiden Hautarealen wurde mittels Wilcoxon-Test als statistisch hochsignifikant errechnet.

Diskussion

Um eine Möglichkeit zu finden, frühzeitig das Schicksal von
musculo-cutanen Hautlappen bestimmen zu können, wurden mit Hilfe
einer modifizierten polarographischen Sauerstoffelektrode nach
dem Prinzip von GLEICHMANN und LÜBBERS transcutane pO_2-Werte gemessen. Eine ausreichende O_2-Versorgung muß als entscheidender
und limitierender Faktor bei einer primären Wundheilung angesehen werden (5). Die exakte Bestimmung dieser Gewebeoxygenierung
sollte daher frühzeitige Rückschlüsse auf die Möglichkeiten
einer primären Wundheilung erlauben (2, 3). Bei den hier dargestellten Messungen eines transcutanen pO_2 zeigte sich auf den
frisch operierten Hautlappen eine generelle pO_2-Abnahme gegenüber den präoperativen und postoperativen Kontrollwerten. Dabei
waren die absoluten pO_2-Werte sehr unterschiedlich und ermög-
lichten nur schwer einen direkten interindividuellen Vergleich.
Deshalb wurden alle transcutanen pO_2-Werte auf den Hautlappen in
% der jeweiligen Kontrollwerte angegeben. Ganz ähnliche Erfahrungen wurden auch von ACHAUER beschrieben, der ebenfalls große
Streubreiten bei den absoluten transcutanen pO_2-Werten bei Kaninchen fand (1). Eine postoperative Minderversorgung des Gewebes mit Sauerstoff war schon 6 h postoperativ festzustellen.
Schon zu einem derartig frühen Zeitpunkt ließen sehr niedrige
pO_2-Werte, die um 50 bis 60 % unter den gleichzeitigen Vergleichs-
und Kontrollwerten lagen, Hautareale erkennen, die später dann
Nekrosen oder Infektionen entwickelten. Zu diesem frühen Zeitpunkt waren allgemeine klinische Anzeichen für eine Schädigung
des Lappens nicht zu erkennen gewesen. Ähnliche Feststellungen,
daß klinische Beobachtung und gleichzeitiger transcutaner pO_2
nicht korrelieren, wurden schon durch FREY (2) veröffentlicht,
der auf cyanotischen Hautarealen gleiche transcutane pO_2-Werte
fand, wie auf nicht cyanotischen.

Die hier vorgestellten Meßergebnisse scheinen darauf hinzudeu-
ten, daß mit der Ermittlung des transcutanen pO_2-Wertes auf
musculo-cutanen Hautlappen ein frühzeitiger und offenbar sehr
empfindlicher Parameter zur Verfügung steht, der Aussagen über
das zukünftige postoperative Schicksal des Hautlappens zulassen
könnte. Die bislang noch sehr aufwendige und langwierige Meßme-
thodik sollte jedoch für einen klinischen Routinegebrauch technisch verbessert werden.

Zusammenfassung

Transcutane pO_2-Messungen mittels einer polarographischen Mehr-draht-Platin-Oberflächenelektrode auf transcutanen Hautlappen zeigten schon 6 h nach erfolgtem Eingriff unterschiedliche pO_2-Werte. Sehr niedrige transcutane pO_2-Werte markierten spätere Nekroseareale. Zu diesem frühen Zeitpunkt konnten klinisch keine Anzeichen für eine Nekrosegefährdung beobachtet werden. Generell bestand postoperativ eine Minderoxygenierung des Gewebes. Somit scheint die pO_2-Messung einen frühen Anhaltspunkt für eine chirurgisch notwendige Intervention liefern zu können.

Summary

Oxygen is able to diffuse through the skin. This enables measurement of oxygen by electrochemical electrodes in a noninvasive manner. By means of a highly sensitive oxygen sensor according to CLARK and LÜBBERS, transcutaneous pO_2 in musculocutaneous flaps was measured 6 h and 3, 5, and 10 days after operation at identical sites. It was found that pO_2 dropped generally after operation. Even 6 h postoperatively, very low oxygen values in the flap indicated a later manifestation of infection and necrosis, in the absence of any other clinical sign. In areas of very low oxygen values in the flap, infections and necrosis always developed later. These investigations clearly indicate that transcutaneous pO_2 values are an early parameter of healing, wound dehiscence, or infection in musculocutaneous flaps.

Literatur

1. Achauer BM, Black KS, Litke DK (1980) Transcutaneous pO_2 in flaps: a new method of survival prediction. Plast Reconstr Surg 65:738-745
2. Frey M, Freislinger G, Holle J, Mandl H (1983) Die perkutane Messung des Sauerstoffpartialdruckes als Beurteilungsmethode freier Lappen. Handchirurgie 15:96-100
3. Gleichmann U, Lübbers DW (1960) Die Messung des Sauerstoffdruckes in Farben und Flüssigkeiten mit der Pt-Elektrode unter besonderer Berücksichtigung der Messung im Blut. Pflügers Archiv 27:431-455
4. Rozkovec A, Rithalia SVS (1980) Transcutaneous oxygen monitoring. Brit J Chir Equipment, Jan
5. Snyder JV, Caroll GL (1982) Tissue oxygenation: a physiologic approach to a clinical problem. Curr Prob Surg, Vol 29, Nr 11: 650-720

Dr. med. W. Saß, Experimentelle Chirurgie der Abt. Allgemeine Chirurgie der Universität Kiel, Hospitalstraße 40, D-2300 Kiel 1

9. Die Anwendung der 10 MHz Ultraschallsonographie zur Bestimmung der
Tiefen- und Oberflächenausdehnung von feuchten Hitzeläsionen der Haut
von Ratte, Schwein und Mensch sowie zur Bestimmung des Effektes von
Etofenamat nach cutanen Verbrühungen an Ratten

*Use of a Real-Time Scanner with a 10-MHz Transducer Head for Quantitative
Ultrasound Assessment of Depth and Area of Skin Scald Injuries in Rats, Pigs,
and Humans and of Therapeutic Effect of Etofenamate on Scald Injuries in Rats*

J. A. Bauer, N. Lehn und Th. Sauer

Chirurgische Klinik Innenstadt und Chirurgische Poliklinik der
Universität München (Direktor: Prof. Dr. L. Schweiberer)

Einleitung und Zielsetzung

Die Anwendung der Sonographie zur Bestimmung der Tiefe und der
oberflächlichen Ausdehnung einer Verbrennung ist öfters versucht
worden. Ein überzeugender Erfolg ist ausgeblieben. Ein Grund
liegt in der ungenügenden Bildauflösung bei Verwendung von Schall-
köpfen mit einer Frequenz unter 10 MHz. Ein weiterer Grund liegt
in der Versuchsanordnung. Erst eine Methode, die es erlaubt, die
klinisch relevante Läsion vom Grad II b zu setzen und die sog.
"scald burn injuries" zum Gegenstand der Untersuchung macht, ermöglicht die Beurteilung der Tiefen- und Oberflächenausdehnung
der Hitzeläsion sowie die Verlaufsbeobachtung des lädierten Haut-
organs hinsichtlich seiner pathophysiologischen, pathobiochemi-
schen und biologisch-regenerativen Prozesse (2).

Material und Methode

Versuchstiere: Ratten, Sprague Dawley, 250 - 300 g, weiblich. Die
Tiere erhielten pelletiertes Fertigfutter, Wasser ad libitum und
wurden in Dreier-Gruppen in Makrolonkäfigen mit automatischer
Tränkanlage gehalten. Aus chronobiologischen Gründen erfolgten
die Versuche immer ab 14 Uhr.

Deutsche Hausschweine, 17 - 20 kg, weiblich. Die Haltung der
Tiere erfolgte unter klimatisierten Bedingungen im offenen System.
Raumtemperatur 20 °C, 55 % Luftfeuchtigkeit, Lichtwechselfrequenz
von 12 h.

Geräte: Ein Real-time B-scanner der Fa. Diasonics mit einer
Frequenz von 10 mHz.

Chirurgisches Forum '86
f. experim. u. klinische Forschung
Hrsg.: H.-J. Streicher
© Springer-Verlag Berlin Heidelberg 1986

Versuche an Ratten

Setzen der Läsion: Die Ratten wurden in i.p. Chloralhydrat-Narkose am Rücken rasiert und ohne Anwendung eines Enthaarungsmittels in einem vorgefertigten Behälter auf den Rücken gelegt, so daß die rasierte Stelle frei durchhing. Der Behälter mit dem frei beweglichen Tier wurde auf einen Dreifuß gesetzt und in ein Wasserbad gestellt. Die Höhe des Wasserspiegels wurde vor Versuchsbeginn so eingestellt, daß das Wasser gerade den Rand der in den Boden des Behälters geschnittenen ovalen Öffnung benetzte. Die Wassertemperatur betrug 75 °C. Bei einer Eintauchzeit von 10 s erreichte man auf reproduzierbare Weise Verbrühungen, die Verbrennungen des Grades II b entsprechen (5). Die ovale Läsion war gegen die gesunde Umgebung scharf abgegrenzt. Es wurden Tiere von annähernd gleichem Körpergewicht verwendet ($\bar{x}$ = 258,5 g; s = 19,9 g; Normalverteilung; n = 58). Dadurch war die Oberfläche der Tierkörper und die verbrannte Oberfläche konstant, es gibt bei der angegebenen Versuchsanordnung keine variablen Unbekannten. Die Läsion entsprach 15 % der gesamten Körperoberfläche des Versuchstieres.

Bestimmung der Hautdicke am Rattendorsum: Geschallt wurde an exakt definierten Stellen. Weil die lockeren Gewebsschichten durch den Anpreßdruck in unterschiedlichem Maße zusammengeschoben werden, hat die Sonographie im Schwebeverfahren mit Hilfe eines Gelpolsters zu erfolgen. Die Dickemessungen der verbrühten Haut sind frühestens 4 h nach gesetzter Läsion vorzunehmen, weil dann das Verbrennungsödem maximal ausgeprägt ist und für mehrere Stunden bleibt.

Versuche am Deutschen Hausschwein

Bei den Tieren wurden in einem dem Rattenmodell analogen Verfahren Verbrühungen des Grades II b und III gesetzt. Als geeignetes Areal erwies sich die Flanke, weil sie nach Rasur eine Dicke aufweist, die in der Größenordnung der Hautdicke am Rattendorsum und der Dicke der menschlichen Haut liegt.

Ergebnisse

Versuche an Ratten: Im Sonogramm zeigt sich bei der unverbrühten Haut eine aus mehreren dichten Lagen zusammengesetzte Cutis mit einer Dicke von 20/10 mm ($\bar{x}$ = 18,9; s = 1,85, Normalverteilung; n = 58). Die verbrühte Haut vom Grad II b zeigt 4 bis 6 h nach Läsion eine ödematös aufgelockerte Cutisschicht mit einer Dicke von etwa 30/10 mm. ($\bar{x}$ = 28; s = 1,85; Normalverteilung; n = 29). Die darunter liegende Subcutisschicht bleibt in ihrer Dicke von der thermischen Läsion weitgehend unbeeinflußt. Die Histologie zeigt jedoch, daß auch in der Subcutis Veränderungen zu beobachten sind. So weist die unverbrühte Haut eine homogene Subcutis auf, die von mehreren zarten Bindegewebsschichten schräg durchzogen wird. Die verbrühte Haut stellt sich dagegen mit einer inhomogenen Subcutisschicht dar, in der die Bindegewebsschichten weitgehend geschrumpft sind.

Aufgrund der sonographischen Differenzierungsmöglichkeiten zwischen unverbrühter und verbrühter Haut läßt sich die Übergangszone vom gesunden zum lädierten Gewebe und damit die Oberflächenausdehnung eindeutig lokalisieren.

Erst durch Rückbeziehung der Ödemdicke auf die Ursprungsdicke, d.h. erst durch Angabe der Dickenzunahme in Prozent der ursprünglichen Hautdicke (Ödemindex) kann eine klinisch relevante Aussage erfolgen: die Verbrühung des Grades II b entspricht einer Dickenzunahme von 60 %.

Durch Erhöhen der Temperatur des Wasserbades auf 90 °C und Verlängern der Zeit auf 15 s wurden Verbrühungen des Grades III gesetzt. Die histologische Absicherung der Verbrennungstiefe erfolgte durch die gleiche Arbeitsgruppe (5). Die Verbrühung des Grades III ist von einer Dickenzunahme von über 100 % gekennzeichnet.

Versuche am Deutschen Hausschwein: Der Ödemindex beträgt auch beim Schwein für die Verbrühung des Grades II b 60 %, für die Verbrühung des Grades III über 100 %.

Bestimmung der normalen Anatomie der menschlichen Haut im Ultraschall

Es werden gesunde Probanden geschallt. Dabei wird nach Geschlechts- und Altersgruppen sowie nach Körperregionen getrennt vorgegangen. Die Anwendung steriler, feuchter Gelpolster garantiert die bedenkenlose Applikation der 10 MHz Sonographie auch beim Brandverletzten. Die Untersuchungen sind nicht abgeschlossen.

Experimentell-pharmakologische Bedeutung des Modelles

Dieser Aspekt läßt sich am Beispiel der Untersuchung des Effektes von Etofenamat gut aufzeigen. Der Angriffspunkt von Etofenamat im Lipoxygenase- und Cyclooxygenaseweg des Arachidonsäurestoffwechsels (3) stellt eine Möglichkeit dar, den in der Akutphase nach Verbrühungen ablaufenden Entzündungsprozeß (1) zu beeinflussen. 4 - 6 h nach Verbrühung des Grades II b am Dorsum von gleich schweren weiblichen Whistar Ratten ($\bar{x}$ = 256 g; s = 19,4 g, Normalverteilung; n = 50) wurde die Hautdickenzunahme sonographisch gemessen. Eine unbehandelte Kontrollgruppe wurde mit einer topisch Etofenamat-behandelten Gruppe verglichen (Dosis Etofenamat: 5 ml 30%ige Lsg./56 cm^2), die statistische Auswertung erfolgte mit dem Scheffé-Test.

Ergebnis: Etofenamat vermindert auf dem 5 % Niveau signifikant die Dickenzunahme der verbrühten Haut während des untersuchten Zeitraumes (4).

Zusammenfassung

Die nicht invasive, quantitative Erfassung der Oberflächen- und Tiefenausdehnung der Hitzeläsion der Haut ist von klinischer Be-

deutung. Sie ermöglicht die computergerechte Analyse des Scha-
dens, die Formulierung der Prognose und die Festlegung der Grenzen für das operationstaktische Vorgehen. Sie ist mittels der
10 MHz Sonographie im experimentellen Modell bei Ratte und Schwein
für die feuchte Hitzeläsion gelungen. Die Übertragung auf den
Menschen ist durch die Erforschung der normalen Anatomie der
menschlichen Haut im Ultraschall, bei der Geschlecht, Alter und
Körperregion berücksichtigt werden müssen und durch den Einsatz
steriler, feuchter Gelpolster möglich geworden. Das Modell ist
gleichzeitig von experimentell-pharmakologischer Bedeutung. Mit
seiner Hilfe lassen sich antiödematös wirksame Entzündungshemmer
(z.B. Etofenamat) auf ihre Wirkung bei der Hitzeläsion untersuchen. Die Möglichkeit einer nicht invasiven quantifizierbaren
Aussage unterstreicht die Bedeutung des Modells gegenüber der herkömmlichen Messung des Rattenpfotenödems.

Summary

The noninvasive quantitative assessment of both depth and area
is of great importance for the clinical evaluation of burn injuries. Such assessment allows the computerized analysis of
lesions and determination of prognosis and operative strategy.
The use of a real-time scanner with a 10-MHz transducer head
allows noninvasive quantitative assessment of the dermal lesion
after scald injuries in rats and pigs. The evaluation of such
lesions of human skin is possible now that the normal ultrasonic
anatomy of human skin has been established. Particular consi-
deration of sex, age, and anatomical region is necessary as is
the application of newly developed sterile moist ultrasound
pads. The experimental model is also of pharmacological importance. All anti-inflammatory drugs with anti-edema properties can
be examined for their therapeutic use in scald injuries (etofenamate provides a good example). Noninvasive quantitative
10-MHz ultrasound assessment is superior to the other usual
assessments of edema, e.g. rat paw edema.

Literatur

1. Alexander F, Mathieson M, Teoh KHT, Huval WV, Lelcuck S,
   Valeri CR, Shepro D, Hechtman HB (1984) Arachidonic acid
   metabolites mediate early burn edema. J Trauma 8:709-712
2. Bauer JA, Schiller K, Eitel F (1985) Die Anwendung der 10 mHz-
   Ultraschallsonographie zur Bestimmung der Verbrennungstiefe
   bei nicht behandelten und mit DMSO behandelten Verbrühungen
   am Dorsum von Ratten. In: Jacob SW, Herschler RJ, Schmel-
   lenkamp M (Hrsg) DMSO - Die Anwendung in der Medizin (The use
   of DMSO in medicine). Springer, Berlin Heidelberg New York
   Tokyo, S 148-151
3. Fruchtmann R, Krupka U, Pelster B (1984) Hemmung des Lipoxy-
   genaseweges im Arachidonsäuremetabolismus durch Etofenamat.
   Akt Rheumatolog 9:165-168
4. Sauer Th (in Vorb.) Zum Effekt von Etofenamat nach Verbrühungen
   an Ratten, eine experimentelle Ultraschall-Doppler-Untersu-
   chung. Med Diss, LMU-München (genehmigte Vorabveröffentlichung)

5. Wolf K, Posel P, Bauer JA (1984) Histologische Veränderungen
   thermisch geschädigter Rattenhaut. Ein Vergleich verschiedener Behandlungsmethoden. Poster anläßlich der 79. Versammlung
   der Anatomischen Gesellschaft in Bochum, 26. - 29.3.1984

Dr. med. Joh. A. Bauer, Chirurgische Klinik Innenstadt und Chirurgische Poliklinik der Universität München, Nußbaumstraße 20 /
Pettenkoferstraße 8 a, D-8000 München 2

10. Überwachung immunologischer Parameter bei nierentransplantierten Patienten unter antiviraler Interferon-Alpha$_2$-Prophylaxe

Monitoring of Immunological Parameters in Kidney Transplant Patients Under Antiviral Interferon-Alpha$_2$-Prophylaxis

U. Dendorfer, C. Hammer, S. Schleibner, B. Hausmann, L. A. Castro und W. Land

Institut für Chirurgische Forschung und Transplantationszentrum der Chirurgischen Klinik der Universität, Klinikum Großhadern, München

Bei Patienten, die nach einer Organtransplantation unter dauernder Immunsuppression stehen, können Virusinfektionen (VIs) - vor allem mit Cytomegalievirus (CMV) - einen besonders schweren Verlauf nehmen und den Operationserfolg in Frage stellen. Eine vielversprechende Möglichkeit, diese Erkrankungen zu verhindern, bietet die Anwendung von Interferon (IFN), das als körpereigener antiviraler Faktor an physiologischen Abwehrmechanismen beteiligt ist. Durch Hemmung der Viruspenetration und -multiplikation übt es in vitro eine virusunspezifische Schutzwirkung aus. Neuere Arbeiten über die immunregulatorischen Eigenschaften von IFN zeigen veränderte celluläre und humorale Immunantworten. Positive Effekte ergeben sich für T-Zell-Cytotoxizität, Natural-Killer- und Makrophagen-Aktivität. Eine verstärkte Expression von Oberflächenstrukturen wie HLA-Antigenen und Fc-Receptoren kann ebenfalls nachgewiesen werden.

In klinischen Studien bei Patienten nach Nierentransplantation wurden bis jetzt nur IFNe der Klasse Alpha (früher: Leukocyten-IFNe) und konventionelle Immunsuppression mit Azathioprin und Steroiden (sowie in einigen Fällen ATG) angewendet. Eine dieser Untersuchungen (1) erbrachte eine gute Effizienz von IFN-α gegen CMV-Reaktivierungen. In einer anderen Studie (2) traten jedoch in allen Fällen steroid-resistente, akute vasculäre Abstoßungsreaktionen auf, wobei allerdings eine zwölffach erhöhte IFN-Dosis appliziert worden war. In der vorliegenden Arbeit sollten daher die Wirkungen einer IFN-α_2-Prophylaxe bei nierentransplantierten Patienten unter Ciclosporin-Immunsuppression überwacht werden. Es wurden immunologische Parameter bestimmt, die bei lokalen und systemischen inflammatorischen Reaktionen eine Rolle spielen.

Patienten und Methodik

18 Empfänger von Nierentransplantaten wurden in die randomisierte, Placebo-kontrollierte, doppelblind durchgeführte Studie aufgenom-

Chirurgisches Forum '86
f. experim. u. klinische Forschung
Hrsg.: H.-J. Streicher
© Springer-Verlag Berlin Heidelberg 1986

men. Alle Patienten mußten vor der Operation seropositiv für CMV sein. Diese Bedingung wurde verwendet, weil die Incidenz von CMV-Reaktivierungen höher ist als die der primären Infektionen; zudem ist das Infektionsrisiko dieser Patienten besser definiert, da bei primären Infektionen noch zusätzlich zwischen seronegativen und seropositiven Spendern unterschieden werden muß. Ausschlußkriterien waren bestehende Herz- und Lebererkrankungen. Die Basis-Immunsuppression erfolgte mit Ciclosporin und niedrig dosiertem Methylprednisolon, ALG oder ATG wurde nicht gegeben. Die Prophylaxe mit rekombinantem IFN-α_2 wurde am Tag 1 nach Transplantation begonnen und 16 Wochen lang fortgeführt. Je sechs Patienten erhielten wöchentlich drei subcutane Injektionen von 3 oder 6 Millionen IE IFN bzw. Placebo. Neben der klinischen Überwachung wurden IgG- und IgM-Antikörpertiter gegen CMV und Herpes-simplex-Virus mit Hilfe der Komplementbindungsreaktion, eines indirekten Hämagglutinationstestes und eines ELISA bestimmt. Zur Beurteilung des cellulären Infiltrates im Transplantat wurden in regelmäßigen Abständen Feinnadelaspirationsbiopsien (FNABs) durchgeführt und nach dem in (3) beschriebenen Verfahren cytologisch mit der Differentialzählung des peripheren Blutes (PB) verglichen. Durch Dichtegradientenzentrifugation über Ficoll-Isopaque wurde ein mononucleäres Konzentrat (MNK) aus dem PB hergestellt und ebenfalls morphologisch ausgewertet. Die Anteile OKT3-, OKT4- und OKT8-positiver Zellen wurden mittels indirekter Immunfluorescenz gemessen.

Unter der Annahme, daß die hier aufgeführten Laborparameter nicht von Placebo-Effekten beeinflußt würden, wurde die Placebo-Gruppe durch Patienten ergänzt, die im gleichen Zeitraum ein Transplantat erhielten. So konnten drei Vergleichsgruppen definiert werden:

1. kein Hinweis auf inflammatorische Vorgänge (Kontrollen, n = 26),
2. akute Abstoßung (AR, n = 25) und
3. Virusinfektion (VI, n = 20).

Die Patienten wurden retrospektiv aufgrund klinischer, histologischer und serologischer Befunde einer dieser drei Gruppen zugeteilt.

Ergebnisse

Die Resultate der cytologischen und immunfluorescenzmikroskopischen Untersuchungen sind in Tabelle 1 zusammenfassend dargestellt. Das aus der FNAB-Auswertung abgeleitete Total Corrected Increment (TCI) ist ein Maß sowohl für die Ausprägung als auch für den Aktivierungsgrad der cellulären Transplantatinfiltration (3). Es ist bei AR und VI deutlich erhöht, wogegen IFN keinen Anstieg des TCI verursacht. Für alle folgenden Parameter sind Prozentzahlen angegeben, die jeweils auf die Gesamtlymphocytenzahlen bezogen sind. So ist der Anteil aktivierter Lymphocyten (aLys) in der FNAB entsprechend dem TCI sowohl bei AR als auch bei VI signifikant erhöht, während unter IFN keine eindeutige Veränderung beobachtet wird. Im MNK unterscheidet sich lediglich die VI durch ein klar aktiviertes Lymphocytenbild von den anderen Gruppen. In Bezug auf den Anteil von Large Granular Lymphocytes (LGLs) in der FNAB wie im MNK verhalten sich die VI- und die IFN-Gruppe ähnlich.

Tabelle 1. Verhalten von TCI und Lymphocyten-Subpopulationen in der Kontrollgruppe sowie unter AR, VI und IFN-α_2-Behandlung. Median $+$ Standardfehler des Medians; alle Angaben (außer TCI und OKT4/$\overline{8}$) in Prozent

		Kontrollen	AR	VI	IFN
TCI	in der FNAB	0,9$\pm$0,1	4,9$\pm$0,6	3,2$\pm$0,9	1,6$\pm$0,3
aLy/Ly	in der FNAB	0$\pm$0	3,3$\pm$0,7	5$\pm$1	1,5$\pm$0,5
	im MNK	1,6$\pm$0,3	1,2$\pm$0,4	6$\pm$2	1,3$\pm$0,3
LGL/Ly	in der FNAB	13$\pm$3	9$\pm$2	27$\pm$3	24$\pm$4
	im MNK	13$\pm$2	9$\pm$1	32$\pm$3	25$\pm$4
OKT3/Ly		62$\pm$3	75$\pm$5	62$\pm$5	67$\pm$8
OKT4/Ly	im MNK	47$\pm$4	45$\pm$1	21$\pm$4	25$\pm$7
OKT8/Ly		31$\pm$3	30$\pm$3	48$\pm$8	37$\pm$5
OKT4/8		1,4$\pm$0,1	1,4$\pm$0,2	0,52$\pm$0,05	0,8$\pm$0,3

Die Steigerungen gegenüber Kontrollen und AR sind bei IFN nicht ganz so stark ausgeprägt wie bei VI.

Das T3-Antigen wird von allen reifen T-Lymphocyten exprimiert. Unter AR zeigt der Prozentsatz OKT3-positiver Zellen eine ansteigende Tendenz, die jedoch nicht statistisch signifikant ist. Das Verhältnis OKT4- zu OKT8-positiven Zellen ist ein wichtiges diagnostisches Hilfsmittel, weil es sich bei VI relativ früh von 1,4 auf 0,5 verringert. Diese Umkehr beruht auf einer ausgeprägten Abnahme der T4-(Helfer)-Lymphocyten und einer gleichzeitigen Zunahme der T8-(Suppressor/cytotoxischen)-Lymphocyten. Ganz entsprechende Veränderungen werden durch die IFN-Prophylaxe hervorgerufen, wobei das Ausmaß der IFN-Effekte stets etwas geringer ist als bei VI.

Diskussion

Der wichtigste Aspekt zur Sicherheit der IFN-Prophylaxe ist die Frage, ob vermehrte ARs verursacht werden können. Die FNAB eignet sich zur Beurteilung der cellulären Transplantatinfiltration, wie durch Vergleich mit simultan durchgeführten histologischen Untersuchungen gezeigt werden kann (4). Da das TCI in der IFN-Gruppe gegenüber der Kontrollgruppe im Mittel nicht erhöht ist, ergibt sich kein Anhaltspunkt für eine IFN-induzierte inflammatorische Reaktion im Transplantat im Sinne einer cellulären AR. Auch klinisch finden sich keine Hinweise auf vermehrte Abstoßungskrisen. Alle ARs waren nach Gabe von Methylprednisolon reversibel, so daß kein ALG oder ATG eingesetzt werden mußte. Über die vollständigen klinischen Ergebnisse wird an anderer Stelle berichtet werden.

Im Rahmen der Auswertung von FNAB, PB und MNK ist die akute VI durch die folgenden auffälligen Befunde charakterisiert: 1. erhöhtes TCI mit Aktivierung des lymphocytären Infiltrates, 2. deutliche Aktivierung der Lymphocyten im PB, 3. erhöhter Anteil von

LGLs im PB (Diese Zellpopulation ist mit der Natural-Killer-Aktivität assoziiert.) und 4. Umkehr des OKT4/8-Verhältnisses. Die beiden letztgenannten Veränderungen können über längere Zeit persistieren und werden - wenn auch in etwas abgeschwächter Form - ebenfalls durch exogenes IFN hervorgerufen. Ein Einfluß tatsächlicher VIs auf diese Ergebnisse kann ausgeschlossen werden, da in der IFN-Gruppe (n = 12) nur eine VI serologisch nachgewiesen wurde. In der Placebo-Gruppe (n = 6) zeigten drei Patienten einen signifikanten Titeranstieg, wobei die Incidenz von CMV-Reaktivierungen in einer größeren Vergleichsgruppe (n = 125) 34 % beträgt (5).

Die IFN-Behandlung imitiert also die VI im charakteristischen Verhalten bestimmter Lymphocyten-Subpopulationen. Die auftretenden klinischen Nebenwirkungen lassen sich gut mit dem Begriff "flu-like syndrome" beschreiben und sind u.U. von der Symptomatik einer leichten sekundären CMV-Infektion nur durch den Zeitverlauf zu unterscheiden. Diese cytologischen und klinischen Beobachtungen weisen somit darauf hin, daß IFN-α_2 in immunologische Regelmechanismen eingreift, die auch im Verlauf einer CMV-Infektion aktiviert werden. Ob die beobachteten Veränderungen als Zustand erhöhter antiviraler Abwehrbereitschaft zu interpretieren sind, kann nur aufgrund weiterer klinischer Studien entschieden werden.

Zusammenfassung

In einer randomisierten, Placebo-kontrollierten, doppelblinden Studie wurde bei 18 nierentransplantierten Patienten unter Ciclosporin-Immunsuppression eine antivirale Prophylaxe mit rekombinantem Interferon-α_2 versucht. Feinnadelaspirationsbiopsie und Bestimmung von Lymphocyten-Subpopulationen im peripheren Blut wurden zur immunologischen Überwachung durchgeführt. IFN induzierte keine verstärkte inflammatorische Reaktion im Transplantat, wie sie für die akute Abstoßung kennzeichnend ist. Stattdessen imitierte die IFN-Behandlung im PB zwei Aspekte der Immunantwort auf eine Virusinfektion: Anstieg der LGL-Anzahl und Umkehrung des T4/T8-Verhältnisses.

Summary

In a randomized, placebo-controlled, double-blind study, antiviral prophylaxis using recombinant interferon-α_2 (IFN) was tested in 18 kidney transplant patients under ciclosporin immunosuppression. Fine-needle aspiration biopsy and determination of lymphocyte subpopulations in peripheral blood (PB) were carried out for immunological monitoring. IFN did not induce enhancement of an inflammatory reaction in the graft, which is characteristic of acute rejection. Instead, IFN treatment in PB imitated two aspects of the immune response to virus infection: increase of large granular lymphocytes and inversion of the T4/T8 ratio.

Literatur

1. Hirsch MS, Schooley RT, Cosimi AB et al (1983) N Engl J Med 308:1489-93

2. Kramer P, ten Kate FJW, Bijnen AB et al (1984) Lancet I:989-90
3. Häyry P, von Willebrand E (1981) Ann Clin Res 13:288-306
4. Dendorfer U, Hammer C, Schleibner S et al (1985) Transplant
   Proc 17:2583-4
5. Castro LA, Schleibner S, Hillebrand G et al (1985) Immun
   Infekt 13:210-4

Ulrich Dendorfer, Institut für Chirurgische Forschung, Klinikum
Großhadern, Marchioninistraße 15, D-8000 München 70

11. Ergebnisse der orthotopen allogenen Rattendünndarmtransplantation: Immunsuppression mit Cyclosporin A und Toleranzentwicklung im non-MHC-differenten System*

Results of Orthotopic Allogeneic Small Bowel Transplantation in the Rat: Immunosuppression by Cyclosporin A and Induction of Tolerance in the Non-MHC-Different System

W. Ch. Preissner, M. Gundlach und E. Deltz

Abteilung Allgemeine Chirurgie (Direktor: Prof. Dr. H. Hamelmann), Chirurgische Universitätsklinik Kiel

Zur Beurteilung der bei der klinischen Anwendung auftretenden Probleme nach Dünndarmtransplantationen sind Untersuchungen der Immunreaktion im präklinischen Modell des orthotopen allogenen Dünndarmersatzes notwendig. Im Hinblick auf die Transplantation im non-MHC- und MHC- + non-MHC-differenten Spender-Empfänger-System ergeben sich folgende Fragen:

1. Gibt es unterschiedliche Abstoßungsmuster in non-MHC- und MHC- + non-MHC-differenten Spender-Empfänger-Kombinationen?
2. Wie lassen sich die Abstoßungsmuster in diesen Kombinationen durch eine CSA-Behandlung beeinflussen?
3. Kann durch eine temporäre Immunsuppression durch CSA ein langfristiges Transplantatüberleben erzielt werden?

Material und Methoden

Die orthotope Dünndarmtransplantation im Rattenmodell wurde nach der sogenannten 2-Schritt-Operationstechnik durchgeführt (1). Der erste operative Schritt umfaßt die akzessorische Dünndarmtransplantation mit Anastomosierung des aboralen Endes des Transplantates mit dem terminalen Ileum des Empfängers. Daraus resultiert die heterotope Dünndarmtransplantation. Nach 3 Wochen, nachdem die Lymphgefäßverbindungen zwischen Transplantat und Empfänger rekonstituiert sind (2), wird der empfängereigene Dünndarm entfernt und das Transplantat in die Darmkontinuität des Empfängers eingeschaltet. Damit resultiert ein orthotoper Dünndarmersatz mit systemischer Drainage des Pfortaderblutes. Neben einer syngenen Kontrollgruppe 1 (LEW-LEW, n = 20) wurden Transplantate der Spenderstämme AS und DA auf LEW-Ratten übertragen. Die Tiere der Gruppe 2 (AS-LEW, n = 22) und Gruppe 4 (DA-LEW, n = 20) erhielten keine weitere Behandlung. Die Tiere der Gruppe

---

*Mit Unterstützung durch die DFG, SFB 111, Teilprojekt B 10

Chirurgisches Forum '86
f. experim. u. klinische Forschung
Hrsg.: H.-J. Streicher
© Springer-Verlag Berlin Heidelberg 1986

3 (AS-LEW, n = 20) und Gruppe 5 (DA-LEW, n = 16) erhielten für
zunächst 20 Tage 10 mg/kg KG Cyclosporin A oral. Nach dem zweiten operativen Schritt wurde die Cyclosporin A-Gabe beginnend
mit 5 mg/kg KG für weitere 40 Tage in absteigender Dosierung
fortgesetzt. Danach wurde die Cyclosporin A-Gabe abgesetzt.

Ergebnisse

17 von 20 Tieren (85 %) der Gruppe 1 (LEW-LEW) überlebten mehr
als 180 Tage nach orthotoper Dünndarmtransplantation (Tabelle
1). Alle Transplantate der Stammkombination AS-LEW und DA-LEW
ohne Cyclosporin A-Behandlung wurden im Mittel nach 12,2 + 2,0
bzw. 10,3 + 2,0 Tagen abgestoßen, so daß eine orthotope Inter-
position nicht möglich war. Die Transplantate dieser Tiere zeigten eine zunehmende Destruktion des Transplantates, die zunächst
mit einer Rundzellinfiltration in der Lamina propria und einer
Mucosaabschilferung begann und schließlich zu einer völligen
Transplantatdestruktion mit nachfolgender Peritonitis führte.

Tabelle 1. Überlebensquoten nach orthotoper Dünndarmtransplantation

Gruppe	Stammkombination	n	Überlebenszeitraum (Tage postop.) ($\bar{m} \pm \bar{s}$)	Überlebensrate (%) (n)
1	LEW - LEW	20	> 180	85 (17/20)
2	AS - LEW ohne CSA	22	12,2 + 2,0	0
3	AS - LEW mit CSA	20	> 180	70 (14/20)
4	DA - LEW ohne CSA	20	10,3 + 2,0	0
5	DA - LEW mit CSA	16	100 (danach getötet)	60 (9/16)

70 % der Tiere der Gruppe 3 und 60 % der Tiere der Gruppe 5
überlebten mehr als 180 bzw. 100 Tage nach orthotoper Dünndarmtransplantation. Nachdem die Cyclosporin A-Behandlung 60 Tage
nach Transplantation abgesetzt wurde, überlebten die Tiere der
Gruppe 3 und 5 120 bzw. 40 Tage weiterhin mit funktionierenden
Transplantaten. Histologisch konnte in beiden Stammkombinationen
zu diesem Zeitpunkt eine Schleimhautatrophie des Transplantates
bei makroskopisch intaktem Darm beobachtet werden.

Diskussion

Die 2-Schritt-Operationstechnik ermöglicht den orthotopen Dünndarmersatz im Rattenmodell mit langfristigem Überleben des Emp-

fängers. Nach orthotoper Dünndarmtransplantation kommt es sowohl
im non-MHC als auch im MHC- + non-MHC-differenten System ohne
Immunsuppression zu einer Abstoßungsreaktion, wobei der zeitliche Ablauf sich in den beiden Systemen nur gering unterscheidet. Das Abstoßungsmuster entspricht dem, das in anderen Voll-
(LEW-ACI) und semiallogenen (LEW x BN-LEW) Systemen gefunden
wurde (3, 4). Diese Abstoßung läßt sich sowohl im non-MHC als
auch im MHC- + non-MHC-differenten System durch CSA-Behandlung
unterdrücken. Die temporäre Immunsuppression mit CSA für die
Dauer von 60 Tagen erweist sich im non-MHC-differenten System
(AS-LEW) als effektive Modalität zur Unterdrückung der Abstos-
sung, wodurch ein langfristiges Überleben erzielt werden kann.
Im MHC- + non-MHC-differenten System (DA-LEW) kann bisher diese
Beobachtung noch nicht bestätigt werden, da der Untersuchungszeit-
raum von 40 Tagen nach Absetzen von CSA dies nicht zuläßt.

Somit kann zumindest im non-MHC-differenten Spender-Empfänger-
System durch temporäre CSA-Behandlung eine langfristige Transplantattoleranz induziert werden. Die dafür verantwortlichen
immunologischen Mechanismen bedürfen weiterer Untersuchungen.

Zusammenfassung

Nach orthotoper Dünndarmtransplantation kommt es sowohl bei
non-MHC als auch bei MHC- + non-MHC-Inkompatibilität ohne Immunsuppression zu einer für den Empfänger tödlichen Abstoßungsreaktion. Diese läßt sich durch CSA-Behandlung unterdrücken. Im
non-MHC-differenten System erweist sich die temporäre Immunsuppression mit CSA als effektive Modalität zur Unterdrückung der
Abstoßung. Für diese Spender-Empfänger-Kombination kann eine
induzierte Transplantattoleranz angenommen werden.

Summary

After orthotopic small bowel transplantation non-MHC as well as
MHC + non-MHC histoincompatibility between donor and recipient
causes a lethal rejection reaction, which can be avoided by oral
administration of cyclosporin A (CSA). Within the non-MHC-
different system, long-lasting graft acceptance can be achieved
by temporary CSA treatment.

Literatur

1. Preissner WCh, Gundlach M, Liedgens P, Schroeder P, Deltz E
   (1986) Experimental transplantation of the small bowel:
   microsurgical techniques for heterotopic and orthotopic small
   bowel transplantation in the rat. In: Deltz E, Thiede A,
   Hamelmann H (eds) Experimental and Clinical Fundamentals of
   Small Bowel Transplantation. Springer, Berlin Heidelberg New
   York Tokyo (im Druck)
2. Reznick RK, Cradock GN, Langer B, Gilas I, Cullen JB (1982)
   Structure and function of small bowel allografts in the dog:
   Immunosuppression with Cyclosporin A. Can J Surg 25:51

3. Liedgens P, Hardy MA(1984) Persönliche Mitteilung
4. Schraut WH, Abraham SV, Rosemurgy AS (1984) Intestinal allo-
   transplantation: Histologic sequence of acute and chronic
   rejection in correlation to functional performance. Europ
   Surg Research 16:83-84

Dr. W.Ch. Preissner, Abt. Allgemeine Chirurgie, Chirurgische
Univ.-Klinik, Hospitalstraße 40, D-2300 Kiel

12. Verhindert ein Regenerationspotential die Lebertransplantatabstoßung?

Could Liver Regeneration Prevent the Rejection of Liver Grafts?

T.S. Lie[1], Ch. Höhnke[1], M. Muranyi[2], K. Yasuda[1], K.S. Lee[1] und M. Höfer[1]

[1]Abteilung für Transplantation, Chirurgische Universitätsklinik Bonn
[2]Institut für Chirurgische Forschung, Polnische Akademie der Wissenschaften, Warschau/Polen

Nach Erfahrungen bei Leberresektionen besitzt die Leber einerseits ein starkes Regenerationspotential. Andererseits nimmt das Lebertransplantat eine immunologische Sonderstellung ein. Klinische Ergebnisse zeigen, daß die Funktion kleiner Lebertransplantate auch bei einer längeren Ischämiezeit gut ist. Diese Beobachtungen lassen vermuten, daß die Regenerationskraft von Lebertransplantaten die Restauration ischämisch geschädigter Lebern beschleunigt. Gleichzeitig könnte die Regenerationskraft auch die Abstoßungsreaktionen unterdrücken. Zur Klärung dieser Phänomene führten wir folgende Experimente durch.

Material und Methoden

Als Versuchstiere dienten männliche Lewis-Ratten (LEW RT1[l]) und BDE- (RT1[u]) Ratten der Zentralversuchstieranstalt Hannover mit einem Körpergewicht von 200 - 250 g und deutsche Hausschweine mit einem Körpergewicht von 11 - 28 kg.

Die Versuche wurden in 4 Gruppen durchgeführt.

Gruppe 1: 7 Schweinen mit einem Körpergewicht von 23 - 28 kg wurden orthotop die Lebern von 11 - 13 kg schweren Schweinen verpflanzt. Bei 4 Empfängern wurden 1 Woche, bei 3 Empfängern 2 Wochen post transplantationem Feucht- und Trockengewicht der Transplantate gemessen. Die Bestimmung des Feuchtgewichtes erfolgte direkt nach der Organentnahme, die des Trockengewichtes nach 1-wöchiger Trocknung der in 10 mm geschnittenen Lebern.

Gruppe 2: Bei 22 LEW wurde eine 70%ige Hepatektomie durchgeführt. Am 3., 5., 7. und 14. Tag wurden Thymusgewicht und -zellzahl bestimmt. T- und B-Zell-Ratio sowie T-Zellsubpopulation wurden mit monoklonalen Mäuse-Antikörpern gegen Ratten (Crawley Down, Sussex RH-10 4FF, GB) untersucht, wie bereits in früheren Arbeiten beschrieben (2). Mit W3/13 weist man alle T-Lymphocyten,

Chirurgisches Forum '86
f. experim. u. klinische Forschung
Hrsg.: H.-J. Streicher
© Springer-Verlag Berlin Heidelberg 1986

mit W3/25 T-Helferzellen, mit OX-8 Suppressor-/Cytotoxische-
Zellen (S/C-Zellen) und mit OX-12 B-Zellen nach.

Gruppe 3: 14 LEW wurden BDE-Lebern orthotop ohne Arterialisation
nach der Methode von LIE et al. (1) übertragen. Die Thymusunter-
suchungen wurden am 3. Tag bei 3 Ratten, am 5. und 7. Tag bei jeweils 4 Ratten und am 14. Tag bei 3 Ratten wie in Gruppe 2 durchgeführt.

Gruppe 4: 9 LEW wurden 30 % BDE-Lebern orthotop ohne Arterialisation verpflanzt. Bei jeweils 3 Tieren wurde nach 3, 5 und 7 Tagen der Thymus wie in Gruppe 2 untersucht.

Resultate

1. Regeneration von Schweinelebertransplantaten

Die Regeneration kleiner Lebern ist innerhalb einer Woche fast
vollständig abgeschlossen. Die Spenderorgane haben ein Feuchtgewicht von 331,4 $\pm$ 57,2 g. Als Vergleichswert für das Trockengewicht der Spenderorgane wurde das Trockengewicht von 5 Lebern
11 - 13 kg schwerer Schweine bestimmt (107,7 $\pm$ 12,3 g). Der Quotient dieses Trocken- und Feuchtgewichtes der Spenderorgane betrug 0,31 $\pm$ 0,01. Die bei der Transplantation entnommenen Empfän-
gerlebern hatten ein Feuchtgewicht von 664,3 $\pm$ 75,0 g (Trockengewicht 177,4 $\pm$ 16,8 g). Das Verhältnis Trockengewicht zu Feuchtgewicht betrug 0,27 $\pm$ 0,01. 1 Woche nach der Transplantation hatten die Organe ein Feuchtgewicht von 710,5 $\pm$ 110,3 g (Trockengewicht 151,5 $\pm$ 20,5 g), nach 2 Wochen von 664,7 $\pm$ 107,5 g (Trockengewicht 138,7 $\pm$ 20,0 g). Der Quotient von Trocken- und Feuchtgewicht bei den transplantierten Lebern war 0,21 $\pm$ 0,02.

2. Untersuchungsergebnisse des Thymus nach 70%iger Hepatektomie bei Ratten

Nach alleiniger 70%iger Hepatektomie atrophierte der Thymus am
3. postoperativen Tag auf 62,3 $\pm$ 24,0 mg. Danach nahm das Gewicht
zu und normalisierte sich ab dem 7. p.o. Tag fast vollständig.
Die Thymuszellen waren am 3. p.o. Tag ebenfalls erniedrigt, normalisierten sich am 7. p.o. Tag und änderten sich bis zum 14.
Tag fast nicht. Die Untersuchungen der Thymuszellsubpopulationen
ergaben, daß am 3. p.o. Tag eine allmähliche Thymuszelldifferenzierung stattfand, die am 5. Tag fast vollständig war. Am 7. und
14. Tag waren die Thymuszellen wieder entdifferenziert. Der Anteil der Helferzellen betrug am 3. p.o. Tag 70,8 $\pm$ 1,0 %. Am 5.
p.o. Tag waren die Helferzellen maximal erniedrigt. Ab dem 3.
p.o. Tag änderten sich die Anteile der S/C-Zellen mit annähernd
80 % am 7. und 14. p.o. Tag fast nicht.

3. Untersuchungsergebnisse des Thymus nach 100%iger Rattenleber-transplantation

Nach der 100%igen Rattenlebertransplantation fielen Thymusgewicht
und -zellzahl sehr stark ab. Zwischen dem 5. und 7. Tag gab es
keine signifikanten Unterschiede (p > 0,05). Nach 2 Wochen stie-

gen Thymusgewicht und -zellzahl wieder an. Die am 3. p.o. Tag nur
mäßig ausgeprägte Thymuszelldifferenzierung war ab dem 5. p.o.
Tag fast vollständig. Nach 7 Tagen entdifferenzierten sich die
Zellen wieder. Am 14. Tag war fast keine Differenzierung mehr zu
beobachten (Tabelle 1).

4. Untersuchungsergebnisse des Thymus nach 30%iger Rattenleber-transplantation

Am 3. Tag nach der Übertragung von 30% Lebern betrug das Thymusgewicht 158,7 $\pm$ 30,4 mg bei einer Zellzahl von (23,1 $\pm$ 16,9)x10^7.
Am 5. p.o. Tag war das Thymusgewicht auf 1/7, die Zellzahl auf
1/12 erniedrigt. Am 7. p.o. Tag nahm die Zellzahl weiter ab bei
nahezu unverändertem Thymusgewicht. Schon am 3. p.o. Tag waren
die Thymuszellen komplett differenziert. 37,7 $\pm$ 3,5 % der Zellen
reagierten auf W3/25 und 56,0 $\pm$ 2,7 % auf OX-8. Im Vergleich zum
3. p.o. Tag ergaben sich am 5. und 7. p.o. Tag keine signifikanten
Veränderungen (p > 0,05) (Tabelle 2).

Diskussion

Wie sich bei unseren Schweineexperimenten zeigte, haben Lebertransplantate trotz der vorhandenen Abstoßungsreaktion eine sehr
starke Regenerationsfähigkeit. Die Transplantate waren schon
innerhalb einer Woche komplett regeneriert. Das Trockengewicht
der Transplantate erreichte in der 1. Woche nicht den Ausgangswert der Empfängerleber. Dies könnte durch die noch nicht vollständige Aufnahme des Proteinmetabolismus bedingt sein.

Wie wir schon berichteten (1), ist die p.o. Letalität der Rattenlebertransplantate ohne Arterialisation viel höher als mit, besonders in der 1. Woche. Die 30% Lebertransplantation bei Ratten
ist technisch schwierig; die Ischämiezeit der Spenderleber soll
nach unseren Erfahrungen weniger als 40 min betragen. Trotz Kür-
zung der Ischämiezeit der Spenderleber starben in unseren Experimenten 1/3 der Empfänger innerhalb von 24 h. Überlebten Empfänger
24 h, starb keiner von ihnen an ischämischer Schädigung der Spenderleber. Dies beweist, daß die Regenerationskraft sowohl die
Restauration als auch die Funktionsaufnahme der Spenderleber beschleunigt.

In unseren früheren Studien haben wir festgestellt, daß sich die
Thymuszellen bei enhanced Organempfängern sehr stark in Helferzellen und S/C-Zellen differenzieren bei gleichzeitig geringerer
Helfer- als S/C-Zellzahl. Diese Veränderungen waren meistens am
5. p.o. Tag am stärksten. Nach 1 Woche entdifferenzierten sich
die Thymuszellen wieder. Bei regelrechter Transplantatabstoßung
gab es diese Veränderungen nicht. Die gleichen Thymusalterationen
wie bei den enhanced Organempfängern beobachteten wir nach 70%iger
Leberresektion. Die Regenerationskraft bewirkt also eine Immunreaktion wie unter Immunsuppression. Bei 30%iger Lebertransplantation waren derartige Thymusveränderungen am stärksten; am 7.
p.o. Tag wurden keine Zeichen der Entdifferenzierung beobachtet.
Diese Resultate zeigen auch, daß die Regenerationskraft des Transplantates starke Thymusveränderungen im Sinne der Immunsuppression hervorruft.

Tabelle 1. Untersuchungsergebnisse des Thymus nach 100%iger Rattenlebertransplantation

		Gewicht (mg)	Zellzahl	W3/13 (%)	W3/25 (%)	OX-8 (%)	OX-12 (%)
Normal	n=10	$388,1\pm48,6$	$(5,25\pm1,3)\times10^8$	$94,9\pm1,6$	$90,5\pm1,5$	$90,1\pm1,6$	0
3. Tag	n=3	$65,7\pm70,5$	$(5,5\pm5,9)\times10^7$	$93,3\pm0,6$	$70,6\pm14,2$	$75,3\pm13,5$	0
5. Tag	n=4	$58,0\pm5,6$	$(2,7\pm0,2)\times10^7$	$93,3\pm1,5$	$55,7\pm6,0$	$61,0\pm10,6$	0
7. Tag	n=4	$56,0\pm5,0$	$(2,6\pm0,3)\times10^7$	$93,3\pm1,2$	$55,7\pm10,7$	$59,0\pm9,2$	0
14.Tag	n=3	$119,7\pm61,9$	$(18,2\pm13,5)\times10^7$	$93,3\pm2,5$	$86,5\pm5,0$	$87,7\pm4,2$	0

Tabelle 2. Untersuchungsergebnisse des Thymus nach 30%iger Rattenlebertransplantation

		Gewicht (mg)	Zellzahl	W3/13 (%)	W3/25 (%)	OX-8 (%)	OX-12 (%)
Normal	n=10	$388,1\pm48,6$	$(5,25\pm1,3)\times10^8$	$94,9\pm1,6$	$90,5\pm1,5$	$90,1\pm1,6$	0
3. Tag	n=3	$158,7\pm30,4$	$(23,1\pm16,9)\times10^7$	$96,3\pm2,1$	$37,7\pm3,5$	$56,0\pm2,7$	0
5. Tag	n=3	$56,5\pm6,4$	$(4,6\pm3,2)\times10^7$	$96,0\pm4,2$	$43,5\pm2,1$	$59,5\pm2,1$	0
7. Tag	n=3	$49,0\pm9,5$	$(3,7\pm2,4)\times10^6$	n.d.[a]	$40,0\pm1,4$	$62,0\pm7,1$	0

[a]Untersuchung wegen zu geringer Zellzahl nicht möglich

Zusammenfassung

Die Regenerationskraft der Leber steigert möglicherweise die Ischämietoleranz und unterdrückt Abstoßungsreaktionen. Zur Klärung dieser Probleme haben wir kleine Schweinelebern großen Schweinen übertragen. Kleine Schweinelebertransplantate regenerierten nach 1 Woche fast vollständig; nach der 2. Woche waren keine signifikanten Unterschiede zu beobachten. Nach 70%iger Hepatektomie bei Ratten atrophierte der Thymus stark und die Thymuszellen waren am 5. p.o. Tag fast vollständig in Helfer- und S/C-Zellen differenziert. Am 7. p.o. Tag entdifferenzierten sich die Thymuszellen wieder. Bei der 100%igen Lebertransplantation traten die gleichen Veränderungen auf, jedoch noch keine Entdifferenzierung am 7. p.o. Tag. Nach der 30%igen Lebertransplantation war die Thymuszelldifferenzierung am 3. p.o. Tag schon vollständig bei einem Überwiegen der S/C-Zellen gegenüber den Helferzellen. Diese Resultate weisen darauf hin, daß die Regenerationskraft einen immunsuppressiven Effekt besitzt, weil die gleichen Thymusveränderungen nach unseren früheren Untersuchungen (2) unter Immunsuppression zu beobachten sind. Im Gegensatz zur 100%igen Lebertransplantation starben 30% Leberempfänger, die 24 h überlebten, nicht an den Folgen einer Ischämieschädigung.

Summary

The regeneration of the liver seems to potentiate the ischemic tolerance and to suppress the rejection of transplants. To investigate these problems we have grafted small porcine livers into large recipients. The regeneration was completed within 1 week; in the second week there was no significant alteration in the weight. After 70 % hepatectomy in rats the thymus atrophied and thymus cells differentiated to helper and s/c cells, completely on the 5th day. On the 7th day they were normalized. In 100 % liver transplantation the same alterations of thymus cells could be observed, however even on the 7th day they were differentiated. In 30 % liver transplantation we found the same changings, however less helper cells. These results suggest that the regeneration potential possesses immunosuppressive ability, because the same thymus alterations were seen in immunosuppression as we reported previously (2). 30 % liver grafts, which survived the first 24 h, did not show any mortality of ischemic damage in contrast to 100 % liver transplantation.

Literatur

1. Lie TS, Hansen HH, Niehaus KJ (1983) Bedeutung der Arterialisation des Transplantates bei Rattenlebertransplantaten. Langenb Arch Chir 359:133-142
2. Lie TS, Nakajima Y, Höhnke CH, Nakano H (1985) Immune regulatory effect of hepatic factor associated with thymus alteration. Res Exp Med 185:245-252

Prof. Dr. T.S. Lie, Abteilung für Transplantation, Chirurgische Universitätsklinik Bonn, D-5300 Bonn 1

13. Der Einfluß von MHC-Subregion-Differenzen auf die Abstoßungsreaktion nach orthotoper Rattenlebertransplantation (ORTL) in einem starken Abstoßungsmodell

The Influence of MHC Subregion Differences on Rejection Reaction after Orthotopic Rat Liver Transplantation in a Severe Rejection Model

R. Engemann, H.-J. Gassel, A. Thiede und H. Hamelmann

Chirurgische Univ.-Klinik Kiel, Abt. Allgem. Chirurgie

Die Ergebnisse der HLA-Typisierung (Human-Leucocyte-Antigen) konnten bisher bei der klinischen Lebertransplantation im Gegensatz zur Nierentransplantation nicht berücksichtigt werden. Von Lebertransplantationen bei der Ratte ist bekannt, daß die Empfänger in bestimmten allogenen Stammkombinationen Spontantoleranz entwickeln und langfristig überleben (1), während in anderen allogenen Kombinationen die Empfänger an einer akuten Abstoßung versterben und sich Transplantattoleranz nur durch immunsuppressive Therapie z.B. mit Cyclosporin A erzielen läßt (2). Ob ein Rattenlebertransplantat akut abgestoßen wird oder nicht, scheint nicht nur von der absoluten MHC-(Major Histocompatibility Complex) Differenz zwischen Spender und Empfänger abzuhängen, sondern auch von der Tatsache, ob der Empfänger gegen die Spenderantigene ein sogenannter High- oder Low-Responder ist (3). Da die die Immunantwort regulierenden Ir-Regulator-Gene (Ir = Immune response) überwiegend der Klasse II, also dem B-Locus der Ratte zuzuordnen sind, stellte sich die Frage nach der Wertigkeit der verschiedenen Subloci A (Klasse I), B (Klasse II), C (Klasse I) auf die Transplantatabstoßung, die in einem starken Abstoßungsmodell, nämlich der Stammkombination L.1A auf L.1W untersucht wurde.

Methoden

Die ORLT wurde mit mikrochirurgischen Methoden in einem physiologischen Transplantationsmodell mit Wiederanschluß der A. hepatica durchgeführt (4). Durch die Arterialisierung des Transplantates werden technisch bedingte Alterationen der Transplantatmorphologie, insbesondere unspezifische Gallengangsproliferationen vermieden. Aus den congenen und intra-MHC congenen Rekombinationen L.1A (RT1^{aaa}), L.1W (RT1^{uuu}), L.1AR2 (RT1^{aau}), L.1WR1 (RT1^{uua}), L.1WR2 (RT1^{uaa}) wurden Spender-Empfänger-Kombinationen gebildet (s. Tabelle 1), die sich in allen 3 Subloci (A+B+C), in 2 Subloci (A+B) und in einem Sublocus (A,B oder C) unterscheiden. Überprüft wurden Überlebenszeit der Tiere und die Transplantatmorpho-

Chirurgisches Forum '86
f. experim. u. klinische Forschung
Hrsg.: H.-J. Streicher
© Springer-Verlag Berlin Heidelberg 1986

Tabelle 1. Überlebenszeiten und histologische Beurteilung der Abstoßungsreaktion nach allogener orthotoper Rattenlebertransplantation mit verschiedenen intra-MHC-differenten Spender-
Empfänger-Kombinationen

Stämme	L.1A auf L.1W	L.1AR2 auf L.1W	L.1A auf L.1WR2	L.1WR2 auf L.1WR1	L.1WR1 auf L.1W	L.1A auf L.1AR2
Differente Loci	A+B+C	A+B	A	B	C	C
Spender MHC	a a a	a a u	a a a	u a a	u u a	a a a
Empfäng.MHC	u u u	u u u	u a a	u u a	u u u	a a u
Überlebenszeiten (Tage)	10,12,15, 17,65	9,22,49, 88,117	5 x <100	17,21,71, 3 x <100	5 x <100	7 x <100
Histologie	akute Abstoßung	akute u. chron. Abstoßung	minimale Abstoßung in Frühphase	deutliche Abstoßung in Frühphase	minimale Abstoßung in Frühphase	minimale Abstoßung in Frühphase

logie histologisch durch Biopsien am 15. und 30. Tag nach Transplantation sowie bei Tod eines Tieres oder zum Ende des Untersuchungszeitpunktes (> 100 Tage).

Ergebnisse

Die Ergebnisse sind summarisch in Tabelle 1 zusammengefaßt. Die akute Abstoßung bei Differenz aller 3 Loci führt bereits in der Frühphase (Tag 10, 12 usw.) zu einer völligen Zerstörung des Lebergewebes durch eine ausgeprägte intraportale, periportale und intrahepatische Rundzelleninfiltration.

Die Gallengangsepithelien als einem Hauptziel der Abstoßungsreaktion sind bereits am 10. Tag nur noch rudimentär zu erkennen, danach ließen sich keine Gallengangsepithelien mehr nachweisen. Bei dem 65 Tage überlebenden Tier fand sich eine schwere Lebercirrhose mit ausgeprägter Pseudolobuli-Bildung, Gallengänge oder Gallengangsproliferate waren nicht mehr nachweisbar. In der Gruppe der A+B-Differenz und der nur B-Differenz fanden sich die Zeichen der akuten Abstoßung mit portaler und periportaler Rundzellinfiltration sowie eine Proliferation von Gallengängen als Reaktion auf die an den Gallengangsepithelien ablaufenden Abstossungsreaktionen. Bei den in dieser Gruppe vereinzelt langfristig überlebenden Tieren ließen sich zum Teil chronische Abstoßungsreaktionen mit Rundzellinfiltraten in den Portalfeldern sowie Abstoßungsreaktionen an den Gallengängen nachweisen. Bei Differenz in nur der A- oder C-Region konnten lediglich in der Frühphase (15. und 30. Tag) Rundzellinfiltrationen in den Portalfeldern beobachtet werden, alle Tiere überlebten langfristig, in der Spätphase wurde weder cirrhotischer Umbau der Leber noch chronische Abstoßungsreaktion beobachtet.

Diskussion

Die Ergebnisse zeigen, daß nach ORLT in einer sogenannten High-Responder-Kombination (L.1A → L.1W) die größte genetische Barriere im B-Locus zu liegen scheint. Bei nur A- oder C-Region-Differenz überleben alle Tiere langfristig. Ähnliche Ergebnisse konnten kürzlich für Differenzen des A- und B/D-Locus publiziert werden (5). Auch bei den von diesen Autoren verwendeten Tierstämmen wurde die Abstoßungsstärke im wesentlichen von der B/D-Region-Differenz beeinflußt. Die weiterhin von dieser Arbeitsgruppe beobachtete starke Wirkung der Klasse II-Antigene des D-Locus läßt sich anhand unserer Versuchsansätze nicht beurteilen, da bei den hier zur Verfügung stehenden Rekombinanten eine Trennung der Klasse II-Antigene des B- und D-Locus nicht möglich ist. Zusätzlich kann aber anhand unserer Ergebnisse gezeigt werden, daß sich die Antigen-Differenz im A- oder C-Locus in der Summation bemerkbar macht (akute Abstoßung bei A+B+C-Differenz). Obwohl für den klinischen Bereich ebenfalls durch eine geeignete Spender-Empfänger-Paarung mit Berücksichtigung der Klasse II-Inkompatibilitäten (DR-Loci) eine Verbesserung der Transplantationen denkbar wäre, muß auf die Tatsache hingewiesen werden, daß neben der Differenz der Klasse II-Antigene die Richtung, in die bei gegebener Antigen-Differenz transplantiert wird, von entscheidender Bedeutung ist. So über-

leben in der reziproken Kombination L.1W → L.1A bereits trotz
A+B+C-Differenz alle Empfänger langfristig (unpublizierte Daten).
Dieses stellt einen Hinweis auf die Bedeutung der sogenannten Ir-
Regulatorgene dar (3). Bei der klinischen Anwendung der experimentell erarbeiteten Grundlagen müßten daher neben der HLA-Typisierung unbedingt auch der Responder-Status des Empfängers gegen
die potentiellen Spenderantigene bekannt sein.

Zusammenfassung

Ziel der Untersuchung war es, in einer bekannt starken Abstoßungs-
kombination für orthotope Rattenlebertransplantate den Einfluß
der MHC-Subregionen A, B und C auf die Überlebenszeit sowie die
morphologisch sichtbaren Abstoßungszeichen zu untersuchen. Es
konnte gezeigt werden; daß sich auch die A + C-Region (Klasse I-
Antigene) Differenzen in der Summation bemerkbar machen. Daher
könnte auch für den klinischen Bereich eine Berücksichtigung der
HLA-Typisierung einschließlich der DR-Typisierung (B/D-Locus der
Ratte) eine Verbesserung der Ergebnisse erwarten lassen.

Summary

The aim of this study was to analyze the influence of the MHC subloci A, B and C on graft morphology in an allogeneic high-respon-
der combination. The results show that B-locus difference most
effectively evokes transplant rejection reactions, but also that
the slight effects of isolated A- or C-locus differences can lead
to effective rejection if added to class II-antigen differences.
Thus HLA typing, including DR typing (B/D-locus in rats), may help
to improve the results of clinical liver transplantation.

Literatur

1. Zimmermann FA, Davies HS, Knoll PP, Gockel JM, Schmidt T
   (1984) Orthotopic liver allografts in the rat. The influence
   of strain combinations on the fate of the graft. Transplantation 37:406-410
2. Engemann R, Ulrichs K, Thiede A, Hamelmann H (1985) Suppressor-
   zellmechanismen bei Cyclosporin A (CSA) induzierter Toleranz
   nach orthotoper Rattenlebertransplantation (ORLT). In vivo-
   und in vitro-Daten zur Toleranzgenetic. In: Langenbecks Arch
   Chir (Suppl). Springer, Berlin Heidelberg New York Tokyo, S
   193-197
3. Butcher GW, Howard JC (1982) Genetic control of transplant rejection. Transplantation 34:161-166
4. Engemann R (1985) Technic for orthotopic rat-liver transplantation. In: Microsurgical models in rats for transplantation
   research. Thiede, Deltz, Engemann, Hamelmann (eds) Springer,
   Berlin Heidelberg New York Tokyo, pp 69-75
5. Tsuchimoto S, Mizuno K, Matsuno Y, Niiyama T, Cramer D v,
   Natori T, Aizawa U (1985) The effect of RT1 subregion differences on liver allograft survival in the rat. Transplantation
   40:218-220

Dr. R. Engemann, Chirurgische Univ.-Klinik, Abt. Allgem. Chirurgie, Hospitalstr. 40, D-2300 Kiel 1

14. Leberfunktionsmessungen mit Indocyaningrünelimination und Galaktoseeliminationskapazität bei unterschiedlichem Sauerstoffangebot an isoliert perfundierte Meerschweinlebern

Evaluation of Liver Function by Indocyanin Green Elimination and Galactose Elimination Capacity at Different Levels of Oxygen Supply in Isolated Perfused Guinea Pig Livers

St. von Sommoggy[1], A. Wahba[1], A. Kollmannsberger[1], G. Blümel[2] und U. Pfeiffer[2]

[1]Chirurgische Klinik und Poliklinik, Technische Universität München (Direktor: Prof. Dr. J.R. Siewert)
[2]Institut für Experimentelle Chirurgie, Technische Universität München (Direktor: Prof. Dr. G. Blümel)

Die Diagnostik und Verlaufskontrolle von Leberfunktionsstörungen stellen nach wie vor ein bedeutendes Problem dar. Die Bestimmung von Syntheseprodukten und Enzymen bleibt sowohl im Falle von postoperativer Leberinsuffizienz als auch nach Lebertransplantationen aufgrund therapeutisch notwendiger Maßnahmen (Bluttransfusionen und Transfusion von FFP) unbefriedigend.

In zahlreichen Publikationen konnte gezeigt werden, daß sich sowohl die Indocyaningrünelimination (ICGE) als auch die Galaktoseeliminationskapazität (GEK) zum Nachweis von Leberschäden eignen. Besonders in Lebererkrankungen wie alkoholischer Cirrhose, Virushepatitis und toxischem Leberzellzerfall erwiesen sich ICGE und GEK als aussagekräftiger und sensitiver als übliche Leberfunktionsparameter (1, 2, 3).

In der vorliegenden Studie wurde mit der ICGE und der GEK die Leberfunktion bei unterschiedlichem Sauerstoffangebot bestimmt, um Sensitivität und Spezifität der Teste und die Bedeutung des Sauerstoffangebotes hinsichtlich der Leberfunktion zu überprüfen. Die Untersuchungen wurden am Modell der isolierten Meerschweinleberperfusion durchgeführt, da hierbei die Leberfunktionsbestimmung ohne Beeinflussung durch andere Organe möglich ist.

Material und Methode

Lebern von 390 + 50 g schweren Meerschweinchen wurden in einem geschlossenen, rezirkulierenden Kreislauf perfundiert (Abb. 1). Verwendet wurde ein verbessertes Perfusionsmodell, in dem die Leber in einem Organbad, bestehend aus 37° C warmer physiologischer Kochsalzlösung schwimmt. Das Perfusat bestand aus einer modifizierten Krebs-Henseleit Lösung unter Zusatz von Rinderal-

Chirurgisches Forum '86
f. experim. u. klinische Forschung
Hrsg.: H.-J. Streicher

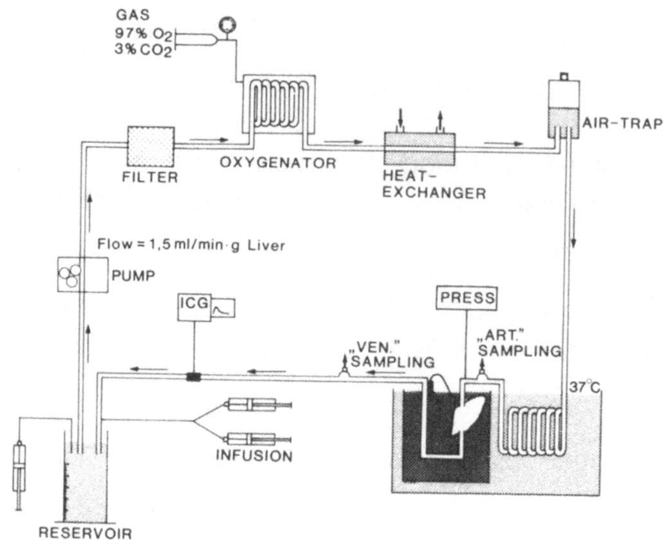

Abb. 1. Schematische Darstellung der Perfusion anlage

bumin (30 g/l) und gewaschenen Schweineerythrocyten (Hk-24 %).
Die Oxygenierung erfolgte in einem eigenentwickelten Membranoxy-
genator mit zwei verschiedenen Gasmischungen: Gruppe A (n = 9):
97 % O$_2$ - 3 % CO$_2$; Gruppe B (n = 9): 7 % O$_2$ - 3 % CO$_2$ - 90 % N$_2$.
Die Gesamtperfusionszeit betrug 300 min. Zum Zeitpunkt 30 min
und 240 min wurden jeweils Indocyaningrün in einer Dosis von 1,55
mg/100 ml Perfusat und Galaktose in einer Dosierung von 133 mg/
100 ml Perfusat gleichzeitig appliziert. Die Konzentrationsabfäl-
le beider Substanzen wurden über 60 min verfolgt. Der Konzentrationsabfall von ICG wurde mit einer bichromatischen fiberoptischen
Photozelle kontinuierlich registriert und über einen t-y Schreiber aufgezeichnet. Der Konzentrationsabfall der Galaktose wurde
durch Perfusatentnahmen in 15-minütigen Abständen mit einer han-
delsüblichen Testkombination bestimmt (BM Nr. 124 273). Die statistische Auswertung erfolgte mit dem U-Test und G-Test nach
Wilcox, Mann und Whitney.

Ergebnisse

In Tabelle 1 sind die Ergebnisse hinsichtlich Sauerstoffangebot,
Sauerstoffverbrauch, Perfusionsdruck und Gallefluß dargestellt.

Sowohl bei ICGE als auch GEK (Abb. 2) finden sich in Gruppe A bei
hohem Sauerstoffangebot deutlich höhere Eliminationswerte entsprechend einer besseren Leberfunktion gegenüber der Gruppe B mit
dem niedrigeren Sauerstoffangebot. Zwischen den Zeitpunkten 30
min und 240 min zeigten sich keine signifikanten Unterschiede in
beiden Tests innerhalb der Gruppen. Für den Unterschied zwischen
beiden Gruppen errechnet sich jedoch für beide Tests zum Zeitpunkt 240 min ein höheres Signifikanzniveau als zum Zeitpunkt 30
min.

Tabelle 1. Sauerstoffangebot, -verbrauch, pO_2, Gallefluß und Perfusionsdruck für Gruppe A und Gruppe B in Mittelwerten und Standardfehler. * p < 0,05; ** p < 0,01 signifikant zwischen Gruppe A und B

Gruppe	O_2-Angebot (ml O_2/100g Leb./min)	O_2-Verbrauch	pO_2 mmHg	Gallefluß (µl/g Leb./min)	port. Druck mmHg
I (97% O_2)	18,5+1,84 **	4,8+0,50 **	245+62 **	2,61+0,30 **	20,9+2,9 *
II (7% O_2)	3,8+0,30	2,5+0,20	27+3	1,46+0,13	14,0+1,0

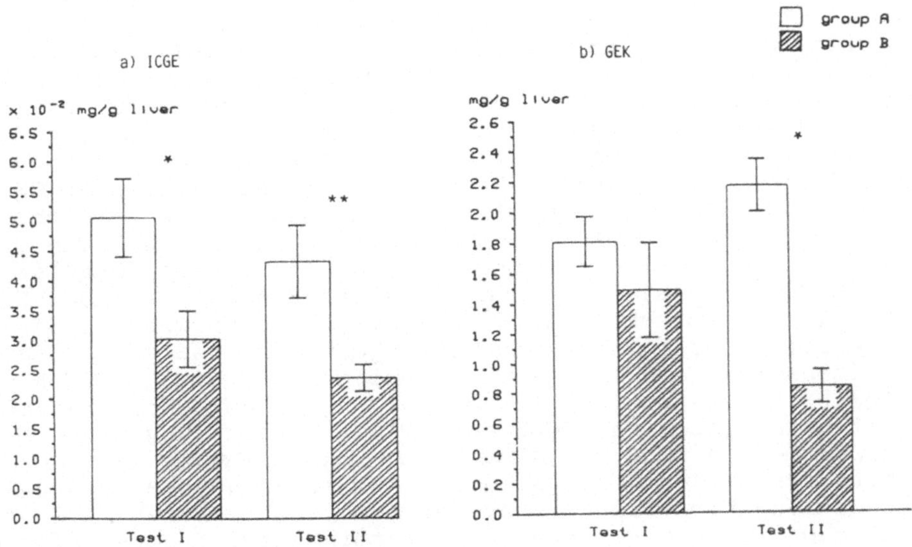

*Abb. 2. a) ICGE und b) GEK während 60 min bezogen auf das Lebergewicht. Test I bei t = 30 min und Test II bei t = 240 min. Das Säulendiagramm zeigt Mittelwerte und Standardfehler. * p < 0,05; ** p < 0,01*

Die Bestimmung der Enzyme GPT und GlDH zeigte keine signifikanten Unterschiede zwischen hoch- und niedrigoxygenierten Lebern. Die Werte blieben trotz leicht ansteigendem Verlauf am Perfusionsende im Mittel unter 5 IU/l.

Diskussion

Konstante Perfusionsparameter, sowie ein unbedeutender Enzymanstieg zeigen fast unveränderte Perfusionsbedingungen im fünfstündigen Perfusionszeitraum. Die Oxygenierung in Gruppe A erreichte eine Sauerstoffversorgung, die zum Teil die in der Literatur angegebenen in vivo Werte überschreitet (4). In der

Gruppe B lag das O_2-Angebot weit unter den in vivo Werten. Durch eine vermehrte Sauerstoffausschöpfung in Gruppe B wurde eine Sauerstoffaufnahme von mehr als 50 % von Gruppe A erreicht. Trotzdem lag der zur Verfügung stehende Sauerstoff deutlich unter physiologischen Werten. Eine ausreichende Oxygenierung mit ausschließlich physikalisch gelöstem Sauerstoff kann bei normalem Fluß und 37° C nicht erreicht werden. Unter diesem Gesichtspunkt müssen Leberperfusionsmodelle ohne Verwendung von Sauerstoffträgern kritisch beurteilt werden, da durch die eingeschränkte Sauerstoffversorgung eine eingeschränkte Leberfunktion vorliegt.

Während die GPT und GlDH im Gruppenvergleich keine signifikanten Unterschiede zeigten, konnte beim Gallefluß eine deutliche Abhängigkeit vom Sauerstoffangebot nachgewiesen werden.

Vergleiche der gemessenen Eliminationswerte mit Arbeiten anderer Autoren (1, 2, 3) werden durch bedeutende Speciesunterschiede und dem prinzipiellen Unterschied des in vitro Modells zu in vivo Verhältnissen erschwert. Es konnte jedoch gezeigt werden, daß beide Teste sensitiv sind, und es gelang, eine durch vermindertes Sauerstoffangebot herabgesetzte Leberfunktion nachzuweisen. Da sich weder bei ICGE noch bei GEK zwischen Testzeitpunkt 30 min und 240 min signifikante Unterschiede in der jeweiligen Gruppe ergaben, ist dies als eine Bestätigung stabiler Perfusionsbedingungen zu werten. ICGE erschien etwas sensitiver zu sein. Zwischen GEK und dem Sauerstoffverbrauch konnte eine Korrelation von r=0,70 festgestellt werden, was den Ergebnissen von KEIDING et al. (5) entspricht. Daraus kann geschlossen werden, daß die GEK sensitiver auf Veränderungen oxydativer Prozesse im Lebermetabolismus reagiert. Die Regressionsanalyse zwischen ICGE und Gallefluß zeigte mit r=0,60 ebenfalls eine gute Korrelation und deutet darauf hin, daß ICGE sensitiver Veränderungen von Membrantransportmechanismen nachweist. Aus diesem Grunde erscheint eine Kombination beider Teste sinnvoll, um einen genaueren Anhalt über den funktionellen Status der Leber zu gewinnen. Aus den deutlichen Funktionseinbußen bei vermindertem Sauerstoffangebot kann auf die Bedeutung eines optimalen Sauerstoff- und Substratangebotes für eine erkrankte bzw. transplantierte Leber geschlossen werden.

Zusammenfassung

In der Studie wurde mit der Indocyaningrünelimination (ICGE) und Galaktoseeliminationskapazität (GEK) der Einfluß von einem unterschiedlichen Sauerstoffangebot auf die Leberfunktion untersucht. Meerschweinlebern wurden mit 18,5 + 1,84 ml O_2/100 g Leber/min (Gruppe A) oder 3,8 + 0,30 ml O_2/100 g Leber/min (Gruppe B) in einem geschlossenen rezirkulierenden Perfusionssystem perfundiert. Das semisynthetische Perfusionsmedium enthielt Schweineerythrocyten bei einem Hk von 24 %. Die Lebern wurden schwimmend in einem Organbad perfundiert. Der Perfusionsfluß betrug 1,5 ml/g Leber/min und wurde über die gesamte Perfusionszeit von 300 min konstant gehalten. ICGE und GEK wurden zum Zeitpunkt 30 min und 240 min durchgeführt und beide Tests verhielten sich ebenso wie der Gallefluß in beiden Gruppen signifikant unterschiedlich und wiesen damit eine reduzierte Leberfunktion unter hypoxämischen Bedingungen nach. Die Kombination beider Tests kann empfohlen werden, um geringergradige Leberfunktionsveränderungen nachzuweisen.

Summary

This study aimed at evaluating the influence of variation in oxygen supply on liver function by means of indocyanin green elimination (ICGE) and galactose elimination capacity (GEC). Guinea pig livers were perfused with either 18.5 ± 1.84 ml $O_2/100$ g liver/min (group A) or 3.80 ± 0.30 ml $O_2/100$ g liver/min (group B) in a closed recirculating perfusion system. Livers were kept floating in 0.9 % saline solution in an organ bath. A semisynthetic perfusion medium containing bovine serum albumin (30 g/l) and RBCs at a PCV of 24 % was used. Perfusion flow was adjusted to 1.5 ml/g liver/min and remained constant over the total perfusion time of 5 h. ICGE and GEC were estimated at 30 min and 240 min perfusion time. They, as well as bile flow rate, showed a significant difference between group A and B and thus proved reduction of liver function in hypoxemic perfused livers. Combination of both tests is recommended to detect minor changes in liver function.

Literatur

1. Leevy CM et al (1979) Indocyanin green and the liver. In: Problems in liver diseases. Thieme, Stuttgart, S 44-52
2. Paumgartner G (1975) The handling of indocyanin green by the liver. Schw Med Wochenschr (Suppl) 1:30
3. Kuntz HD, May B (1983) Die Galaktoseeliminationskapazität. Med Welt 34:646-8
4. Lutz J (1979) Durchblutung. Sauerstoffverbrauch und Gefäßreaktionen der Leber. In: Klinische Hepatologie, Kap. 2.1-2.11. Thieme, Stuttgart
5. Keiding S, Vilstrup H, Hansen L (1980) Importance of flow and hematocrit for metabolic function of isolated perfused rat liver. Scand J Clin Lab Invest 40:355-9

Dr. med. S. v. Sommoggy, Chirurgische Klinik des Klinikums Rechts der Isar, Ismaningerstraße 22, D-8000 München 80

15. Autotransplantation intestinalisierter Pankreasfragmente in Hunden

Autotransplantation of Intestinalized Pancreatic Fragments in Dogs

N. Senninger[1]*, J. C. U. Coelho[2], N. Runkel[1], F. G. Moody[2] und Ch. Herfarth[1]

[1]Abteilung für Allgemeine Chirurgie, Unfallchirurgie und Poliklinik (Direktor: Prof. Dr. med. Ch. Herfarth), Chirurgische Universitätsklinik Heidelberg
[2]University of Texas, Health Science Center at Houston, Texas/
USA, Department of Surgery (Chairman: Professor F.G. Moody)

Einleitung

Das frühzeitige Erkennen von Abstoßungsreaktionen sowie eventuell
erforderliche chirurgische Maßnahmen bei Transplantatverlust
stellen wichtige Gesichtspunkte bei der segmentalen Pankreastransplantation dar. Darüberhinaus bereitet die Drainage der exokrinen Pankreassekrete nach wie vor erhebliche Probleme, die
durch Pankreasgangverödung mittels Einspritzens schnell härten-
der Substanzen nur unbefriedigend gelöst sind (1).

Wir entwickelten eine Methode der Pankreaskonservierung, wobei
isolierte vascularisierte Pankreasfragmente in das Lumen eines
Jejunumpouches verlegt wurden. Unsere früheren Erfahrungen mit
dieser Methode (2) zeigten, daß das endoskopisch zugängliche
Pankreas seine endokrine Funktion behält und daß Sekret, Lymphe
und potentieller Debris problemlos permanent drainiert werden.

In der vorliegenden Studie testeten wir dieses Verfahren der Intestinalisierung an der Autotransplantation von Pankreasfragmenten bei Hunden.

Material und Methode (Abb. 1)

Sieben Mischlingshunde von 16 bis 25 kg Körpergewicht beiderlei
Geschlechts wurden in Barbiturat/Lachgasanästhesie laparotomiert.
Der durch die Milzgefäße versorgte Pankreasschwanz wurde isoliert und vom Pankreaskopf getrennt. Nach Splenektomie wurden
die Milzgefäße radiculär unter liegenden Gefäßklemmen durch-

*Dr. Senninger wurde unterstützt durch ein Ausbildungsstipendium
der DFG, Bonn

Chirurgisches Forum '86
f. experim. u. klinische Forschung
Hrsg.: H.-J. Streicher
© Springer-Verlag Berlin Heidelberg 1986

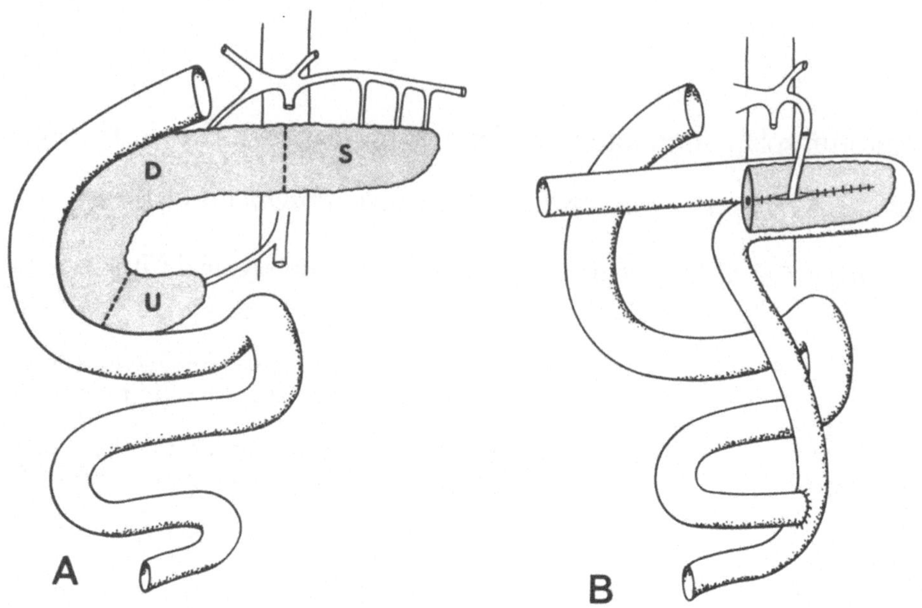

*Abb. 1. Zeichnung des Operationssitus. A: Situs vor; B: Situs nach Intestina-
lisierung; D: Duodenales Pankreas; S: Pankreasschwanz; U: Processus uncina-
tus; gestrichelte Linie: Grenzen der Pankreasabschnitte*

trennt und das Pankreasfragment mit heparinisierter Ringerlösung
von 10° C perfundiert. Die Reanastomosierung erfolgte orthotop
mittels Prolene 6-0 Einzelknopfnähten. Die mittlere Ischämiezeit
für das Pankreasfragment betrug 40 min. Anschließend wurde das
duodenale Pankreas vollständig entfernt, wobei die pankreato-
duodenale Gefäßarkade am Duodenum verblieb.

Eine nach Y-Roux-Technik ausgeschaltete Jejunumschlinge von 40
cm Länge wurde nach proximal als Stoma durch den rechten oberen
Abdominalquadranten ausgeleitet und im mittleren Anteil zu einem
Jejunumpouch umgestaltet. Das autotransplantierte Pankreasfragment wurde in den Pouch verbracht, anschließend die Pouchvor-
derwand bis zum direkten Kontakt mit den einstrahlenden Milzge-
fäßen verschlossen und zusätzlich durch eine Omentumplastik gesichert. Zur Vermeidung einer Torsion wurde der Pouch am Retro-
peritoneum fixiert. Perioperativ erhielten die Tiere 100 ml Ringerlösung pro kg Körpergewicht intravenös für zwei Tage. Freier
Zugang zu Wasser erfolgte nach 24 h, nach zwei Tagen wurden die
Tiere wieder regulär gefüttert. Die Mahlzeiten wurden mit jeweils 3 Teelöffel Pankreasenzympulver (Viokase) supplementiert.
Zur Testung der endokrinen Funktion wurden Glucose- und Insulinspiegel prä- und zweiwöchentlich postoperativ sowohl nüchtern
als auch nach intravenösen Glucosetoleranztests (ivGTT; 0,5 g/kg
Körpergewicht) bestimmt.

Das intestinalisierte Pankreas wurde postoperativ endoskopisch
untersucht und biopsiert. Nach acht Wochen wurden die Tiere getötet und das Pankreas morphologisch untersucht. Die statistischen
Berechnungen erfolgten mittels des t-Tests für gepaarte Proben.

Ergebnisse

Alle Tiere überlebten den Eingriff. Bei drei Hunden führte Thrombose der reanastomosierten Milzgefäße innerhalb der ersten drei Tage zum Transplantatverlust und insulinpflichtigem Diabetes. Eine operative Reintervention wegen der Transplantatnekrose war jedoch nicht erforderlich, da über den Pouch eine effektive permanente Drainage bestand.

Die weiteren vier Tiere blieben normoglykämisch bei sehr guter Transplantatfunktion (Tabelle 1).

Tabelle 1

	Präoperativ	2 Wochen postop.	8 Wochen postop.
Nüchternzucker mg/dl	82 ± 9	94 ± 14	92 ± 13
Blutzucker (10 min ivGTT) mg/dl	210 ± 29	234 ± 41	228 ± 21
k-Werte %/min	$2,9\pm0,3$	$2,4\pm0,4$	$2,3\pm0,3$
Nüchterninsulin µg/ml	$12,8\pm1,2$	$13,4\pm2,8$	$11,0\pm0,9$
Insulin (10 min ivGTT) µg/ml	$56,9\pm15,3$	$31,4\pm7,3$ §	$33,3\pm8,1$ §

§: signifikant kleiner als präoperativer Wert mit $p < 0,05$

Bei Endoskopie war das intestinalisierte Pankreasfragment problemlos einsehbar und konnte biopsiert werden. Auffallend war eine das Fragment umgebende fibröse Kapsel. Das Drüsenparenchym zeigte keine pathologischen Auffälligkeiten. Diese Befunde wurden nach Autopsie der Tiere bestätigt. In keinem Falle ergab sich der Anhalt einer Pouchinsuffizienz.

Diskussion und Schlußfolgerung

Die vorliegende Studie zeigt die Durchführbarkeit der Intestinalisierung bei der Autotransplantation von Pankreasfragmenten. Die Vorteile dieses Verfahrens, bei dem das Pankreas jederzeit endoskopisch zugänglich ist, bestehen im Schutz des Empfängers vor Pankreassekret u. lokalen Folgen einer Transplantatnekrose. Die primäre portale Insulinexkretion des funktionierenden Fragmentes wird beibehalten, was eine physiologischere Glucoseverwertung ermöglicht (3). Da auch unter klinischen Bedingungen die Hauptkomplikationen der Pankreastransplantation Pankreatitis, Anastomoseninsuffizienz und Gefäßthrombose sind (4), könnte dieses Verfahren für die klinische Transplantation von Bedeutung werden, zumal eine endoskopisch-bioptische Überwachung eventueller Abstoßungsreaktionen problemlos möglich ist.

Zusammenfassung

Das Verfahren der Intestinalisierung, wobei vascularisierte, orthotop autotransplantierte Pankreasfragmente in einen endoskopisch zugänglichen Jejunumpouch verlagert werden, wurde an sieben Hunden getestet. Bei drei Hunden trat ein thrombosebedingter Transplantatverlust auf, eine operative Reintervention war auf Grund des effizienten Drainagesystems über den Darm in keinem Falle erforderlich. Alle vier Hunde mit intaktem Fragment blieben normoglykämisch. Die endoskopische Zugänglichkeit der Pankreasfragmente erlaubte makroskopische sowie bioptische Untersuchungen am sedierten Tier. Die angewandte Methode könnte im Rahmen der klinischen Pankreastransplantation Bedeutung erlangen, da sie bei erhaltener endokriner Fragmentfunktion möglicherweise das frühzeitige morphologische Erkennen einer beginnenden Abstoßung ermöglicht und gleichzeitig den Empfänger vor den lokalen Folgen einer Transplantatnekrose schützt.

Summary

The method of intestinalization where vascularized orthotopically autotransplanted pancreatic fragments were placed inside a jejunal pouch with endoscopic access was tested in seven dogs. In three dogs, due to vascular thrombosis, the autograft was lost. However, no operative reintervention became necessary in these cases since an efficient drainage system was provided by the gut. All four dogs with intact fragments stayed normoglycemic. The endoscopic accessibility of the fragments allowed macroscopic and bioptic examination after sedation of the animal. The method employed could become important for clinical pancreas transplantation, since, while preserving the endocrine fragment function, early morphological detection of incipient rejection processes can be achieved with the recipient protected from the local consequence of graft necrosis.

Literatur

1. Sutherland DER (1981) Pancreas and islet transplantation. I. Experimental studies. Diabetologia 20:161–185
2. Senninger N, Moody FG, Van Buren DH (1984) Effekt der Intestinalisierung von Pankreasfragmenten mit akuter hämorrhagischer Pankreatitis in Hunden. Langenbecks Arch Chir (Suppl) Chir Forum. Springer, Berlin Heidelberg New York Tokyo, S 183–187
3. Calne RY (1984) Paratopic segmental pancreas grafting: A technique with portal venous drainage. Lancet, march 17:595–597
4. Toledo-Pereyra LH, Mittal VK (1982) Clinical segmental pancreatic transplantation. Am Surg 48:584–593

Dr. N. Senninger, Chirurgische Universitätsklinik Heidelberg, Abteilung für Allgemeine Chirurgie, Unfallchirurgie und Poliklinik, Im Neuenheimer Feld 110, D-6900 Heidelberg

16. Ergebnisse der segmentalen Pankreastransplantation beim Hund

Results of Segmental Transplantation of the Pancreas in Dogs

J. Rosenberger, M. Holland, R. Grundmann, G. Arnold und A. Hübinger

Chirurgische Universitätsklinik Köln

Zielsetzung

Bei der Pankreastransplantation spielt das Schicksal des exokrinen Drüsenparenchyms eine wesentliche Rolle. Wir wollten im Tierexperiment überprüfen, ob verschiedene Methoden der Pankreasgangdrainage oder die Pankreasgangocclusion unterschiedliche Auswirkungen auf die Zuckerstoffwechselregulation haben und in wie weit es zu morphologischen Veränderungen im Inselzellapparat kommt.

Methodik

Drei Operationsmethoden der homologen segmentalen Pankreastransplantationen wurden im Hundeversuch erprobt und gegen eine Nullgruppe verglichen: die Ableitung des Pankreassekretes in die freie Bauchhöhle, die Ableitung in die Harnblase über eine pankreaticovesikale Anastomose und die Pankreasgangocclusion mit Ethibloc. Die Operationen wurden an 28 - 32 kg schweren Bastardhunden durchgeführt. Jede Gruppe umfaßte 7 Hunde. Wir entnahmen das orale Segment des Spenderpankreas mit einem ausreichend großen Gefäßpatch, perfundierten mit kalter EuroCollinslösung und implantierten das Organ in die Fossa iliaca des Empfängertieres. Bei Ableitung des Pankreasganges in die Harnblase legten wir das orale Ende des Transplantates so in die Harnblase ein, daß es bündig mit der inneren Blasenwand abschloß; Pankreas und Harnblase verbanden wir mit einer fortlaufenden Allschichtennaht (Prolene 5x0). Diese Naht wurde mit Fibrinkleber zusätzlich gesichert. Die Pankreasgangocclusion wurde noch vor Entnahme des späteren Transplantates im Spendertier mit Ethibloc durchgeführt.

Zwei Wochen nach der Transplantation entfernten wir das Eigenpankreas der Empfängertiere vollständig. Alle Tiere wurden mit Cyclosporin A behandelt.

90 Tage nach der Transplantation führten wir einen iv-GTT mit Bestimmung der Glucosespiegel und der Insulinsekretion durch. Das Transplantat wurde anschließend entnommen und histologisch

Chirurgisches Forum '86
f. experim. u. klinische Forschung
Hrsg.: H.-J. Streicher
© Springer-Verlag Berlin Heidelberg 1986

aufgearbeitet. Während des Beobachtungszeitraumes wurden wiederholt die Nüchternblutzucker bestimmt.

Ergebnisse (Abb. 1 und 2)

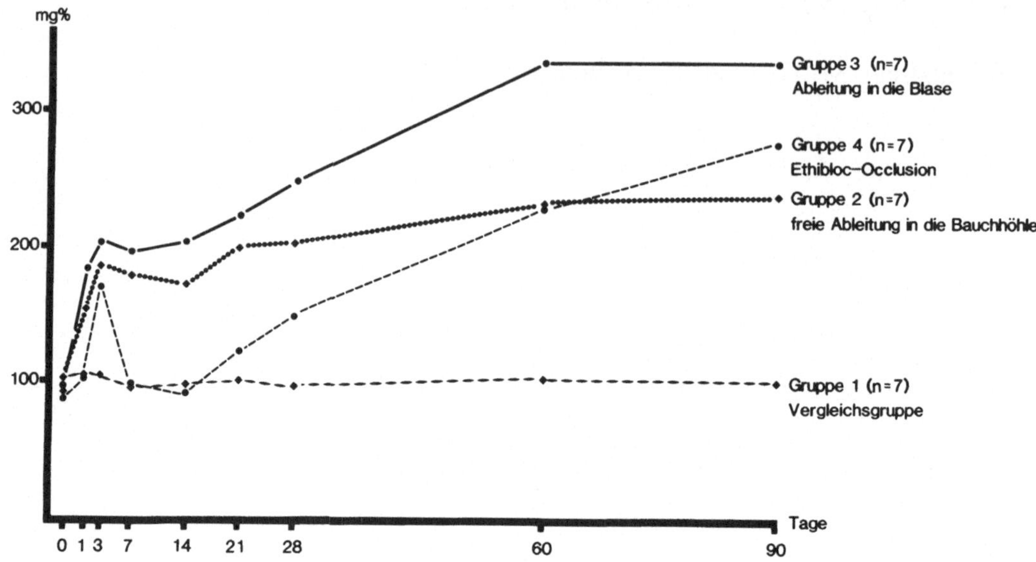

Abb. 1. Spontanverläufe der Nüchternblutglucose

1. Ableitung in die freie Bauchhöhle

Bei allen Tieren dieser Gruppe fielen bei der Reoperation Zeichen
einer unterschiedlich ausgeprägten Peritonitis auf. Die Nüchternblutzuckerspiegel stiegen von zunächst 150 mg% im Mittel auf
Werte um 200 mg% an. 3 von 7 Hunden hatten über 3 Monate normale
Nüchternblutzuckerspiegel. Der GTT war in allen Fällen deutlich
pathologisch.

Die Befunde der histologischen Aufbereitung der Transplantate
zeigten in allen Fällen eine fortgeschrittene Fibrose der Organe
mit erheblicher Schädigung auch der Inselzellstruktur. Der Pan-
kreasausführungsgang war zur Zeit der Tötung verschlossen.

2. Ableitung in die Harnblase

Die Tiere, bei denen der Pankreasgang in die Harnblase abgeleitet
wurde, hatten einen blanden postoperativen Verlauf. Beim Zweit-
eingriff fanden sich keine Peritonitiszeichen, alle Anastomosen
waren suffizient. Die Nüchternblutzuckerwerte stiegen deutlich
an und erreichten nach 90 Tagen Werte um 300 mg%. Der GTT war
bei allen Hunden pathologisch.

Histologisch fand sich im Anastomosenbereich eine vernarbende
Entzündung mit erheblicher ossärer Metaplasie im Sinne einer

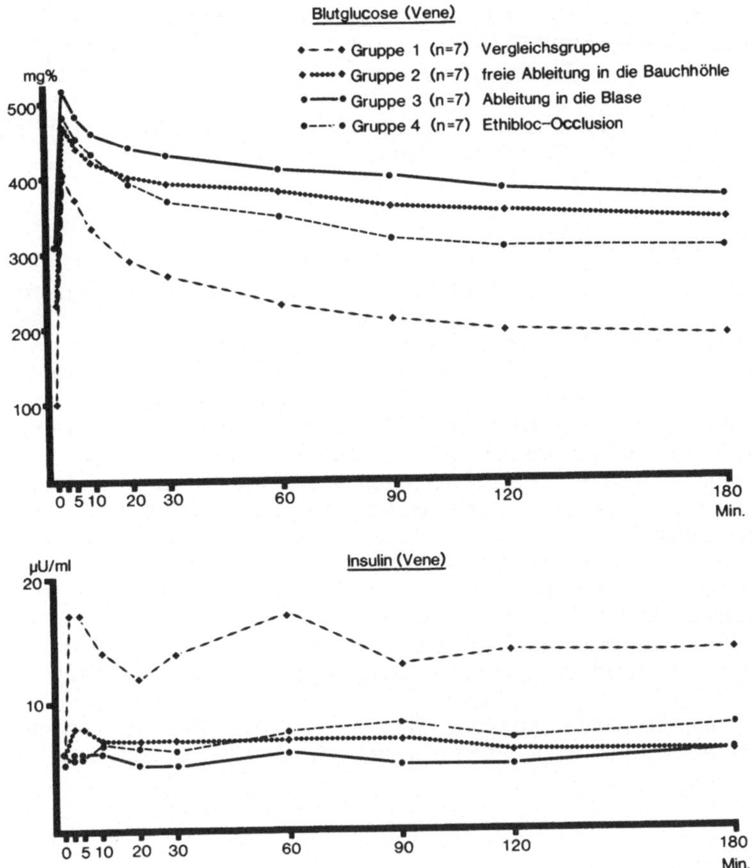

Abb. 2. I.v. Glucosetoleranztest am 90. Tag nach Resektion

Knochenneubildung. Dieses führte zu einer Verlegung des Pankreasausführungsganges und damit zur Aufhebung des Drainageeffektes. Die Organe zeigten eine ausgeprägte Fibrose mit Zerstörung des Inselzellapparates.

3. Pankreasgangocclusion mit Ethibloc

Diese Gruppe hatte klinisch den ungünstigsten postoperativen Verlauf. Bei allen Hunden bestand zur Zeit des Reeingriffes eine deutliche Pankreatitis. Bei allen Tieren fanden wir 3 – 4 cm große Pankreaspseudocysten.

Die funktionellen Ergebnisse entsprachen denen der Gruppe mit Ableitung in die Harnblase.

Die Histologie ließ neben einer fortgeschrittenen Fibrose des exokrinen Parenchymteiles eine schwere Schädigung des Inselzellapparates erkennen.

Das Therapieziel einer suffizienten Regulation des Glucosestoffwechsels durch ein transplantiertes Pankreassegment konnte mit keinem der genannten Verfahren erreicht werden.

Die nach allen drei Methoden zum Zeitpunkt der Tötung bestehende Pankreasgangocclusion führte zu einem Schwund des exokrinen Parenchyms mit Schädigung des Inselzellapparates.

Dieses wurde durch unsere früheren Erfahrungen mit verschiedenen Methoden der Pankreasgangocclusion bestätigt.

Zusammenfassung

Ein wesentliches Problem bei der Pankreastransplantation stellt das Schicksal des exokrinen Pankreas dar. Im Tierexperiment untersuchten wir drei Methoden hierzu, nämlich die Ableitung des Sekretes in die freie Bauchhöhle, die Ableitung in die Harnblase über eine pankreaticovesikale Anastomose und die Occlusion des Pankreasganges mit Ethibloc. Es wurden Allotransplantationen an 28 - 32 kg schweren Bastardhunden durchgeführt. Jede Gruppe umfaßte 7 Hunde. Während eines Beobachtungszeitraumes von drei Monaten wurden die Nüchternblutzucker kontrolliert. Am Ende der Beobachtungszeit wurde ein iv-GTT durchgeführt. Die Transplantate wurden entnommen und histologisch aufgearbeitet. Die funktionellen Ergebnisse waren in allen drei Gruppen unbefriedigend, keines der Tiere wies ein normales GTT-Ergebnis vor. Lediglich in der Gruppe mit Ableitung des Sekretes in die Bauchhöhle hatten 3 von 7 Hunden normale Nüchternblutzucker über drei Monate.

Die Histologie zeigte in allen drei Verfahren neben einer exokrinen Atrophie des Parenchyms eine klare Schädigung des Inselzellapparates.

Summary

An important problem in pancreas transplantation is the handling of the exocrine pancreas. In an experimental study we investigated three methods: drainage of the exocrine pancreas into the abdominal cavity, drainage into the urinary bladder, and duct occlusion with Ethibloc. Allotransplantations in mongrel dogs (weight 28-32 kg) were conducted; there were seven dogs in each group. During a period of 3 months fasting blood glucose was determined. Thereafter an iv-GTT was made. The graft was removed and histologically investigated. The graft function in all groups was unsatisfactory. Not a single animal showed a normal iv-GTT. Only in the group with drainage into the abdominal cavity did three of seven dogs have a normal fasting blood glucose. Histologic investigation of the grafts showed exocrine atrophy of the parenchyma and a clear alteration of islet structure.

Priv.-Doz. Dr. J. Rosenberger, Chir. Universitätsklinik, Joseph-Stelzmann-Str. 9, D-5000 Köln 41

17. Der Einfluß von Plazierung und Gangbehandlung segmentaler Pankreastransplantate auf ihre endokrine Funktion

Impact of Placement and Duct Management of Segmental Pancreatic Transplants on Their Endocrine Function

G. Florack[1], R. Ascherl[2], I. Böttger[3], W. Erhardt[2], J. R. Siewert[1] und
G. Blümel[2]

[1]Chirurgische Klinik und Poliklinik (Direktor: Prof. Dr. J.R. Siewert)
[2]Institut für Experimentelle Chirurgie (Direktor: Prof. Dr. G. Blümel)
[3]Nuklearmedizinische Klinik (Direktor: Prof. Dr. H.W. Pabst)
Technische Universität München

Einleitung

Die Vielzahl der gegenwärtig für die Pankreastransplantation zur Behandlung des Insulinmangeldiabetes (Typ I) angegebenen Verfahren demonstriert die Unsicherheit bezüglich des geeignetsten chirurgischen Verfahrens. Die heterotope Transplantation eines Pankreassegmentes mit Occlusion des Pankreasganges durch ein Polymer gilt als die technisch sicherste Methode, sie führt aber zu einer Fibrosierung des exokrinen Drüsenanteils und langzeitig auch zu Veränderungen der Inselzellen mit Verlust der endokrinen Funktion. Deshalb wird in jüngster Zeit die Drainage des exokrinen Sekrets in ein Hohlorgan, z.B. Magen, Jejunum oder Blase, angestrebt, um ein morphologisch möglichst intaktes Transplantat zu bewahren.

Unser Ziel war es, den Einfluß der Lokalisation des Transplantates (heterotop oder orthotop, also systemische versus portale venöse Drainage) und der Pankreasgangbehandlung auf den postoperativen Verlauf und die endokrine Funktion unter standardisierten Bedingungen beim Hund zu bestimmen.

Material und Methodik

Die Untersuchungen wurden an 27 gemischtrassigen Hunden durchgeführt. Sechs weitere Hunde mit einem intakten Gesamtpankreas dienten als Kontrolle (Gruppe I).

Bei 7 Tieren (Gruppe II) wurde das linksseitige Pankreassegment (Pankreasschwanz) mit dem Gefäßstiel (Milzarterie und -vene) exstirpiert und heterotop intraperitoneal an die Iliacalgefäße autotransplantiert. Die Drainage des Ductus pancreaticus erfolgte

Chirurgisches Forum '86
f. experim. u. klinische Forschung
Hrsg.: H.-J. Streicher
© Springer-Verlag Berlin Heidelberg 1986

frei in die Abdominalhöhle. Bei 8 Hunden (Gruppe III) wurde das
linksseitige Pankreassegment in situ belassen, aber völlig von
konnektiertem Nerven- und Bindegewebe befreit, so daß lediglich
die Gefäßbrücke erhalten blieb. Diese Anordnung war ähnlich der
der segmentalen Transplantate bei äquivalenter Inselzellmasse,
aber portaler anstelle systemischer venöser Pankreasdrainage.
Analog wurde bei 7 weiteren Tieren verfahren (Gruppe IV), allerdings wurde durch Pancreatico-gastrostomie das exokrine Sekret
in den Magen geleitet. Das restliche Pankreas wurde in den Gruppen II bis IV in der Technik nach MARKOWITZ reseziert. Bei 5
Hunden (Gruppe V) wurde nur der dem Duodenum anliegende Pankreasanteil belassen, welcher eine dem Pankreasschwanz vergleichbare
Drüsenmasse aufweist. Die exokrine Drainage erfolgte regulär via
erhaltenen Pankreasgang in das Duodenum.

Postoperativ wurden Plasma-Glucose, Serum-Insulin und Serum-Amylase bei allen Versuchstieren täglich während 14 Tagen kontrolliert, danach zweimal wöchentlich. Intravenös Glucose-Toleranz-
Tests (IVGTT; 0,5 g Glucose/kg) wurden nach 14 Tagen, 4 Wochen
und 3 Monaten durchgeführt und K-Werte als Maß der endokrinen
Transplantatfunktionsfähigkeit errechnet. Pankreasbiopsien zur
licht- und elektronenmikroskopischen Untersuchung wurden nach 3
Monaten entnommen.

Ergebnisse

Die höchste postoperative Komplikationsrate wurde nach partieller
Pankreatektomie mit offener Ductusdrainage in die Peritonealhöhle
(PPx-L) beobachtet. 3/8 Tieren wurden frühzeitig verloren, wobei
zweimal pankreas-induzierte Probleme wie Ascites und eine Pan-
kreaspseudocyste vorlagen. Alle anderen Tiere dieser Gruppe er-
holten sich nur langsam von dem vergleichsweise geringen chirurgischen Eingriff. Durch Drainage des exokrinen Sekretes in den
Magen (PPx-L-G) wurden langzeitige Erfolgsrate (6/7) und klinischer Verlauf verbessert. Keine Komplikationen traten nach heterotoper Transplantation des Pankreasschwanzes (Seg.PxTx) auf,
wenn das Transplantat korrekt intraperitoneal plaziert wurde; das
exokrine Sekret wird von der Peritonealoberfläche resorbiert.
Ein technischer Fehler ist die retroperitoneale Transplantatpla-
zierung, was in einem Fall zu einem schweren Abscess führte. Problemlos verliefen die Eingriffe in Gruppe V (PPx-R-D).

Die Serum-Amylasen erreichten Maximalwerte zwischen dem 2. und
5. postoperativen Tag, sie waren am höchsten in den Gruppen mit
offener Ductusdrainage (p < 0,05) und wiederum höher bei orthotoper Lage des Pankreassegmentes im Oberbauch (PPx-L): 2182 IU/L
gegenüber heterotoper Lage in der Iliacalgrube (Seg.PxTx): 1497
IU/L. Nach Ductusdrainage zum Magen (PPx-L-G) betrug der Amylase-
anstieg maximal 1067 IU/L, während nur ein geringer Anstieg über
die Norm bei erhaltener Duodenaldrainage (PPx-R-D): 501 IU/L verzeichnet wurde. Die Normalisierung der Amylasewerte wurde nach
PPx-L-G innerhalb einer Woche erreicht, aber sie war auf 14 Tage
verzögert nach Eingriffen am Pankreas mit offener Ductusdrainage
(Abb. 1).

Die am besten erhaltene endokrine Funktion, dargestellt durch
IVGTT-K-Werte, wurde bei Tieren mit perfekter Ductusdrainage

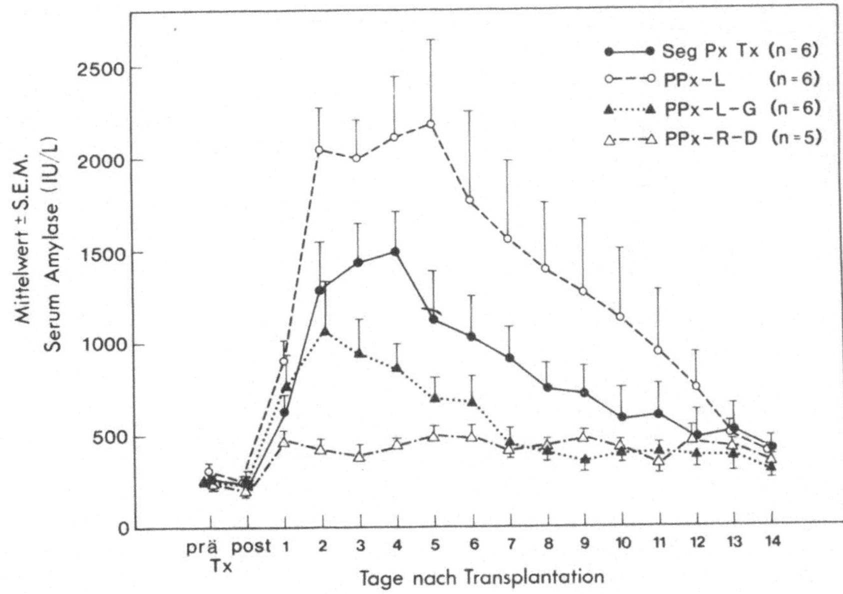

Abb. 1. Tägliche Serum-Amylase-Werte bei Hunden nach segmentaler Pankreas-transplantation (Seg.PxTx) oder nach partieller Pankreatektomie mit offener Ductusdrainage (PPx-L) oder exokriner Drainage in Magen (PPx-L-G) oder Duodenum (PPx-R-D)

(PPx-R-D) beobachtet, während analog dem klinischen Verlauf die ungünstigsten Verhältnisse bei orthotoper Lage des Pankreasrestes mit offener Sekretdrainage in die Oberbauchregion vorlagen (Abb. 2). Diese Differenz im endokrinen funktionellen Verhalten zwischen den experimentellen Gruppen blieb auch während des weiteren Beobachtungszeitraumes nach 4 Wochen und 3 Monaten bestehen (Tabelle 1).

Drei Monate nach Seg.PxTx oder nach PPx-L sind die Pankreata geschrumpft, histologisch findet sich ein fast vollständiger Ersatz der Acinizellen durch fibröses Gewebe, aber erhaltene Inselzellzusammenballungen. Nach PPx-L-G und PPx-R-D ist die ursprüngliche morphologische Struktur und das mikroskopische Bild nahezu unverändert.

Diskussion

Nach PPx-R-D ist die endokrine Funktion trotz geringster ursprünglicher Inselzellmasse - die Inseln sind kleiner und weniger zahlreich als im linksseitigen Pankreasanteil - am günstigsten verglichen zu den anderen experimentellen Gruppen wegen der intakten Morphologie des Restpankreas. Nach Ductusdrainage zum Magen zeigt sich gegenüber der offenen Sekretdrainage des in situ belassenen Pankreassegmentes eine verbesserte endokrine Funktion als Folge des Erhaltes auch des exokrinen Drüsenanteils. Heterotope segmentale PxTx haben die Fähigkeit, die Entwicklung der Transplantatfibrose zu kompensieren, weil sie eine direkte syste-

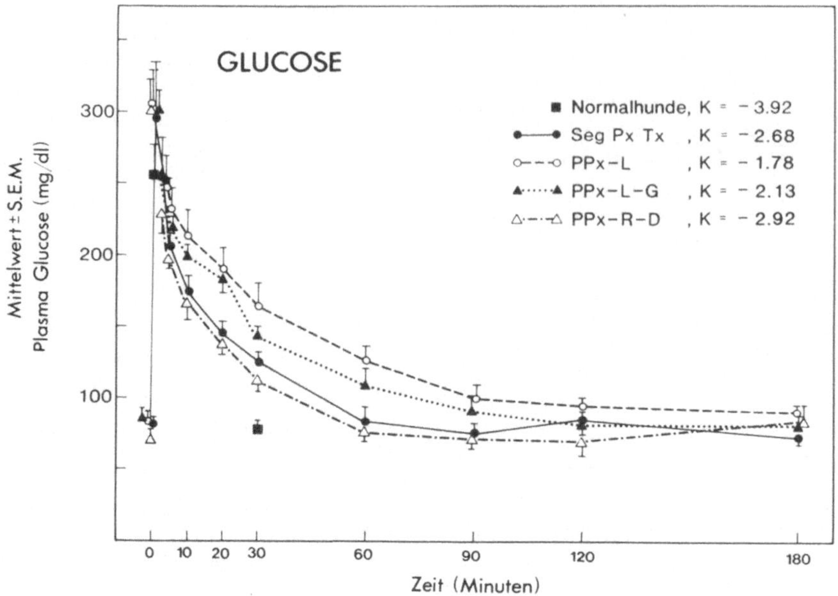

Abb. 2. Intravenöse Glucose-Toleranz-Tests 14 Tage nach segmentaler Pankreastransplantation oder nach partieller Pankreatektomie mit offener oder enteraler exokriner Drainage

Tabelle 1. Intravenöse Glucose-Toleranz-Tests: K-Werte bei Hunden mit heterotopen segmentalen Pankreastransplantaten oder orthotopen Restpankreata mit und ohne enteraler Ductusdrainage

Op-Technik	14 Tage	(N)	4 Wochen	(N)	3 Monate	(N)
I. Gesamt-Px	−3,92+0,28	(6)				
II. Seg Px Tx	−2,68+0,27	(6)	−2,44+0,26	(6)	−2,56+0,23	(6)
III. PPx-L	−1,78+0,05	(6)	−2,09+0,22	(5)	−1,99+0,21	(4)
IV. PPx-L-G	−2,13+0,21	(6)	−2,34+0,31	(6)	−2,45+0,18	(6)
V. PPx-R-D	−2,92+0,32	(5)	−3,00+0,26	(5)	−3,20+0,26	(5)

mische venöse Drainage unter initialer Umgehung des Insulin-Extraktions-Mechanismus der Leber haben. Alle Tiere der experimentellen Gruppen (II - V) haben niedrigere K-Werte verglichen zu Normalhunden wegen der reduzierten Inselzellmasse.

Für die klinische Pankreastransplantation lassen sich folgende Erkenntnisse ableiten:
Die unphysiologische systemische Drainage ist im Vergleich zur portalen venösen Drainage nach heterotoper segmentaler Pankreastransplantation nicht nachteilig. Unter i.v. Glucosebelastung zeigt sich paradoxerweise ein physiologischeres endokrines Verhaltensmuster. Daneben besteht der chirurgisch-technische Vorteil des günstigeren operativen Zuganges.

Eine erhaltene morphologische Struktur, d.h. auch des exokrinen
Pankreasanteils, schützt den Inselzellapparat und damit dessen
Funktion.

Durch mehr transplantierte Inseln kann die endokrine Funktion
weiter verbessert werden, also ist eine Maximierung der zu transplantierenden Pankreasmasse, d.h. eine Gesamtpankreastransplanta-
tion gegenüber einer segmentalen Pankreastransplantation anzu-
streben.

Zusammenfassung

Der Einfluß von Transplantatlokation und Behandlung des Ductus
pancreaticus auf die endokrine Funktion wurde an heterotopen
segmentalen Pankreastransplantaten und in situ Pankreasresten untersucht. Für eine optimale endokrine Langzeitfunktion ist die
erhaltene exokrine Funktion wesentlich (PPx-R-D; K = - 2,92).
Die Ductusdrainage zum Magen (PPx-L-G; K = - 2,13) verbessert die
Ergebnisse gegenüber einer offenen Drainage in die Peritonealhöhle (PPx-L; K = -1,78). Seg.PxTx können die Transplantatfibrose
kompensieren wegen systemischer venöser Drainage unter initialer
Umgehung des Insulin-Extraktions-Mechanismus der Leber (K =
- 2,68). Erst die Maximierung der transplantierten Inselzellmasse würde zu einer normalen endokrinen Funktion (K = - 3,92)
führen.

Summary

The impact of graft placement and duct management on endocrine
function was investigated in heterotopic segmental pancreatic
grafts and in situ pancreas remnants. For optimal long-term endocrine function, sustained exocrine function is important (PPx-
R-D; K = - 2.92). Duct drainage to the stomach (PPx-L-G; K =
- 2.13) provides better results than open duct drainage into the
peritoneal cavity (PPx-L; K = - 1.78). Segmental pancreatic transplants are able to compensate for graft fibrosis because of systemic venous drainage with initial bypass of the liver's insulin
extraction mechanism (K = - 2.68). Only maximization of grafted
islet cell mass could result in normal endocrine function (K =
- 3.92).

Dr. med. G. Florack, Chirurgische Klinik und Poliklinik, Technische Universität München, Klinikum rechts der Isar, Ismaningerstr.
22, D-8000 München 80

18. Pankreastransplantation bei der Ratte. Langzeitbeobachtungen unterschiedlicher Operationsmethoden am exokrinen Pankreas*

Pancreas Transplantation in the Rat: Long-Term Observations After Different Operations on Exocrine Pancreas

L. Hoins, I. Baća, B. Dippe und I. Klempa

Allgemein-Chirurgische Klinik (Direktor: Prof. Dr. I. Klempa),
Zentralkrankenhaus, Bremen

Bei der Pankreasorgantransplantation zur Therapie einer endokrinen Pankreasinsuffizienz des Empfängerorganismus wurden in bezug auf die operationstechnische Behandlung der exokrinen Organkomponente unterschiedliche Methoden entwickelt (4). Bislang hat sich jedoch keine der beschriebenen Techniken als die eindeutig vorteilhafteste erwiesen. Schlechte Langzeitergebnisse der Pankreastransplantation im klinischen Einsatz können somit nicht nur auf immunologische Mechanismen sondern auch auf operationstechnische Einwirkungen zurückgeführt werden (1). Ziel dieser experimentellen Studie am Rattenmodell war es, Langzeiteinflüsse verschiedener Operationsmethoden am exokrinen Drüsenanteil des transplantierten Organs auf dessen endokrine Funktion zu untersuchen. Je nach Versuchstechnik wurde der Ductus pancreaticus ligiert, drainiert oder occludiert. Bei der Occlusion kamen 2 verschiedene synthetische Polymere zur Anwendung.

Methodik

Als Versuchstiere dienten 200–250 g schwere männliche LEW-Ratten (RT1^l). Bei den prospektiven Transplantatempfängern wurde durch die einmalige i.v. Gabe von Streptozotocin (55 mg/kg KG) ein Diabetes mellitus hervorgerufen. Die Implantation erfolgte ausschließlich bei Tieren, deren Blutzuckerspiegel 4 und 7 Tage nach der Streptozotocininjektion über 19 mmol/l lagen. Den Spenderratten wurde das vollständig präparierte Pankreasorgan zusammen mit einem einseitig unterbundenen abdominellen Aortensegment und mit einem Pfortaderstumpf entnommen. In mikrochirurgischer Technik wurde das Transplantat heterotop mit Aorta und V. cava der Empfängertiere infrarenal durch fortlaufende Naht (8-0 Ethilon) end-zu-seit anastomosiert.

Der Versuch bestand aus folgenden Gruppen: 1. Kontrolltiere (nicht diabetisch, n = 8). 2. Tiere ohne Transplantation (n = 6). 3. Tie-

*Mit Unterstützung der Deutschen Forschungsgemeinschaft (Ba 868/1-1)

Chirurgisches Forum '86
f. experim. u. klinische Forschung
Hrsg.: H.-J. Streicher
© Springer-Verlag Berlin Heidelberg 1986

re mit Transplantation bei Pankreasgangligatur (n = 7). 4. Tiere mit Transplantation und vorher angelegter Y-Roux-Schlinge zur Ableitung der exokrinen Sekretion (n = 7); zum Offenhalten des Ganglumens wurde in den Ductus pancreaticus vor der Pankreaticojejunostomie ein Silikonröhrchen eingeführt. 5. Tiere mit Transplantation bei Pankreasgangocclusion mit Ethibloc (n = 7). 6. Tiere mit Transplantation bei Pankreasgangocclusion mit Neoprene Latex 671 (E.I. Dupont de Nemours & Co. Inc., Elastomer Chem. Dep., Wilmington, USA).

Die Pankreasocclusion erfolgte in situ während der Organentnahme unter Einführung eines feinen Silikonkatheters in den proximalen Ductus choledochus. Nach Ligatur des distalen Endes wurde Ethibloc bzw. Latex in einer Menge von 0,05-0,1 ml injiziert. Blutzuckerbestimmungen (Autoanalysator) erfolgten am 1. und 2. Tag nach der Transplantation sowie in unregelmäßigen Abständen 1, 2, 3 und 6 Monate post transplantationem. 3 und 6 Monate nach dem Versuch wurde Blut zur Insulinbestimmung (RIA) entnommen, ein i. v. Glucose-Toleranztest (0,5 g Glucose/kg KG) durchgeführt und der Glucose-Assimilationskoeffizient (k) berechnet. 3 Tiere jeder Gruppe wurden im Anschluß an den Test nach 3 Monaten getötet, die Transplantate entnommen, in modifizierter Bouinscher Lösung fixiert und unter dem Lichtmikroskop histologisch untersucht.

Ergebnisse

Bei allen Tieren mit einem transplantierten Pankreas war am Tag nach der Transplantation eine Normoglykämie feststellbar. Normale Blutzuckerwerte bestanden während der gesamten Beobachtungszeit von 6 Monaten. In *Gruppe 2* kam es innerhalb von 6 Monaten zu keiner spontanen Normalisierung der Blutzuckerwerte. Histologisch fand sich bei diesen diabetischen Ratten ein normal lobuliertes und regelrecht ausgereiftes exokrines Pankreasparenchym mit praktisch nicht mehr nachweisbaren Langerhansschen Inseln. In *Gruppe 3* zeigte der mittlere k-Wert nach 3 Monaten im Vergleich zur Kontrollgruppe 1 keine Abweichung, jedoch wurde nach 6 Monaten ein signifikanter Abfall festgestellt (Tabelle 1). Die am Anfang erhöhten Insulin-Serumspiegel zeigten während der Beobachtungszeit abfallende Tendenz (Tabelle 2). Histologisch kam nach 3 Monaten exokrines Pankreasparenchym überhaupt nicht zur Darstellung. An

Tabelle 1. k-Werte (M $\pm$ SD; ausgerechnet nach i.v. Glucose-Toleranztests nach 3 und 6 Monaten)

Gruppe	1	3	4	5	6
3	$1,50\pm0,2$	$1,45\pm0,2$	$1,41\pm0,2$	$1,47\pm0,2$	$1,45\pm0,3$
n	8	7	7	7	7
6	$1,50\pm0,7$	$1,20\pm0,1$[a]	$1,32\pm0,3$	$1,51\pm0,4$	$1,42\pm0,2$
n	5	4	4	4	4

[a] $p < 0,05$

Tabelle 2. Basale Insulin-Serumspiegel in U/l (M + SD; nach 3 und 6 Monaten)

Gruppe	1	3	4	5	6
3	12 + 3	20 + 4	22 + 7	23 + 6	20 + 3
n	8	7	7	7	7
6	13 + 2	16 + 8	17 + 4	20 + 5	19 + 4
n	5	4	4	4	4

dessen Stelle fand sich ein zellreiches, schon weitgehend vernarbtes Granulations- bzw. Organisationsgewebe. Die Langerhansschen Inseln stellten sich jedoch mit entzündlichen Infiltrationen erhalten dar. In *Gruppe 4* war der mittlere k-Wert nach 3 Monaten und nach 6 Monaten verglichen mit Kontrollgruppe 1 nicht verändert. Hier wurden nach 6 Monaten niedrigere Insulin-Serumspiegel bestimmt (Tabelle 1). Im histologischen Bild erschienen hier als Anteile des exokrinen Pankreas kleine, aber nicht regelmäßig verteilte Läppchen sowie Anschnitte der Ausführungsgänge mit unauffälligen Epithelien. Daneben waren vergrößerte Langerhanssche Inseln mit regelmäßigen Zellen und Kernen nachweisbar. In *Gruppe 5* zeigte der k-Wert während der Beobachtungszeit keine Veränderungen (Tabelle 1). Histologisch kamen erhaltene Drüsenausführungsgänge und -schaltstücke des exokrinen Pankreas zur Darstellung. Drüsenacini fanden sich nicht. An deren Stelle erschien ein lockeres, zuweilen faserreiches narbenartiges Bindegewebe ohne nennenswerte entzündliche Infiltration. Proliferierende Langerhanssche Inseln wiesen große Epithelien mit zentralliegenden Kernen auf. Auch in *Gruppe 6* zeigte der k-Wert im Beobachtungsintervall keine Abweichung (Tabelle 1). Histologisch fehlte hier auffallenderweise das exokrine Pankreasparenchym fast vollständig. Weiterhin ließen sich am Rande epitheloidzellige Reaktionen in kleinen regionären Lymphknoten - auch mit größeren Riesenzellen - und zwischen den atrophischen Drüsenacini zahlreiche kleine, offenbar proliferierende Langerhanssche Inseln feststellen.

Diskussion

Die vorliegenden Ergebnisse zeigen, daß eine Normoglykämie mit allen angewandten Methoden erzielt wurde. Alle Tiere mit Transplantation wiesen erhöhte Insulin-Serumspiegel ohne die zu erwartende Hypoglykämie auf. Für die Insulinerhöhung könnte sowohl die Ausschaltung der portalen Drainage als auch die Organdenervation verantwortlich sein (2). Dis histologischen Veränderungen nach 3 Monaten in den Pankreastransplantaten der Gruppe 3 (Transplantation bei Gangligatur) deuten auf einen nur verzögerten Einfluß auf die Glucoseutilisation hin. Wie auch bei einigen anderen Untersuchern (3) wurde in dieser tierexperimentellen Studie festgestellt, daß eine Gangdrainage nicht zu eindeutig besseren Resultaten als die Occlusion des Pankreasganges führt. Auch muß auf die postoperativen Komplikationsraten, die zur Elimination der betroffenen Versuchstiere vor der Auswertung führten., hingewiesen werden. Die Anwendung von Ethibloc und Neoprene Latex zeigte die besten laborchemischen Ergebnisse im Beobachtungszeitraum. Die Handhabung mit Ethibloc gestaltete sich wegen erhöhter Viscosität sehr schwierig. Hingegen ließ sich Latex wesentlich leichter injizieren und zeigte eine offensichtlich feinere Verteilung. Die histomorphologischen Veränderungen in Gruppe 6 (Transplantation mit Latex-Gangocclusion) können mit einer akuten Zerstörung des exokrinen Drüsenanteils nach Polymerinjektion im Gegensatz zur allmählichen fibrotischen Umwandlung der anderen Transplantationsmethoden erklärt werden (3). Für die Transplantation bei Gangocclusion mit Neoprene Latex sprechen neben der einfachen Handhabung die nur geringe postoperative Komplikationsrate und günstige laborchemische Ergebnisse (Tabelle 2).

Zusammenfassung

Ein Problem der Pankreasorgantransplantation stellt die operationstechnische Behandlung des exokrinen Drüsenanteils dar. In dieser experimentellen Studie am Rattenmodell wurden Langzeiteinflüsse verschiedener Operationsmethoden am exokrinen Pankreas des transplantierten Organs auf dessen endokrine Funktion untersucht. Eine Normoglykämie war mit allen angewandten Methoden (Gangdrainage, -ligatur und -occlusion) erreichbar. Diese Studie zeigt, daß die Gangocclusion mit Ethibloc und Neoprene Latex die beste endokrine Funktion des Transplantats während der Beobachtungszeit bewirkt. Für die Transplantation bei Gangocclusion mit Neoprene Latex sprechen neben der einfachen Handhabung dieses Polymers die nur geringe postoperative Komplikationsrate und die günstigen laborchemischen Ergebnisse.

Summary

The main technical problem of pancreas transplantation is the management of exocrine drainage. In this study we compared the long-term endocrine function of complete pancreas isografts in the rat after various methods of operation on exocrine pancreas. The influence of occlusion of pancreatic duct with two different polymers on endocrine function was compared to that of ligation or drainage. All methods led to normoglycemia, but occlusion of pancreatic duct with Ethibloc or neoprene latex shows the best results. Neoprene latex should be preferred because of its simple handling and the minimal rate of postoperative complications.

Literatur

1. Barker CF, Naji A, Perloff LJ, Dafoe DC, Bartlett S (1982) Invited commentary: an overview of pancreas transplantation. Biologic aspects. Surgery 92:133
2. Bewick M, Mundy AR, Eaton B (1981) Endocrine function of the heterotropic pancreatic allotransplant in dogs. Transplantation 31:23
3. Nolan MS, Lindey NJ, Savas CP, Herold A, Beck S, Slater DN, Fox M (1983) Pancreatic transplantation in the rat. Transplantation 35:26

4. Southerland DER (1981) Pancreas and islet transplantation. I.
   Experimental studies. Diabetologia 20:161

Dr. med. habil. I. Baća, Allgemein-Chirurgische Klinik, Zentralkrankenhaus, St.-Jürgenstraße, D-2800 Bremen

19. Die Technik der Inselzellseparation durch spezifische Lectinbindung an Pankreasgewebe

The Technique of Islet Cell Separation by Specific Lectin Binding to Pancreatic Tissue

P. Petersen, B. Reimann, M. Hammermeister und H. Schmidt

Abteilung für Allgemeinchirurgie der Chirurgischen Universitätsklinik Hamburg (Direktor: Prof. Dr. H.W. Schreiber)

Die Gewinnung von Inseln zur Transplantation erfolgt vorwiegend
durch mechanische Gewebszerkleinerung, z.T. kombiniert mit der
enzymatischen Andauung des Gewebsverbandes durch Collagenase. Die
Auftrennung der so gewonnenen Suspensionen in Inseln und exokrines Gewebe kann beim Nagerpankreas durch Gradientenzentrifugation
und anschließendes "Handpicking" mit einer durchschnittlichen
Inselausbeute von 10 - 20 % erreicht werden.

Ziel der vorliegenden Arbeit war es zu untersuchen, ob die Nutzung
selektiver Bindungseigenschaften von Lectinen es erlaubt, in
einem auch auf größere Gewebemengen anwendbaren Verfahren von
nichtendokrinen Anteilen gereinigte Inselzellsuspensionen herzu-
stellen. Weiterhin sollte die Funktion der auf diesem Wege isolierten Inselzellen als Transplantat im Tierexperiment geprüft
werden.

Material und Methoden

Lectine sind bei Pflanzen und niederen Tieren vorkommende Proteine, die spezifische Bindungen mit Kohlehydraten oder Zucker-
resten von Makromolekülen eingehen können. Im Gegensatz zu Antikörpern handelt es sich um natürlich vorkommende Proteine, die
ohne antigenen Stimulus produziert werden. Sie kommen seit langem als Zellmarker zum Einsatz, so als Blutgruppenreagenzien unter Ausnutzung ihrer spezifischen Agglutinationsfähigkeit im
ABO-System, ebenfalls wurden sie bereits zur Herstellung T-
Lymphocyten-freier Knochenmarkstransplantate verwendet. Da nicht
auszuschließen ist, daß bei Anwendung einer Zellseparationstech-
nik mit gekoppelten Lectinen geringe Mengen Lectin in den Empfängerorganismus gelangen, testeten wir ausschließlich nicht-to-
xische Lectine (Tabelle 1).

Die Untersuchung der Lectinbindung erfolgte außer an menschlichem Pankreasgewebe an Pankreata von Hund, Schwein, Meerschweinchen und Ratte. Verwendet wurden 8 μm starke Gefrierschnitte, die
mit Fluorescein-Iso-Thio-Cyanat (FITC) und Peroxidase-gekoppel-
ten Lectinen beschichtet wurden.

Chirurgisches Forum '86
f. experim. u. klinische Forschung
Hrsg.: H.-J. Streicher
© Springer-Verlag Berlin Heidelberg 1986

Tabelle 1. Auf spezifische Bindungseigenschaften untersuchte
Lectine

Maclura Pomifera Agglutinin	(MPA)
Ulex Europaeus Agglutinin I	(UEAI)
Soy Bean Agglutinin	(SBA)
Griffonia Simplicifolia I	(GSI)
Griffonia Simplicifolia II	(GSII)
Arachis Hypogeae Agglutinin	(PNA)
Wheat Germ Agglutinin	(WGA)
Dolichos Biflorus Agglutinin	(DBA)

Die Anwendung der spezifischen Bindungseigenschaften der Lectine bei der Zellseparation erforderte die Herstellung einer Pan-
kreaszellsuspension, die durch Verwendung eines Enzymgemisches
aus 10 mg Collagenase, 10 mg Dispase und 2 mg DNAse pro ml phos-
phatgepufferter Kochsalzlösung erreicht werden konnte. Zuvor
mechanisch zerkleinertes Rattenpankreas wurde auf Velcro-Klett-
band aufgebracht und fraktioniert der Enzymlösung bei 37° C im
Schüttelthermostaten ausgesetzt. Nach jeweils 5 min erfolgte die
Zentrifugation des zellhaltigen Überstands. Die Zellen wurden
dreimal in Pufferlösung gewaschen, resuspendiert und 20 min bei
Raumtemperatur mit lectinbeschichteten Macrobeads (Agarosekugeln
oder CPG-Glaskugeln) inkubiert (Abb. 1).

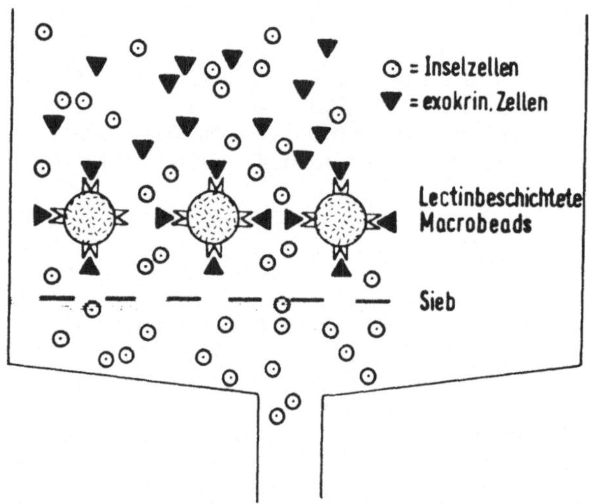

Abb. 1. Schema der lectinvermittelten Zellseparation

Die an Macrobeads gekoppelten Lectine binden die exokrinen Zellen aus der Suspension, während die endokrinen Anteile frei
bleiben. Von einem Metallgitter mit 70 µm Porengröße werden die
Kugeln mit einem Durchmesser von 200 - 300 µm zurückgehalten;
die ungebundenen Inselzellen können passieren.

Die auf diese Weise von sechs DA-Rattenpankreata gewonnenen Inselzellsuspensionen wurden weiteren sechs genetisch identischen

Empfängertieren transplantiert. Dabei handelte es sich um Strep-
tozotocin-behandelte DA-Ratten (60 mg/KG i.p.), die zum Zeitpunkt
der Transplantation Blutzuckerwerte zwischen 309 und 368 mg/dl
aufwiesen. Die Zellen wurden via Pfortader in die Leber implantiert. Gleichzeitig erfolgten Messungen der Serumglucose bei drei
nichttransplantierten Tieren mit Streptozotocin-Diabetes, sowie
vier unbehandelten, normoglykämischen Kontrolltieren.

Ergebnisse (Tabelle 2)

Tabelle 2. Lectinbindung an Pankreasgewebe des Menschen und der
Ratte

Lectin	MPA	UEAI	SBA	GSI	GSII	PNA	WGA	DBA
MENSCH								
Endokr.	–	++	++	++	++	+	++	+
Exokrin	++	++	++	++	++	+	++	+
RATTE								
Endokr.	++	–	–	++	–	+	++	++
Exokrin	++	++	++	++	++	++	++	++

Auf der Suche nach einem Lectin, das endokrines von exokrinem
menschlichem Pankreasgewebe zu unterscheiden vermag, fand sich
das o.a. Maclura Pomifera Agglutinin (MPA), welches selektiv die
nicht endokrinen Zellen bindet, die Inseln jedoch ausspart
(Abb. 2).

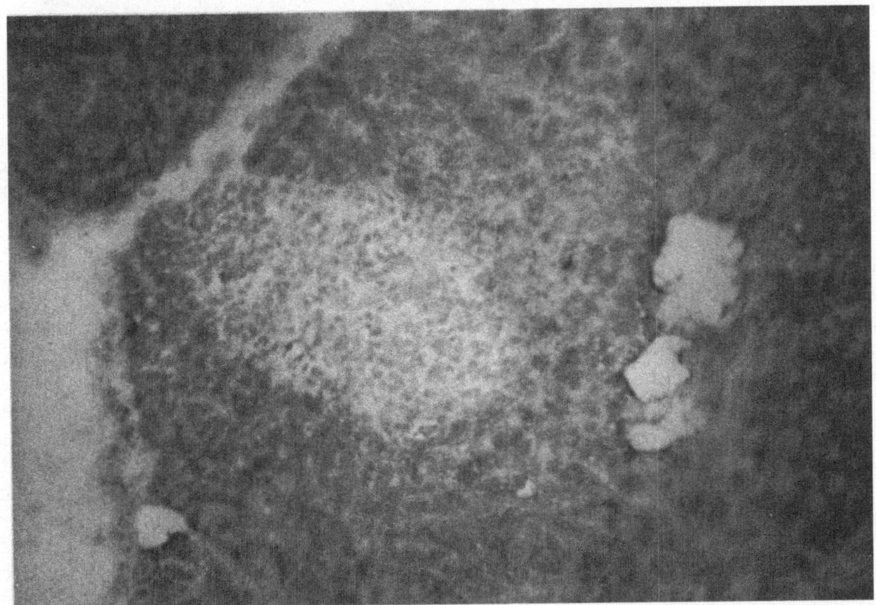

*Abb. 2. Gefrierschnitt menschlicher Pankreas mit Peroxidase-gekoppeltem MPA
beschichtet, Kernfärbung mit Meyer's Hämalaun*

Es findet sich eine deutliche Braunfärbung des exokrinen und
Bindegewebes; im Bereich der Langerhansschen Inseln stellen sich
lediglich die hämalaungefärbten Zellkerne dar.

Bei den von uns untersuchten Labortieren fand sich mit MPA kein
gleichartiges Muster. So konnte für Hund- und Schweinepankreas
kein Lectin mit differentiellen Bindungseigenschaften gefunden
werden. Andere Lectine führten jedoch bei Ratte und Meerschweinchen zu einem positiven Ergebnis (Abb. 3).

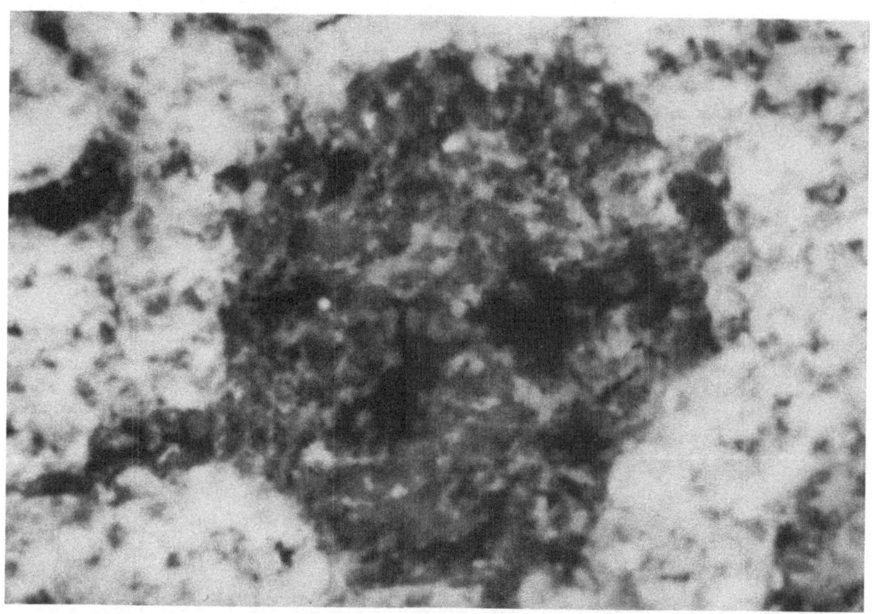

Abb. 3. Gefrierschnitt Rattenpankreas, mit FITC-gekoppeltem UEAI beschichtet

Im Gefrierschnitt zeigt sich eine deutliche Fluorescenz der exokrinen Zellen. Die dargestellte Insel bleibt, bis auf eine geringe Eigenfluorescenz, ungefärbt.

Bei der Ratte werden durch UEAI, SBA und GSII die Inseln ausge-
spart, während das exokrine Gewebe eine starke Lectinbindung aufweist. Ähnlich verhält es sich beim Meerschweinchenpankreas. Es
finden sich auch hier deutlich selektive Bindungseigenschaften
des UEAI-Lectins. Auch nach enzymatischer Andauung des Pankreasgewebes bleibt die beschriebene Bindungscharakteristik erhalten,
wie sich im Cytopräparat nach Insulin-Antikörperfärbung der β-
Zellen zeigen läßt. Nach der oben beschriebenen Aufarbeitung von
Rattenpankreas mit an Macrobeads gekoppeltem Sojabohnenlectin
(SBA) ergibt sich eine Ausbeute von 300 - 350.000 Zellen pro
verarbeitetem Organ, wovon 80 % gemäß dem immuncytologischen In-
sulinnachweis β-Zellen sind. Dieser Prozentsatz entspricht der
physiologischen Verteilung der β-Zellen in der Ratteninsel. Die
Vitalität der erhaltenen Zellen liegt in der Trypanblaufärbung
um 90 %.

Die syngene Transplantation der so isolierten Inselzellen von
DA-Ratten bei einem Spender-Empfänger-Verhältnis von 1:1 ergab
bei den zuvor diabetischen Empfängertieren während eines Beobachtungszeitraums von bisher zwei Wochen post OP Blutzuckerwerte
zwischen 124 und 209 mg/dl (Abb. 4).

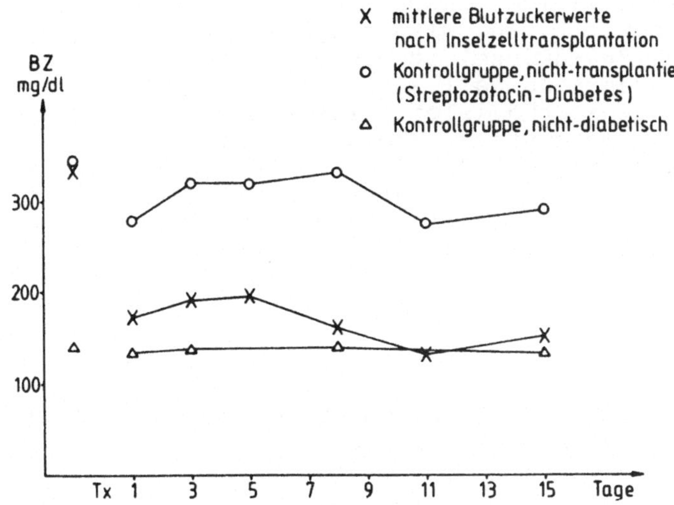

*Abb. 4. Mittlere Serumglucosespiegel nach syngener Transplantation lectin-
isolierter Inselzellen (DA-Ratten)*

Die Erhöhung der Inselzellausbeute sowie die tierexperimentelle
Verwendung lectinisolierter Inselzellen als Allotransplantat unter
immunsuppressiver Therapie müssen im weiteren zeigen, welche Bedeutung dieser Trennungsmethode im Hinblick auf die Transplantation menschlicher Inselzellen zukommen kann.

Zusammenfassung

In der vorliegenden Arbeit wird gezeigt, daß Lectine spezifische
Bindungseigenschaften für Pankreasgewebe besitzen. Für menschli-
ches Pankreas sowie Pankreas von Ratte und Meerschweinchen ließen
sich Lectine finden, die eine deutliche Bindung mit exokrinem und
Bindegewebe eingehen, die Inseln jedoch komplett aussparen. Dies
wurde an Gefrierschnitten nachgewiesen. Im cytologischen Präparat
wurde gezeigt, daß Lectine auch nach enzymatischer Andauung des
Pankreasgewebes ihre differentiellen Bindungseigenschaften behal-
ten. Durch Kopplung der Lectine an eine Festphase konnten aus mechanisch und enzymatisch zerkleinerten Pankreaszellsuspensionen
der Ratte Inselzellen isoliert werden, deren β-Zell-Anteil der
physiologischen Verteilung (80 %) entsprach. Die Vitalität dieser
Zellen lag bei 90 %. Die Ausbeute von 300 - 350.000 Inselzellen
pro Rattenpankreas ermöglichte eine 1:1-Transplantation in die
Leber Streptozotocin-diabetischer DA-Ratten mit postoperativ normalen bis hochnormalen Serumglucosekonzentrationen bei allen
Empfängertieren.

Summary

Lectins have specific binding qualities to pancreatic tissue. In man, rat, and guinea pig, lectins were found which bind to the exocrine and connective tissue of the pancreas, but not to the islets. This was shown in frozen sections of pancreatic tissue. In cytological preparation it appeared that lectins keep their différentiating binding qualities even after treatment of the pancreatic tissue with enzymes. After fixing the lectins to macrobeads (200-300 µm) it was possible to separate islet cells from a rat pancreas cell suspension. The percentage of β-cells in these separated islet cells was 80 %, equivalent to the physiological percentage. The viability of the cells was about 90 %. The obtaining of 300.000 to 350.000 islet cells per pancreas enabled a 1:1 transplantation via vena portae into the liver of streptozocin-diabetic DA-rats. All recipients became normoglycemic or nearly normoglycemic after transplantation.

Dr. med. P. Petersen, Chirurgische Universitätsklinik, Martinistraße 52, D-2000 Hamburg 20

20. Die endokrine Pankreasfunktion des syrischen Hamsters beim experimentellen Pankreascarcinom mit BHP

Endocrine Function of the Pancreas in BHP-Induced Pancreatic Carcinomas in Syrian Hamsters

E. Schölzel, S. Roller, V. Maier[1], K. Baczako[2] und H. G. Beger

Abteilung für Allgemeine Chirurgie der Universität Ulm (Ärztlicher Direktor: Prof. Dr. H.G. Beger)
[1]Abteilung Innere Medizin I, Klinische Chemie, Universität Ulm
[2]Abteilung Pathologie, Universität Ulm

Tumoröse Erkrankungen des exokrinen Pankreas gehen häufig (1, 2) mit endokrinen Funktionsstörungen einher. GO (1) fand bei Patienten mit Pankreascarcinom in 20 % eine diabetische Stoffwechsellage und MAINZ et al. (2) berichteten bei Patienten mit malignen Tumoren über eine Hyperglykämierate von 35 %. Beziehungen zwischen Pankreascarcinom und endokrinen Funktionsstörungen sind, wie der Zeitpunkt ihres ersten Auftretens, weitgehend ungeklärt. Aufgabe unserer Untersuchungen ist es, anhand eines Nitrosamin-induzierten Pancreascarcinoms beim syrischen Hamster die gleichzeitig ablaufenden endokrinen Funktionsstörungen von Anbeginn darzustellen und sie in Beziehung zu den jeweiligen morphologischen Veränderungen zu setzen.

Material und Methode

Verwandt wurden 136 weibliche Tiere - 20 Kontrolltiere -, 8 - 12 Wochen alt, mit einem Körpergewicht von 80 - 120 g. Die Unterbringung erfolgte in 2-er und 3-er-Gruppen bei Standarddiät und Wasser ad libitum. Als Carcinogen wurde BHP (N-Nitroso bis-(2-Hydroxypropyl)amine) in wöchentlichen Dosen von 125 mg/kg Körpergewicht subcutan über 15 Wochen verabreicht. Die Untersuchungen erstreckten sich über einen Zeitraum von 0 - 82 Wochen.

1. Blutuntersuchungen: In 2 - 5wöchigen Abständen wurden nach 25-stündiger Nahrungskarenz in Nembutalnarkose (0,15 ml/100 g Körpergewicht intraperitoneal) 2 ml Blut durch Herzpunktion entnommen und Blutzucker, Insulin und Glucagon bestimmt. Modifizierte Glucosebelastungstests wurden über einen Zeitraum bis 25 Wochen nach BHP-Exposition durchgeführt: Nach Bestimmung des Nüchtern-Blutzuckers erhielten die Hamster 0,5 g Glucose/kg Körpergewicht durch langsame Injektion (2 min) in den rechten Ventrikel. Blutentnahmen erfolgten nach 30, 60, 120 und 180 min, da nach 60 min noch sämtliche Blutzuckerspiegel erhöht waren.

Chirurgisches Forum '86
f. experim. u. klinische Forschung
Hrsg.: H.-J. Streicher
© Springer-Verlag Berlin Heidelberg 1986

2. Pathologisch-anatomische Untersuchungen: Jeweils 2 Horizontal-
schnitte aller Pankreaslappen wurden mit HE eingefärbt. PAS-,
Giemsa- und Gomorifärbungen wurden zusätzlich angefertigt. Bei
den Untersuchungen wurden qualitative und quantitative Veränderungen der Acini, der Inseln und des Gangsystems berücksichtigt.

Ergebnisse

1. Carcinome: Bei 78 von 96 Hamstern (81,2 %) wurden 20 - 82 Wochen nach BHP-Gabe Adenocarcinome im Pankreas gefunden. Nach 20 -
23 Wochen hatten 2 Tiere (14,3 %), nach 30 Wochen hatten 40 %
der Tiere und nach 45 Wochen 77,7 % der Tiere ein Carcinom. Nach
50 Wochen wurden bei allen Hamstern Pankreascarcinome gefunden.
Entsprechend der Lappengröße fanden sich 57 % der Carcinome im
Splenic lobe, 21 % im Gastric lobe und 10 % im Duodenal lobe.
In 8 Fällen wurden Carcinome im gemeinsamen Pankreasgang gefunden.
Bei 42 Hamstern waren 2 oder mehr Carcinome vorhanden.

2. Veränderungen der Langerhansschen Inseln: Die Inselstruktur
ist in den ersten 8 Wochen nach BHP-Gabe regelrecht mit durchschnittlich 1 Insel/1,2 mm^2. Nach 10 Wochen werden vermehrt Nesi-
dioblastose-Herde in den Inseln und um hyperplastisches Gangge-
webe gefunden. Die Inseln hypertrophieren, ihre Zahl erhöht sich
nach 15 Wochen um ein Drittel, wobei gehäuft kleine Komplexe
mit weniggranulierten Zellen entstehen. Nach 18 - 20 Wochen werden die Zellkomplexe durch neu gebildete Ductuli ersetzt, die Inseln werden durch Gangsprossung aufgelockert und später cystisch
umgebaut (Beginn nach 22 Wochen). Inselteile gelangen ins Hohl-
raumsystem oder werden durch Adenombildung und Carcinominfiltra-
tion zerstört. Die Zahl der intakten Inseln verringert sich, so
daß bei regelmäßig vorhandenem Carcinom (45 Wochen) durchschnittlich noch 0,6 Inseln/1,2 mm^2 vorhanden sind. Nach 22 Wochen sind
10 %, nach 45 Wochen 40 % und nach 60 Wochen 70 - 80 % der Inseln
schwer geschädigt. In der Spätphase stellen sich zusätzlich dege-
nerative Veränderungen mit Reduktion der Zellzahl und Inselhyali-
nose ein. Bei den Kontrolltieren wurden keine pathologischen Veränderungen beobachtet.

3. Endokrine Funktionsstörungen: (Tabelle 1) Im Gegensatz zum unauffälligen morphologischen Befund sind bereits während der BHP-
Exposition bei 78 % der Tiere deutliche Funktionsstörungen vorhanden. Die mittleren Insulinspiegel fielen vom Ausgangswert
33 µU/ml auf 20 µU/ml, das Glucagon war mit 102 pg/ml auf das
Doppelte des Ausgangswertes erhöht. Während die Nüchternblutzuk-
kerwerte wenig aussagekräftig sind, zeigen bei der modifizierten
Glucose-Belastung 6 - 10 Wochen nach BHP-Gabe alle Kurven einen
pathologischen Verlauf (Tabelle 2). Die Glucosespiegel hatten
sich nach 3 h lediglich bei 2 von 13 Tieren normalisiert. Das Insulin zeigt einen trägen, inadäquaten Anstieg und ist nach 3 h
noch relativ erhöht. Das Glucagon zeigt keinen adäquaten Abfall.
5 Tiere starben an den Folgen der Untersuchung. Nach Absetzen des
BHP normalisierten sich die Insulinspiegel, das Glucagon blieb
weiter deutlich erhöht. Bei 45 % der Tiere war der Nüchternblutzucker erhöht. Bei der Glucose-Belastung war nach 20 Wochen eine
komplette Dysregulation im Insulin-Glucagon-Mechanismus vorhanden. Von 10 Tieren starben 7 während der Untersuchung. Entspre-

Tabelle 1. Nüchternwerte und Quotienten für Blutzucker (BZ), Insulin (I) und Glucagon (G) beim syrischen Hamster (n = 136) bei BHP-Exposition (125 mg KG KW, während 15 Wochen)

	BHP-Expositionszeit in Wochen			
	0	2-15	16-24	44-55
n (Zahl der Proben)	14	82	82	72
BZ > 120 mg/100 ml in % von n	7	27	45	40
I µU/ml (% von n < 30)	33 (50)	21 (78)	31 (60)	16 (92)
G pg/ml (% von n > 50)	51 (50)	102 (77)	132 (94)	114 (71)
I/BZ	0,33	0,19	0,26	0,13
G/BZ	0,52	0,94	1,13	1,01
I/G	0,65	0,12	0,23	0,12

Tabelle 2. Modifizierte Glucosebelastung beim syrischen Hamster (0,5 g Glucose/KG KW intrakardial). Mittelwerte von 8 Kontrolltieren und 13 Tieren 6 - 10 Wochen nach BHP-Gabe

	Kontrolltiere/Hamster mit BHP				
t in min	0	30	60	120	180
Blutzucker in mg/100 ml	102/99	288/263	278/326	162/264	136/209
Insulin in µU/ml	21/15	78/34	83/36	63/37	32/32
Glucagon in pg/ml	61/108	30/112	23/99	38/102	56/85

chend der fortschreitenden Inselschädigung wurde ein ständiger
Rückgang der Insulinproduktion auf Mittelwerte von 21,4 µU/ml
nach 24 - 40 Wochen (101 Proben) und auf 11,2 µU/ml nach 55 - 82
Wochen (48 Proben) beobachtet. Unerwartet waren die deutlich erhöhten Glucagonspiegel mit Höchstwerten von 180 pg/ml nach 55 -
82 Wochen (53 Proben). Das Ausmaß der hormonellen Verschiebungen
wird eindrücklich durch den Insulin/Glucagon-Quotienten belegt.
Bei 40 - 45 % der Tiere waren die Blutzuckerwerte erhöht.

Diskussion

Synchrone blutchemische und morphologische Untersuchungen zeigen,
daß die Langerhansschen Inseln durch das BHP bereits früh und
dauerhaft geschädigt werden. Empfindlichster Indikator ist das
Insulin. Durch intrainsuläre BHP-Speicherung (3) dürfte es zu
einem toxischen ß-Zellschaden mit Beeinträchtigung der Insulinproduktion kommen. Ein morphologisches Korrelat fehlt in der
frühen Expositionsphase. Für diese Annahme spricht, daß sich die
Insulinwerte nach Absetzen des BHP für einige Zeit normalisieren.
Im Zuge der Inseldestruktion erfolgt ab der 25. Woche erneut ein
progredienter Abfall der Insulinproduktion. Mit dem Glucose-Toleranztest wird zwar noch eine insulinotrope Wirkung erzielt,
aufgrund der Reduktion der ß-Zellzahl ist die Insulinproduktion
jedoch erheblich beeinträchtigt. Die erhöhten Glucagonspiegel
während der BHP-Exposition können als katabole Reaktion im Zusammenhang mit Streß (BHP), Hunger und dem Untersuchungstrauma gesehen werden. Erhöhte Glucagonwerte nach Absetzen des BHP lassen
einen Defekt im Entkopplungsmechanismus der α-Zellen vermuten.
Für diese Annahme spricht, daß die Glucagonausschüttung durch
Glucosezufuhr nicht merklich unterdrückt wird. Denkbar wäre auch
eine Vermehrung der Zahl der α-Zellen. Diesbezügliche Untersuchungen sind noch nicht durchgeführt worden. Auch in der Phase
der Inseldestruktion bleibt das Glucagon erhöht, wodurch ein
zusätzlicher diabetogener Effekt entsteht. Im langfristigen Verlauf kommt es bei sämtlichen Tieren zu einem latenten und bei
50 % der Tiere zu einem manifesten Diabetes.

Zusammenfassung

An 136 Hamstern wurde nach 15-wöchiger BHP-Exposition die endokrine Pankreasfunktion untersucht und in Beziehung zu den morphologischen Pankreasveränderungen gesetzt. Die frühzeitige Ein-
buße der normalen endokrinen Funktion dürfte durch einen toxischen Zellschaden (BHP) bedingt sein, der sich in einer verminderten Insulinproduktion und einer vermehrten Glucagonproduktion
äußert. Im Zuge der Inseldestruktion kommt es zur Reduktion der
ß-Zellen und der Insulinproduktion. Die Glucagonspiegel bleiben,
vermutlich aufgrund eines Defektes im Entkopplungsmechanismus
der α-Zellen unverändert erhöht.

Summary

136 Syrian hamsters were treated by weekly subcutaneous application of 125 mg BHP for 15 weeks. Morphological changes were

compared with endocrine function. Insulin secretion was reduced early during BHP application, while glucagon levels were elevated and could not be reduced by injection of glucose. 24 weeks after BHP application progressive destruction of islet architecture was evident. Insulin secretion was reduced further but glucagon levels remained high. Relations between islet cell damage and dysregulation of hormones are discussed.

Literatur

1. Go VLW (1980) Biological and immunological considerations of pancreatic cancer. Inserm Symp. No 15, 291-302. Elsevier, North Holland
2. Mainz D, Webster PD (1974) Pancreatic carcinoma. A review of etiologic considerations. Am J Dig Dis 19:459-64
3. Moore MA et al. (1983) Early lesions during pancreatic carcinogenesis induced in Syrian hamsters by DHPN or DOPN. I. Carcinogenesis Vol 4, No 4:431-37. II. Carcinogenesis Vol 4, No 4: 439-48
4. Pour P, Wilson RB (1980) Experimental tumors of the pancreas. In: Mossa AR (ed) Tumors of the pancreas, Chapter 4. Williams and Wilkins, Baltimore London, p 37-158

Dr. E. Schölzel, Abteilung für Allgemeine Chirurgie der Universität Ulm, Steinhövelstraße 9, D-7900 Ulm

21. Wachstumsverhalten duktaler Pankreascarcinome. In vivo- und in vitro-Untersuchungen*

Growth Kinetics of Pancreatic Duct Carcinomas: In Vivo and In Vitro Studies

M. v. Bülow[1], G. Klöppel[2], H. Schild[3] und H. Baisch[4]

[1]Chirurgische Universitätsklinik Mainz
[2]Pathologisches Institut, Universität Hamburg
[3]Institut für Klinische Strahlenkunde, Universität Mainz
[4]Institut für Biophysik, Universität Hamburg

Einleitung

Unter den exokrinen Pankreasneoplasmen ist das duktale Adenocarcinom mit einer relativen Häufigkeit von 80 - 90 % der vorherrschende Tumor (1). Durch seine generell schlechte Prognose, nur etwa 2 % der behandelten Patienten überleben die Fünfjahresgrenze (2) und seine langsam zunehmende Incidenz in den letzten 20 Jahren (3), ist das duktale Pankreascarcinom zu einer großen Herausforderung in der Onkologie geworden. An einem geeigneten Tumormodell wie dem "Nacktmaussystem" könnten Tumorbiologie, Tumorwachstum und prätherapeutische Therapiestudien untersucht werden. In der vorliegenden Arbeit sollte zunächst überprüft werden, inwieweit das Wachstumsverhalten duktaler Pankreascarcinome auf der Nacktmaus dem Wachstum dieser Tumorart beim Menschen entspricht und von welchen morphologischen und tumorbiologischen Kriterien die Wachstumsgeschwindigkeit abhängt.

Material und Methode

Tumortransplantation: Chirurgisch entferntes Gewebe von menschlichen duktalen Pankreascarcinomen wurde direkt auf NMRI nu/nu Mäuse transplantiert. Von jedem Tumor wurden 15 - 20 Mäusen 2 x 2 mm große Tumorstückchen unter die rechte Flanke in Ätherkurznarkose transplantiert.

Bestimmung des Tumorwachstums: Zur Bestimmung der Tumorgröße auf der Nacktmaus wurde das Produkt der beiden Hauptdurchmesser in der Phase des exponentiellen Tumorwachstums berechnet. Für die Bestimmung der Tumorverdopplungszeit als Maß des Tumorwachstums wurde ein Hauptdurchmesser semilogarithmisch gegen die Zeit aufgetragen (5). Zum Vergleich des Tumorwachstums konnten die Tumorverdopplungszeiten während der ersten Passagen herangezogen werden.

---

*Mit Unterstützung der DFG SFB 215/C1

Chirurgisches Forum '86
f. experim. u. klinische Forschung
Hrsg.: H.-J. Streicher
© Springer-Verlag Berlin Heidelberg 1986

Zur Bestimmung der Tumorverdopplungszeit beim Menschen erfolgte
die computertomographische Bestimmung der Tumorgröße zum Zeitpunkt der Diagnosestellung und in einem vierteljährlichen Abstand. Das Tumorvolumen wurde planimetrisch ausgemessen und die
beiden größten Hauptdurchmesser bestimmt. Die Bestimmung der Tumorverdopplungszeit erfolgte dann ebenfalls nach der Methode von
COLLINS (5) für die beiden Hauptdurchmesser. Ihr Mittelwert galt
als Tumorverdopplungszeit.

Morphologische Differenzierung der Tumoren: An in Bouinscher Lösung fixierter und nach Standardmethoden eingebetteten Originaltumoren wurde die Zahl der Mitosen in der Peripherie der Tumoren
in zehn zufällig ausgewählten Gesichtsfeldern bei starker Vergrößerung (40er Objektiv mit einer Fläche von 31142 μm^2) ermittelt. Zur individuellen Charakterisierung der duktalen Adenocarcinome wurden histologische und cytologische Kriterien in der
Tumordifferenzierung mit dem Tumorwachstum korreliert. Wichtigster
Parameter dieses Gradings waren die glanduläre Differenzierung,
der Kernpolymorphismus und die Mitosefrequenz (4). Anhand dieser
Kriterien konnten drei Tumorgrade (G) unterschieden werden.

Bestimmung der Chromosomenzahl und Ploidiegrad: Die Chromosomen-
bestimmung erfolgte in Kurzzeitzellkulturen, die entweder von
Xenotransplantaten oder direkt aus dem Operationssaal gewonnenen
Tumorgewebe angelegt wurden. Die Bestimmung der mittleren Chromosomenzahl erfolgte aus 50 ausgezählten Metaphasen.

Flußcytometrische Untersuchungen: In sechs Fällen konnte eine Bestimmung des Ploidiegrades durch flußcytometrische Untersuchungen
von Originaltumoren oder Xenotransplantaten erfolgen.

Ergebnisse

Duktale Pankreascarcinome wachsen sowohl auf der Nacktmaus als
auch beim Menschen in Abhängigkeit von ihrem Differenzierungsgrad.
Auf der Nacktmaus konnten in 13 Versuchen zehn duktale Pankreascarcinome als Tumorlinien etabliert und deren Wachstumsverhalten
bestimmt werden. In der ersten Passage gingen von insgesamt 179
Transplantaten aller 13 Tumoren 96 an, was einer Angehrate von
53,6 % entspricht. Nach einer Latenzzeit von 4 - 7 Wochen zeigte
sich meßbares Tumorwachstum. G I-Tumoren zeigten Latenzzeiten
zwischen 45 und 55 Tagen, G II-Tumoren zwischen 35 und 48 Tagen
und G III-Tumoren zwischen 28 und 35 Tagen. G III-Tumoren wuchsen
deutlich schneller als G II-Tumoren oder G I-Tumoren. Die Tumorverdopplungszeit als Maß des Tumorwachstums korrelierte umgekehrt mit dem Tumorgrad. Langsam wachsende G I-Tumoren zeigten
Verdopplungszeiten zwischen 18 und 21 Tagen, G II-Tumoren zwischen 11 und 14 Tagen und G III-Tumoren zwischen 8 und 10 Tagen,
jeweils gemessen in der ersten Passage. Im Rahmen der Serien-
transplantation verkürzte sich die Verdopplungszeit um ca. 20 %
der Ausgangswerte.

Von 22 Patienten mit einem inoperablen Pankreascarcinom konnten
15 durch Probebiopsien anläßlich einer Probelaparotomie oder
durch Punktionshistologie einem Grading zugeordnet werden. In
elf Fällen konnte ein Kontroll-CT zum Zeitpunkt der Diagnose-

stellung und in einem Abstand von drei Monaten erfolgen. G I-Tumoren zeigten eine Verdopplungszeit von 120 Tagen (n = 2), G II-Tumoren um 80 Tage (n = 7) und G III-Tumoren zwischen 60 und 80 Tagen (n = 2).

An neun Pankreascarcinomlinien ließen sich über Chromosomenbestimmungen aus der Kurzzeitzellkultur Aussagen über den Ploidiegrad der Tumorzellpopulation machen. In sechs Fällen konnten DNA-Histogramme mit Hilfe der Flußcytometrie aufgestellt und der Ploidiegrad bestimmt werden. Erste Ergebnisse lassen vermuten, wenn auch wegen der geringen Fallzahl noch nicht statistisch signifikant, daß G I-Tumoren nahe 2-ploide Chromosomensätze haben, G II- und G III-Tumoren nahe 3-ploide Chromosomensätze besitzen. Es könnte also ein Zusammenhang zwischen Differenzierungsgrad, Wachstumsverhalten und Ploidiegrad der Pankreastumorzellen bestehen.

Die Untersuchungen zeigten, daß das Wachstumsverhalten duktaler Pankreascarcinome sowohl beim Menschen als auch auf der Nacktmaus durch den Differenzierungsgrad der Ursprungstumoren bestimmt wird. Allerdings ist die Wachstumsgeschwindigkeit auf der Nacktmaus, gemessen an der Tumorverdopplungszeit um das 6- bis 8-fache schneller als beim Menschen. Nach den Untersuchungen spiegelt das Tiermodell das Wachstumsverhalten duktaler menschlicher Pankreascarcinome wider.

Zusammenfassung

Das Wachstumsverhalten duktaler Pankreascarcinome wird sowohl beim Menschen als auch auf der Nacktmaus wahrscheinlich durch den Differenzierungsgrad der Ursprungstumoren bestimmt. Das Wachstumsverhalten duktaler Pankreascarcinome auf der Nacktmaus entspricht dem Wachstumsverhalten beim Menschen.

Summary

Our studies showed that the growth kinetics of human ductular pancreatic carcinoma and of xenografted pancreatic carcinoma on nude mice are dependent on tumor grade.

Literatur

1. Cubilla AL, Fitzgerald PJ (1979) Classification of pancreatic cancer (non endocrine). Mayo Clin Proc 54:449
2. Rückert K, Kümmerle F (1978) Totale Duodenopankreatektomie als Regeloperation beim Pankreaskarzinom. Chirurg 47:162
3. Levin DL, Connelly RR, De Vesa SS (1981) Demografic characteristics of cancer of the pancreas: mortality, incidence, and survival. Cancer (Philad.) 47:1356
4. Klöppel G, Lingenthal G, Klapdor R, Kern HF, Rückert K, v Bülow M (1984) Morphologische Kriterien zum Wachstumsverhalten des Pankreaskarzinoms. Dtsch Med Wochenschr 109:702

5. Collins VP, Loeffler RK, Tivey H (1956) Observation on growth rates of human tumors. Am J Roentg 76:988

Priv.-Doz. Dr. med. Markward von Bülow, Chirurgische Universitäts-klinik, Langenbeckstraße 1, D-6500 Mainz 1

22. Postoperative Immundepression und deren Beeinflussung bei einem metastasierenden Tumormodell der Ratte

Postoperative Immunodepression and Its Limitation in a Metastasizing Tumor Model in Rats

G. H. Geelhaar[1], M. Betzler[1], M. Zöller[2], H. Stimmel[1], G. F. Zimmermann[1] und H. K. Schackert[1]

[1]Abteilung für Allgemeinchirurgie, Unfallchirurgie und Poliklinik, Chirurgische Universitätsklinik Heidelberg, Abteilung 2.1.1 (Direktor: Prof. Dr. Ch. Herfarth)
[2]Institut für Nuklearmedizin am Deutschen Krebsforschungszentrum, Heidelberg

Einleitung

Klinische und experimentelle Studien haben zu dem Resultat geführt, daß der Streß einer Operation zu einer beschleunigten Metastasierung führen kann (1, 2). Als Ursache dieser Tumorprogression wurde eine akute Depression des unspezifischen Immunsystems (NK-Zellen) diskutiert (3, 4).

Ziel dieser Studie war die Untersuchung des Einflusses von Operation auf die zellvermittelte Immunität und Tumormetastasierung und deren Prävention durch unspezifische Immuntherapie in einem geeigneten Tiermodell.

Material und Methoden

Versuchstiere: Etwa 200 g schwere, durch Inzucht induzierte BDX-Ratten (Firma Thomae, Biberach) wurden verwendet. Die Ratten waren frei von spezifischen Pathogenen, insbesondere frei von Mykoplasma pulmonis Infektionen.

Tumorlinie: BSP 73-Tumor (5): Ein bei BDX-Ratten spontan intraperitoneal auftretendes Adenocarcinom des Pankreas. Es wurde die durch Passage entstandene Variante Bsp-73-Asml verwendet. Es metastasiert lymphogen über die regionalen Lymphknoten, als auch hämatogen in die Lunge. Die Tiere versterben in Folge respiratorischer Insuffizienz bei diffuser Metastasierung in die Lunge.

Tumordosis und Applikation: 5 x 10^5 der BSP-73-ASML-Zellen in 2 ml einer 0,9 %igen NaCl-Lösung wurden in die Schwanzvene injiziert.

Narkose: Als Narkoseverfahren wurde eine intraperitoneale Narkose mit einer Dosis von 1 ml/100 g Körpergewicht einer 4 %igen Lösung von Chloralhydrat verwendet.

Chirurgisches Forum '86
f. experim. u. klinische Forschung
Hrsg.: H.-J. Streicher
© Springer-Verlag Berlin Heidelberg 1986

Operation: Als Operationsverfahren zur Streßinduktion wurde die
mediane Laparotomie mit Durchtrennung der Bauchdecke vom Processus
xyphoideus bis unmittelbar suprapubisch gewählt. Nachfolgend
wurde das Intestinum für die Dauer von 15 min eventriert. Ein
schichtweiser Wundverschluß mit fortlaufender Naht schloß die
Operation ab.

Verlaufsbeobachtung: Feststellung des Todesdatums, nachfolgende
Sektion mit Erhebung der Todesursache und histologischer Sicherung der Befunde. Die bei Versuchsende noch lebenden Tiere wurden getötet und entsprechend untersucht.

Immunologische Untersuchung: NK (natural killer)-Zellaktivität
sowie die NK-Zellzahl wurde nach einem NK-Essay bestimmt. Messungen wurden zum Zeitpunkt der Operation in gleichartigen Intervallen bis 216 h nach der Operation durchgeführt. Untersucht
wurden die NK-Zellen in der Milz, dem Peritoneum und dem Blut.

Die Stimulation der unspezifischen Immunabwehr wurde durch Applikation von Corynebacterium parvum (c.p.) 36 h präoperativ in
einer Dosis von 1,7 mg/100 g Körpergewicht in 50 µl physiologischer Kochsalzlösung subcutan in die rechte Hinterpfote erreicht.

Statistik: Die Vergleiche zwischen den Versuchsgruppen wurden mit
dem Wilcoxon-Rangsummen-Test durchgeführt.

Modell 1: Synchrone Laparotomie und Applikation des BSP-73-ASML-
Tumors nach vorheriger Immunstimulation im Vergleich zu einer
operierten, nicht immunstimulierten Tiergruppe und entsprechenden
Kontrollen.

Modell 2: Bestimmung der NK-Zell-Aktivität in Peritoneum, Milz
und Blut in einer operierten immunstimulierten Gruppe im Vergleich
zu einer operierten, nicht immunstimulierten Tiergruppe und entsprechender Kontrollgruppe.

Ergebnisse

Modell 1: Die durchschnittliche Überlebenszeit der immunstimulierten Tiere ist durchschnittlich signifikant (p < 0,02) länger als
die der nicht stimulierten Tiere. Die Überlebenszeit der nur
operierten, nicht immunstimulierten Tiere ist signifikant niedriger als die aller anderen Gruppen. Die durchschnittliche Überlebenszeit der operierten, immunstimulierten Gruppe entspricht der
nicht operierten Gruppe (Tabelle 1).

Modell 2: Die NK-Zell-Aktivität ist in allen operierten Gruppen
im Peritoneum, in der Milz als auch im Blut signifikant niedriger
als in den Kontrollgruppen (p < 0,02). Besonders deutlich ist die
Verminderung der NK-Zellaktivität im Peritoneum sowie im Blut
innerhalb der ersten 48 h postoperativ nachweisbar. 72 h postoperativ ist dieser Effekt nicht mehr nachweisbar. Die Depression
der NK-Zellaktivität ist in der operierten und immunstimulierten
Gruppe nicht nachweisbar (Tabelle 2).

Tabelle 1. Überlebenszeiten (Mittelwerte der Gruppen und 95 %-Vertrauensgrenzen) von laparotomierten und nicht laparotomierten Tiergruppen nach i.v. Applikation von 5×10^5 Tumorzellen (BSP 73 ASML); n = 15 je Gruppe

Gruppe	Überlebenszeit (Tage)	95 % KONF.
KONTROLLE		
Immunstimulation -	50	49 - 51
Immunstimulation +	55	53 - 56
LAPAROTOMIE		
Immunstimulation -	43	41 - 44
Immunstimulation +	57	55 - 59

Tabelle 2: NK-Zellaktivität des Peritoneums (A), des Blutes (B), und der Milz (C) verglichen mit einer Kontrollgruppe (NK-Zellaktivität = 100 %) in operierten, immunstimulierten und nicht immunstimulierten Tieren (n = 15 je Gruppe)

Gruppe	postoperatives Zeitintervall		
	0 - 48 h	48 - 72 h	72 - 144 h
A. LAPAROTOMIE			
Immunstimulation +	80	100	100
Immunstimulation -	20	80	100
B. LAPAROTOMIE			
Immunstimulation +	85	100	100
Immunstimulation -	23	78	100
C. LAPAROTOMIE			
Immunstimulation +	92	100	100
Immunstimulation -	40	90	100

Diskussion

Der Streß einer Laparotomie führt in unserem Tumormodell zu einer signifikanten Verkürzung der mittleren Überlebenszeit verglichen mit den Kontrollgruppen. Nach unspezifischer Immunstimulation mit Corynebacterium parvum läßt sich dieser Effekt aufheben, es findet sich eine Verlängerung der Überlebenszeit verglichen mit der nicht operierten Kontrollgruppe. Diese Veränderungen gehen synchron mit der durch den Operationsstreß bedingten Depression der NK-Zellaktivität im Peritoneum, im Blut sowie im geringen Maße der Milz. Eine Stimulation der unspezifischen Immunabwehr durch Applikation von Corynebacterium parvum zeigt eine Aufhebung dieser Depression. Diese beobachteten Effekte dürften Resultate einer allgemeinen Reaktion des Organismus sein. Die durchgeführten Untersuchungen weisen darauf hin, daß die durch den "Operationseffekt" induzierte Verkürzung der Überlebenszeit in diesem Tumormodell durch eine unspezifische Immunstimulation aufgehoben werden kann.

Zusammenfassung

Das Modell eines soliden Tumors mit metastasierender Variante
erweist sich als geeignet zur Untersuchung des Zusammenhangs
zwischen Operation, Streß und immunologischen Veränderungen der
NK-Zellaktivität in Ratten. Es konnte gezeigt werden, daß der
Operationsstreß zu einer Depression des unspezifischen Immunsystems (NK-Zellaktivität) führt. Die Aufhebung der Depression
des Immunsystems durch unspezifische Immunstimulation korreliert
direkt mit einer Verlängerung der Überlebenszeit.

Summary

The model of solid tumor with a metastasizing variant is useful
in research into operative stress and immunologic changes of the
NK-cell activity in rats. We found a depression of NK-cell activity after operation. The neutralization of this depression is
associated with an increase in the survival period.

Literatur

1. Hattori T, Hamai Y, Takiyama W, Hirai T, Ikeda T (1980)
   Enhancing effect of thoracotomy on tumor growth in rats with
   special reference to the duration and timing of the operation.
   Gann 71:280-284
2. Geelhaar GH, Betzler M, Zöller M, Stemmel H, Zimmermann GF,
   Schackert HK (1985) Einfluß von Operation und Narkose auf
   Wachstum und Metastasierung solider Tumoren in Ratten. In:
   Langenbecks Arch Chir (Supp). Springer, Berlin Heidelberg New
   York Tokyo, S 117-127
3. Toge T, Hirai T, Takiyama W, Hattori T (1981) Effects of surgical stress on natural killer activity, proliferative response
   of spleen cells and cytostatic activity of lung macrophages
   in rats. Gann 72:790-794
4. Takekoshi T, Skata K, Kunieda T, Saji S, Tanemura H, Yamamoto
   S (1984) Facilitation of tumor metastasis, operative stress
   and participation of cell-mediated immunity. Oncology 41:
   245-251

Dr. G.H. Geelhaar, Abt. für Allgemeinchirurgie, Unfallchirurgie
und Poliklinik, Chirurgische Univ.-Klinik, Abt. 2.1.1, Im Neuenheimer Feld 110, D-6900 Heidelberg

23. Induktion einer cellulären Immunantwort durch Kryochirurgie

Induction of a Cellular Immune Response by Cryosurgery

C. Lersch, H. Römisch, N. Demmel und C. Hammer

Institut für Chirurgische Forschung und Chirurgische Klinik der
Universität München

Einleitung

In 28 (20 %) von 139 Patienten mit Rectumcarcinomen ohne Metastasen wurde nach Kryochirurgie (KC) eine vollständige Tumorremis-
sion beobachtet. Bei 79 % der Patienten konnte ein Anus praeter
vermieden werden. Zwei Jahre nach KC lebten 7 % der Patienten mit
und 76 % ohne Metastasen (1). Eine Beteiligung von immunkompetenten Zellen bei der Tumorregression nach KC wird seit 1979 in der
Literatur diskutiert (2).

In eigenen Untersuchungen an tumortragenden Ratten hatten sich
deren Milzzellen nach KC als cytotoxisch wirksam gegen Tumorzellen erwiesen (3). Um die Phänotypen dieser cytotoxischen Zellen
zu charakterisieren, wurden in den folgenden Versuchen täglich
Zellen aus subcutan verlagerten Ratten- und Mäusemilzen (4) nach
KC von Tumoren aspiriert und mittels monoklonaler Antikörper
(MAK) markiert. Der Phänotyp von Lymphocyten im peripheren Blut
von Patienten (n = 9) mit Rectumcarcinomen wurde vor und nach
Kryochirurgie untersucht, um eine Relevanz der an den Tieren erhobenen Befunde für den Menschen zu überprüfen.

Patienten, Material, Methode

Drei Wochen nach subcutaner Verlagerung der Milzen erhielten a)
Long Evans Ratten (n = 29) 1×10^7 Walker Carcinosarkom-Zellen,
b) nu+/nu+ NMRJ-Mäuse (n = 12) und c) +/+ NMRJ-Mäuse (n = 10)
1×10^7 Lewis Lung Tumorzellen subcutan am Rücken injiziert.
Nach 4 Tagen erfolgte die Vereisung der sich entwickelnden Tumoren während 2 - 3 min mittels einer durch flüssigen Stickstoff
auf -160° C abgekühlten Sonde (Erbokryo PS Gerät, Tübingen, FRG).
Milzzellen wurden in 2-tägigen Abständen durch Feinnadelbiopsien
aspiriert und nach Färbung mit May-Grünwald-Giemsa Lösung bzw.
Inkubation mit den MAK a) gegen Rattenlymphocyten: 0x 6 (Ia-
positive Zellen), 0x 8 (cytotoxische-, Suppressorzellen), W3/25
(Helferzellen) und b) gegen Mäuselymphocyten: anti-mouse IgG,
anti-mouse IgM morphologisch charakterisiert. c) Lymphocyten aus
dem peripheren Blut von Patienten mit Rectumcarcinomen (n = 9)
wurden vor KC, sowie 7 - 21 Tage danach mit fluorescein-gekoppel-

Chirurgisches Forum '86
f. experim. u. klinische Forschung
Hrsg.: H.-J. Streicher
© Springer-Verlag Berlin Heidelberg 1986

MAK: OKT3 (Gesamt-T-Zellen), OKT4 (Helfer-T-Zellen), OKT8 (Suppressor-, cytotoxische-T-Zellen) und anti-Ia markiert und ausgezählt.

Ergebnisse

a) Unbehandelte Ratten (n = 10) starben innerhalb von 15 Tagen unter progredientem Tumorwachstum. Dabei nahmen die Lymphocyten in den Milzen signifikant auf 20 % des Ausgangswertes ab (p < 0,01), während die polymorphkernigen Granulocyten und erythropoetischen Vorläuferzellen prozentual um denselben Betrag zunahmen. Nach KC konnte in 13 (68 %) von 19 Ratten eine Vollremission und in 6 Ratten eine Teilremission der Tumoren - Tod innerhalb von 18 Tagen - beobachtet werden. Zwei Tage nach KC nahmen die cytotoxischen-/Suppressorzellen in den Milzen signifikant (p < 0,01) zu, erreichten am 4. Tag ein Maximum und fielen danach bis zum Tag 9 wieder auf den Ausgangswert ab (Tabelle 1). Die prozentualen Anteile der Helfer- und Ia-positiven Zellen veränderten sich nicht signifikant. Nach Vereisung von Haut und Bindegewebe in 10 Kontrollratten wurden diese Zellverschiebungen nicht beobachtet.

Tabelle 1. Mediane ($\tilde{x}$), Q1- und Q3-Quartile, Maxima (Max) und Minima (Min) der cytotoxischen-/Suppressor-T-Zellen (%) in Milzen von Long Evans Ratten (n = 13) nach KC am Tag 0

Tag	0	2	4	10
Max	39,0	48,0	51,0	42,0
Q3	33,5	41,5	45,5	39,5·
$\tilde{x}$	30,0	37,0	41,0	33,0
Q1	26,0	33,0	37,0	31,0
Min	10,0	22,0	26,0	24,0

* p < 0,5; ** p < 0,01

b) Während +/+ NMRJ-Mäuse zu 100 % nach KC tumorfrei waren, verstarben alle nu+/nu+ NMRJ-Mäuse innerhalb von 30 Tagen an Tumorkachexie. In den Milzen der letzteren nahmen wiederum die Lymphocyten signifikant (p < 0,01) ab und die granulopoetischen Zellen zu.

c) Die absolute Zahl der Suppressor-/cytotoxischen-T-Zellen (T8) und die der Helfer-/Inducer-T-Zellen (T4) nahm im peripheren Blut der Patienten deutlich zu. Wie aus dem Quotienten T4/T8 deutlich wird (Tabelle 2), war der Anstieg der T8-Zellen dabei noch größer.

Tabelle 2. T4/T8-Verhältnis im peripheren Blut von Patienten (n = 9) mit Rectumcarcinomen vor und 7 - 21 Tage nach KC. Mediane ($\tilde{x}$), Q1-, Q3-Quartile, Maxima und Minima der Quotienten sind aufgelistet

	prae KC	post KC
Max	4,5	5,4
Q3	3,1	3,0
$\tilde{x}$	2,6	1,4
Q1	1,8	1,1
Min	1,2	0,5

$p < 0,1$

Schlußfolgerung

Nach Kryochirurgie kann sowohl in den Milzen von tumortragenden Ratten als auch im Blut von Patienten mit Rectumcarcinomen eine Zunahme der cytotoxischen-/Suppressor-T-Zellen beobachtet werden. Blutuntersuchungen von weiteren Patienten sollen nun eine Korrelation zwischen dem Anstieg dieser T-Zellen und der Prognose nach KC sichern.

Zusammenfassung

In Milzen von Long Evans Ratten (n = 19) mit Walker Carcinosarkomen wurde 2 - 9 Tage nach erfolgreicher Kryochirurgie (KC) bei 68 % (n = 13) der Tiere ein signifikanter ($p < 0,01$) Anstieg der cytotoxischen-/Suppressor-T-Zellen gefunden. Die Zahl der Helfer-T- und Ia-positiven Zellen veränderte sich nur geringfügig.

Erste Untersuchungen der T-Lymphocyten im Blut von Patienten mit Rectumcarcinomen (n = 9) zeigten, daß nach KC sowohl die Helfer-/Inducer-T-Zellen und noch mehr die Suppressor-/cytotoxischen-T-Zellen zunehmen.

Summary

Numbers of suppressor/cytotoxic spleen T cells increased significantly ($P < 0.01$) in Walker-carcinosarcoma-bearing Long-Evans rats (N = 19) 2 - 9 days after successful cryosurgery. 68% (N = 13) of the rats were cured. The percentages of T helper/inducer cells and of Ia-positive cells did not change in the spleens.

In patients (N = 9) suffering from rectum carcinomas, the cytotoxic/suppressor T cells increased in the peripheral blood to a greater extent after cryosurgery than did the helper/inducer T cells.

Literatur

1. Demmel N, Koller J, Denecke H, Dirschedl P (1985) Stellenwert der Kryochirurgie. Münch Med Wochenschr 127 (im Druck)
2. Ablin RJ, Fontana G, Helpap B (1982) Cryoimmunotherapy: A Conference Report. Eur Surg Res 14:309–316
3. Ganghoff O, Feifel G, Hammer C, Brendel W (1982) Einfluß der Kryochirurgie auf die Tumorabwehr. In: Langenbecks·Arch Chir (Suppl). Springer, Berlin Heidelberg New York, S 105–109
4. Thiel M, Lersch C, Hammer C, Krombach F, Schödel F, Lenz P, Brendel W (1985) Chemilumineszenz (CL) und Morphologie von Milzzellen in Mäusen unter Tumorwachstum. In: Langenbecks Arch Chir (Suppl). Springer, Berlin Heidelberg New York Tokyo, S 85–88

Dr. C. Lersch, Institut für Chirurgische Forschung und Chirurgische Klinik der Universität München, Marchioninistr. 15, D-8000 München 70

24. Einfluß der Splenektomie auf das Tumorwachstum bei T-Zellen-defizienten Mäusen

Influence of Splenectomy on Tumor Growth in T-Cell-Deficient Mice

M. Schunke, C. Lersch, C. Hammer und W. Brendel

Institut für Chirurgische Forschung der Universität München

Einleitung

Die Wertigkeit der Splenektomie (SX) in der Magenkrebschirurgie ist nach wie vor umstritten. Schwere Infektionen können nach SX auftreten und tödlich verlaufen. Andererseits muß die Milz bei Lymphknotenmetastasen im Hilus aus Radikalitätsgründen mit entnommen werden. Außerdem wurden in der Milz verschiedene immunkompetente Zellpopulationen beschrieben, die die antitumorale Immunantwort hemmen und somit das Tumorwachstum fördern können. Diese würden durch SX bei Magencarcinompatienten aus dem Körper entfernt.

Eigene Untersuchungen über den Effekt der SX auf die Überlebensrate und -zeit von Mäusen (1, 2) haben ergeben, daß die Milz das Wachstum von Tumoren insbesondere während der ersten 7 Tage nach Tumorinoculation beschleunigen kann. Während dieser Zeit werden überwiegend Ig-positive (B-) Zellen in den Milzen gefunden. Um zu klären, ob die B-Zellen als Suppressorzellen in tumortragenden Tieren wirksam sind, wurden nu+/nu+-NMRI-Mäuse zu verschiedenen Zeiten nach Tumorinoculation splenektomiert. Die Milzen dieser Mäuse enthalten im Gegensatz zu +/+-NMRI-Mäusen nur B- und nahezu keine T-Zellen.

Material und Methoden

Nu+/nu+-NMRI-Mäusen (n = 111) wurden am Tag 0 1 x 10^7 Lewis-Lung Tumorzellen subcutan am Rücken inoculiert. Die Tiere wurden in 8 Gruppen randomisiert und am 3., 5., 9., bzw. 14. Tag entweder splenektomiert (n = 66) oder scheinoperiert (n = 55). Die immunkompetenten Zellen in den entnommenen Milzen wurden gezählt, und deren Subpopulationen nach Markierung mit den fluorescein-konjugierten Antikörpern: Anti-Mouse Ig (Behring-Institut, Marburg/Lahn, FRG), anti-Thy 1.2 (Bacton Dickinson, Sunnyvale, CA, USA) bzw. nach Färbung mit May-Grünwald-Giemsa-Lösungen differenziert.

Die größten Durchmesser der sich entwickelnden Tumoren wurden bei allen am 3. Tag operierten Tieren regelmäßig mit einer Schublehre gemessen. Es wurden nur diese am 3. Tag scheinoperier-

Chirurgisches Forum '86
f. experim. u. klinische Forschung
Hrsg.: H.-J. Streicher
© Springer-Verlag Berlin Heidelberg 1986

ten bzw. splenektomierten Mäuse berücksichtigt, da die tumor-
hemmende Wirkung der SX bei +/+-NMRI-Mäusen zu diesem Zeitpunkt
am wirkungsvollsten war (2).

Ergebnisse

Alle Mäuse starben an Tumorkachexie. Die mittlere Überlebenszeit
der splenektomierten Tiere unterschied sich nicht signifikant
von der der scheinoperierten. Die letzteren lebten im Durchschnitt
2 - 3 Tage länger als die splenektomierten (Tabelle 1). Die mittleren Tumordurchmesser der beiden am Tag 3 operierten Kollektive
unterschieden sich nur geringfügig (Tabelle 2). Die am Tag 3 entnommenen Milzen enthielten $2,8 \pm 1,4 \times 10^8$ kernhaltige Zellen,
davon $2,0 \pm 1,0 \times 10^8$ Lymphocyten. $1,6 \pm 0,8 \times 10^8$ Lymphocyten
exprimierten Ig an ihrer Oberfläche. Am 14. Tag nach Tumorinoculation waren 90 % der Milzzellen reife oder juvenile Granulocyten.

Tabelle 1. Mittlere Überlebenszeiten (x + SD) von nu+/nu+-NMRJ-
Mäusen mit Lewis-Lung Carcinosarkomen bei Splenektomie (Sx,
n = 66) bzw. Scheinoperation (Sh-Op, n = 55) am 3., 5., 9., 14.
Tag nach Tumorinoculation

Tage nach Tumorinoculation	3	5	9	14
Sx	30,9+13,6	28,6+5,7	26,8+5,8	28,5+9,3
Sh Op	36,9+12,4	31,1+7,5	31,5+6,6	29,8+5,2
	n.s.	n.s.	n.s.	n.s.

Tabelle 2. Mittlere Tumordurchmesser (x + SD) von nu+/nu+-NMRJ-
Mäusen am 9., 14. und 23. Tag nach Lewis-Lung Tumorinoculation;
Splenektomie (Sx) bzw. Scheinoperation (Sh-Op) am Tag 3

Tage nach Tumorinoculation	9	14	23
mittl. Tumordurch- messer			
a) nach Sx (Tag 3)	0,93+0,43	3,34+1,38	8,42+0,83
b) nach Sh-Op (Tag 3)	0,85+0,49	2,96+1,23	7,09+2,6
	n.s.	n.s.	n.s.

Schlußfolgerung

Bei nu+/nu+-T-Zellen-defizienten NMRI-Mäusen mit Lewis-Lung
Tumoren konnte im Gegensatz zu +/+-NMRI-Mäusen (2) keine lebens-
verlängernde Wirkung durch Splenektomie erzielt werden. Die tu-
morwachstumsfördernde Eigenschaft der Milz ist demnach von T-

Zellen abhängig. Ob aber die T-Zellen alleine oder durch eine
Kommunikation mit anderen immunkompetenten Zellen diesen tumor-
protektiven Effekt ausüben, muß im weiteren untersucht werden.

Zusammenfassung

Die Überlebensrate und -zeit von +/+-NMRI-Mäusen mit Lewis-Lung
Carcinosarkomen konnte durch Splenektomie (SX) in den ersten 7
Tagen nach Tumorinoculation signifikant (p < 0,01) verlängert
werden. Nu+/nu+-NMRI-Mäuse (n = 66) überlebten dagegen nach SX
nicht länger als scheinoperierte Kontrolltiere (n = 55). Da
nackte nu+/nu+-Mäuse T-Zellen-defizient sind, scheinen es diese
T-Zellen zu sein, die immunsuppressiv und damit tumorprotektiv
wirksam sind.

Summary

The mean survival rate and survival time of Lewis-lung-carcino-
sarcoma-bearing +/+ NMRI mice were significantly (p < 0.01) increased after splenectomy within 7 days after tumor inoculation.
Nu+/nu+ NMRI mice (N = 66), however, did not survive longer than
sham-operated controls (N = 55). Since nu+/nu+ NMRI mice are T
cell deficient, it seems to be the T cells which induce the
suppressive effect.

Literatur

1. Lersch C, Meyer J, Hammer C, Brendel W (1982) Influence of
   Asplenia and Splenectomy on Tumor Growth in Mice. J Exp Clin
   Cancer Res 1:111-116
2. Lersch C, Hammer C, Thiel M, Lenz P, Brendel W (1986) Analysis
   of Tumor-Enhancing Lymphocytes in Murine Spleens Removed at
   Different Time Intervals after 3 LL-Tumor-Inoculation. J Exp
   Clin Cancer Res (acc. Febr. 1985)

Dr. C. Lersch, Institut für Chirurgische Forschung der Universität München, Marchioninistr. 15, D-8000 München 70

25. Einfluß der Splenektomie auf klinischen und immunologischen Verlauf beim Magencarcinom

Influence of Splenectomy on Clinical and Immunological Course in Gastric Carcinoma

N. Demmel[1], C. Lersch[2], J. Schreiner[2], B. Günther[1], C. Hammer[2] und J. Koller[1]

[1]Chirurgische Klinik und Poliklinik und
[2]Institut für chirurgische Forschung der Universität München,
 Klinikum Großhadern

Der Wert einer Splenektomie (SX) wird bei Gastrektomie (GX) wegen Magenkarzinom unterschiedlich beurteilt. Besonders beim Corpus-Kardiacarcinom wird durch die SX eine größere Radikalität und damit eine bessere Langzeitprognose erwartet. Andererseits wird eine erhöhte Incidenz letaler septischer Komplikationen beschrieben. In dieser Hinsicht könnte die vieldiskutierte immunologische Rolle der Milz von Bedeutung sein.

Ziel der Arbeit war es, anhand klinischer Daten und immunologischer Parameter die Auswirkungen der SX auf Verlauf und Prognose nach Gastrektomie zu untersuchen.

Patienten und Methoden

Von 1976 bis 6/1985 wurden an unserer Klinik 1288 Patienten wegen eines Magencarcinoms operiert, davon 476 gastrektomiert (431 Abdominale GX, 45 abdominothorakale GX, 117 ohne SX und 357 mit SX). Alter, Geschlechtsverteilung, Tumorstadium und -lokalisation, Komplikationen, Klinikletalität und Absterberate wurden retrospektiv erfaßt (actuarial-life table method). Bei den letzten 102 Patienten (38 ohne und 64 mit SX) wurden außerdem am 3., 7., 14. und unregelmäßig bis zum 300. pop. Tag Blutproben zur Analyse immunologischer Parameter abgenommen. Neben der Bestimmung der Leukocyten wurden Blutausstriche angefertigt und das mononucleäre Konzentrat durch monoklonale Antikörper in OKT 3- (Gesamt-T-Zellen), OKT 4- (T-Helfer-Zellen), OKT 8- (cytotoxische, Suppressorzellen) und Anti-B-Zellen-AK (B-Zellen) differenziert. Die Werte wurden bezogen (in %) auf den präop. Wert. Zur statistischen Berechnung dienten Chi^2-Test, Breslow- und Mantel-Cox-Test bei den klinischen Daten sowie die Bonferroni-Methode bzw. Mann-Whitney-Wilcoxon-Test bei den immunologischen Daten. Als Signifikanzgrenze wurden p < 0,05 gesetzt.

Chirurgisches Forum '86
f. experim. u. klinische Forschung
Hrsg.: H.-J. Streicher
© Springer-Verlag Berlin Heidelberg 1986

Ergebnisse

Obwohl aus operativ-technischen Gründen eine Randomisierung in
2 Gruppen nicht möglich war, sind doch die beiden Kollektive mit
und ohne SX hinsichtlich Alter, Geschlecht und Tumorstadium vergleichbar. SX hat jedoch einen etwas höheren Anteil von Tumoren
im oberen Magendrittel.

1. *Postoperative Komplikationen und Langzeitprognose in Abhängigkeit von der Splenektomie* (Tabelle 1, Abb. 1)

Tabelle 1. Komplikationen und Letalität mit/ohne Splenektomie (%)

	Mit SX	Ohne SX	P
Anastomoseninsuffizienz	83 (23,3)	19 (16,2)	0,11
Subphrenischer Abscess	33 (9,2)	1 (0,8)	0,002
Sonstiger Abscess	15 (4,2)	1 (0,8)	0,008
Peritonitis	29 (8,1)	2 (1,7)	0,015
Sepsis	34 (9,5)	3 (2,6)	0,015
Pneumonie/Respir. Insuffizienz	101 (28,3)	16 (13,7)	0,002
Herzversagen/Myokardinfarkt	34 (9,5)	11 (9,4)	0,96
Thrombose/Lungenembolie	4 (1,1)	2 (1,6)	0,62
Klinikletalität	81 (22,6)	10 (8,5)	0,001
Davon chirurg. Komplikationen	53 (14,8)	4 (1,7)	
allgem. Komplikationen	28 (7,8)	6 (5,1)	

Nach SX war die Rate der septischen Komplikationen erhöht, vor
allem subphrenische (p = 0,002) und andere intraabdominelle
Abscesse (p = 0,008) sowie die Rate an Peritonitiden (p = 0,015)
und Sepsis (p = 0,015). Die Anastomoseninsuffizienzrate war in
beiden Gruppen jedoch nicht verschieden. Vermehrt aber nach SX
Pneumonien und respiratorische Insuffizienz (p = 0,002), throm-
boembolische und kardiale Komplikationen waren nicht verschieden.
Die Klinikletalität war nach SX deutlich erhöht (p = 0,001). In
den frühen Tumorstadien I und II (nach UICC 1978) zeigt sich eine
günstigere 5-Jahres-Überlebensrate nach Splenektomie (p = 0,03
für Stad. II), während in den fortgeschritteneren Stadien III und
IV keine Unterschiede mehr bestehen.

2. *Immunologische Parameter in Abhängigkeit von Splenektomie*

Leukocyten: Die Gesamtzahl der *Lymphocyten* fiel bei allen Patienten bis zum 14. pop. Tag unter den Ausgangswert, nach SX jedoch
am 1. - 3. Tag signifikant tiefer.

Monocyten und *PMN* waren bei allen Patienten pop. erhöht.

Lymphocytensubpopulation (Abb. 2): T3 = (Gesamt-T-Zellen), T4
(Helfer-Zellen) und T8 (Suppressor-Zellen) waren nach SX stärker
erniedrigt, signifikant jedoch nur T4 und T8 bis zum 3. pop. Tag.
B-Zellen zeigten pop. keinen Unterschied in beiden Gruppen.

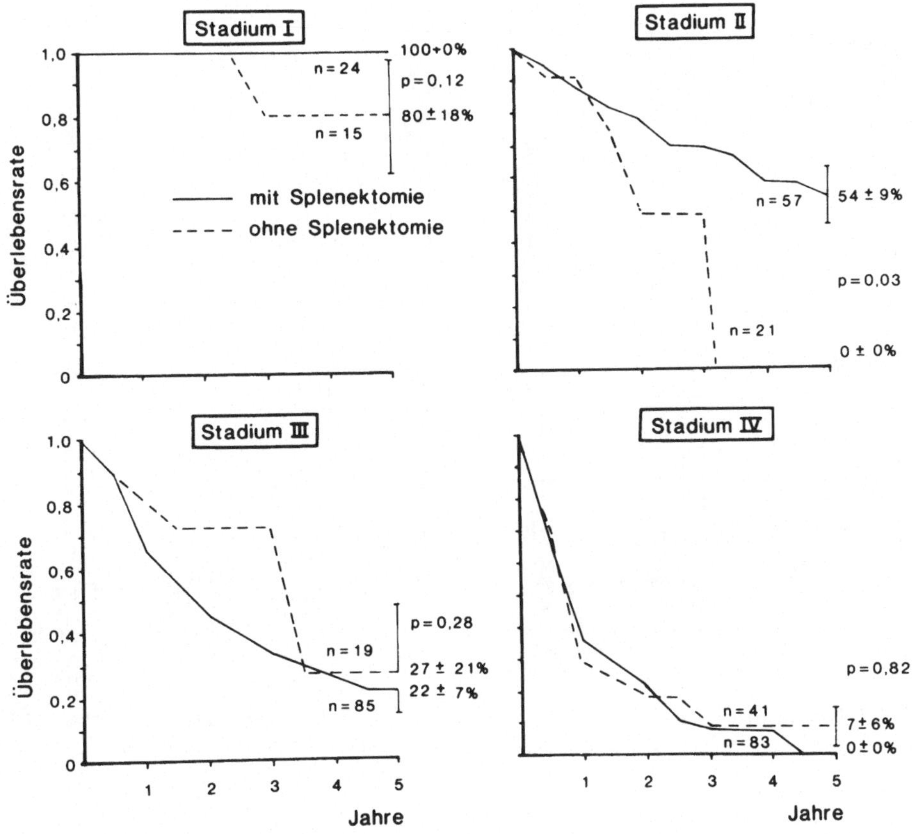

Abb. 1. Überlebensraten nach Gastrektomie mit/ohne Splenektomie in den Tumorstadien 1 – 4 (UICC 1978)

Das Verhältnis T3/Ly2 war nach SX am 1. – 3. Tag signifikant erniedrigt, im weiteren Verlauf bis zum 60. Tag dann wie das T4/T8-Verhältnis ohne Unterschied in beiden Gruppen.

Diskussion

Ein gehäuftes Auftreten von septischen Komplikationen nach SX berichten auch andere Autoren (1 u.a.). So sind subphrenische Abscesse nach GX zwar nicht selten, auffallend ist jedoch das gehäufte Auftreten von Peritonitiden und Pneumonien. Der beobachtete pop. Abfall der Lymphocyten und ihrer Subpopulationen - ausgelöst evtl. durch die Entfernung des großen Lymphocytenpools mit der Milz - könnte auf eine Schwächung des Immunsystems hinweisen und damit das Auftreten von Infekten und Wundheilungsstörungen erklären. Die Verbesserung der Langzeitprognose im Tumorstadium I (Frühcarcinome) und II (Tumor auf die Magenwand begrenzt) deckt sich mit eigenen tierexperimentellen Untersuchungen (2), wird jedoch in der Literatur widersprüchlich diskutiert (3, 4, 5 u.a.). Im fortgeschrittenen Tumorstadium III (LK-Metastasen, Tumor infiltriert Umgebung) oder IV (lokal nicht vollständig entfernt, Fernmetastasen) hat offenbar die Entfernung von regionalen Tumor-

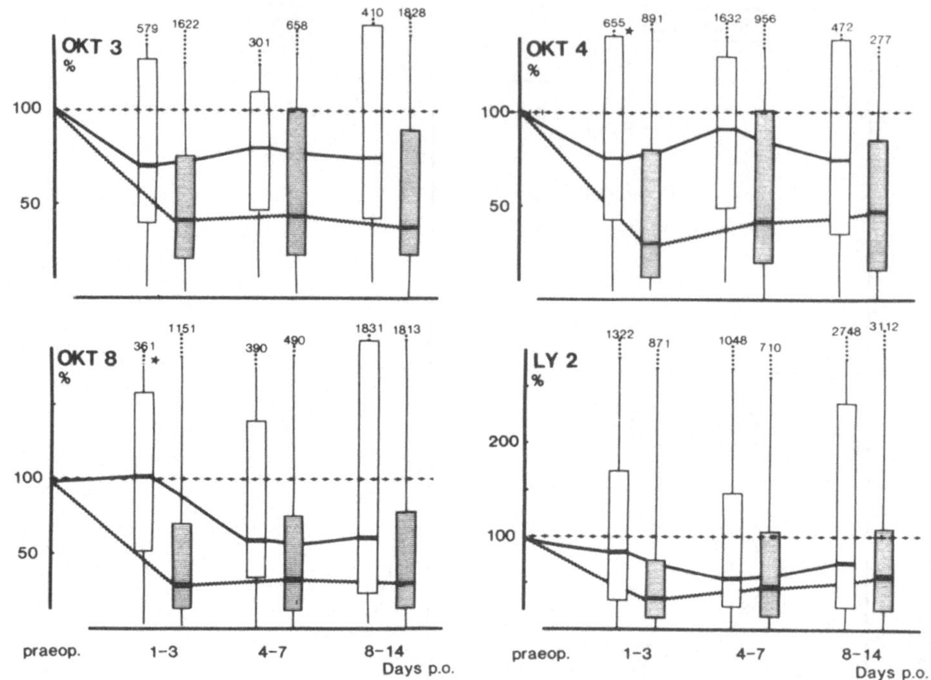

*Abb. 2. Leukocytenpopulationen im peripheren Blut nach Gastrektomie mit/ohne Splenektomie (n = 102). Praeop. = präoperativer Wert (≙ 100 %). * = signifikant*

massen (LK, Infiltration Milz) keinen Einfluß mehr auf den weiteren Verlauf der Tumorerkrankung. Auch eine Veränderung der Abwehrlage (durch Entfernung eines Pools von Suppressorzellen) mit der SX scheint langfristig ohne Wirkung auf eine fortgeschrittene Tumorerkrankung zu sein. Die eigenen Ergebnisse und die widersprüchlichen Mitteilungen der Literatur erlauben zur Zeit keine Entscheidung zu der Frage Milzerhaltung oder -entfernung. Auffallend ist jedoch die erhöhte abdominale und pulmonale Infektionsrate nach Splenektomie.

Zusammenfassung

In einer retrospektiven klinischen (n = 476) und einer prospektiven immunologischen (n = 102) Studie wurde die Auswirkung der Splenektomie im Rahmen einer Gastrektomie beim Magencarcinom untersucht. Deutlich erhöht war die Rate septischer Komplikationen (subphrenische und andere Abscesse, Peritonitis, Sepsis, Pneumonie) und die Letalität (p < 0,05). Im Tumorstadium I und II war nach Splenektomie die 5-Jahres-Überlebensrate erhöht, im Stadium III und IV zeigte sich jedoch kein Unterschied mehr. Die postoperative Veränderung immunologischer Parameter nach Splenektomie korreliert gut mit postoperativ gesteigerter Infektionsanfälligkeit und septischen Komplikationen.

Summary

The influence of splenectomy after gastrectomy on the postoperative course in gastric carcinoma patients was evaluated in a retrospective clinical study (N = 476) and a prospective immunological study (N = 102). Septic complications and mortality were significantly higher after splenectomy. In stage 1 and stage 2 disease the 5-year survival rate was improved after splenectomy, but in stages 3 and 4 there was no difference. There seems to be a certain relationship between the changes in lymphocyte subpopulations (OKT 3, 4, 8) and the septic complications.

Literatur

1. Dürig M, Harder F (1985) Die Splenektomie und ihre Alternativen: neue klin. u. experimentelle Befunde. In: Aktuelle Probleme in Chirurgie und Orthopädie, Bd 30. Huber, Bern
2. Lersch C, Ganghof O, Feifel G, Hammer C, Meyer J (1982) Hat die Milz Einfluß auf das Tumorwachstum? In: Weller S (Hrsg) Chirurgisches Forum '82 f. experim. u. klinische Forschung. Springer, Berlin Heidelberg New York
3. Orita K, Konaga E, Okada T, Kunisada K, Yumara M, Tanaka S (1977) Effects of splenectomy in tumor-bearing mice and gastric cancer patients. Gann 68:731, 736
4. Suehiro S, Nagasue N, Ogawa Y, Sasaki Y, Hirose S, Yukaya H (1984) The negative effect of splenectomy on the prognosis of gastric cancer. Amer J Surg 148:645-648
5. Koga S, Kaibara NN, Kimura O, Nishidoi H, Kishimoto H (1981) Prognostic significance of splenectomy or pancreaticosplenectomy in total and proximal gastrectomy for gastric cancer. Amer J Surg 142:546-550

Dr. N. Demmel, Chirurgische Klinik und Poliklinik der Universität, Klinikum Großhadern, Marchioninistraße 15, D-8000 München 70

26. Histologische und mikroangiographische Untersuchungen an freien Dünndarmtransplantaten als Aortenersatz

Histological and Microangiographic Research on Free Grafts of Small Intestine for Replacement of the Aorta

P. Kujath[1], H.-P. Bruch[1], S. Franke[1] und W. Romen[2]

[1]Chirurgische Universitätsklinik Würzburg (Direktor: Prof. Dr. med. E. Kern)
[2]Pathologisches Institut des Caritaskrankenhauses Bad Mergentheim (Direktor: Prof. W. Romen)

Einleitung

Der Versuch, die Aorta durch ein freies autologes Darmtransplantat zu ersetzen, war von mehreren Arbeitsgruppen mehr oder weniger erfolgreich unternommen worden (1, 2, 3, 5). Nachdem SCHMIDT und BRUCH die Prinzipien für eine freie Transplantation glatter Muskulatur unter der Voraussetzung der physiologischen Vordehnung erarbeitet hatten (4), wurde versucht, den Dünndarm als Aortenersatz zu verwenden. Zielsetzung der Versuchsreihe sollte es sein, die physiologischen Bedingungen beim Einbau des Transplantates zu ergründen und die dabei auftretenden morphologischen Veränderungen der Gewebsstruktur zu beobachten.

Methode

Es wurde bei 20 Bastardhunden die infrarenale Aorta durch ein freies autologes Dünndarmtransplantat ersetzt. Nach medianer Laparotomie wurde ein 5 cm langes Stück Dünndarm reseziert und von dem umgebenden Fett bzw. Mesenterialansatz freipräpariert. Das Präparat wurde der Länge nach aufgeschnitten und vollständig von der Mucosa befreit. Das verbleibende Muscularis-Serosa-Läppchen wurde zu einem rohrförmigen Zylinder, dem Transplantat, vernäht. Nach Resektion der infrarenalen Aorta wurde das Transplantat unter entsprechender Dehnung auf 160 bis 180 % der Ausgangslänge als Aortenersatz im Sinne einer Rohrprothese eingenäht. Zu verschiedenen Zeitabständen (bis zu 1 1/2 Jahren) wurden die Tiere planmäßig aortographiert und getötet. Die Aorta wurde mit dem Dünndarmtransplantat entnommen, Formalin fixiert und histologisch aufgearbeitet. Fünf transplantierte Hunde wurden nach retrograder Katheterisierung der A. femoralis mit einem Tusche-Kochsalzgemisch 1:1 (1000 bis 2000 ml) gefüllt. Von den entnommenen Aortapräparaten wurden nach Fixierung 0,5 bis 1 mm dicke Schnitte hergestellt. Diese wurden mit Methylsalicylsäure aufgehellt, so daß der Gefäßverlauf hervortrat und im Durchlichtverfahren fotographiert.

Chirurgisches Forum '86
f. experim. u. klinische Forschung
Hrsg.: H.-J. Streicher
© Springer-Verlag Berlin Heidelberg 1986

Ergebnisse

Alle Hunde überlebten den Eingriff. Makroskopisch fand sich nur
zweimal eine mäßiggradige Aneurysmabildung. Ein fehlerhaft ange-
legtes Transplantat war teilweise thrombosiert.

Bei der histologischen Begutachtung fallen unterschiedlich gute
Erhaltungszustände des Transplantates auf. Im günstigsten Fall
war die sehr gut erhaltene Längs- und Zirkulärmuskulatur kaum
verändert (Abb. 1). Sogar die intramuralen Ganglienzellen des
Auerbach'schen Plexus sind zum Teil erhalten, vereinzelt sogar
hypertrophiert. Zeitweilig findet sich eine verstärkte Ausprägung der Zirkulärschicht, die mit einer stärkeren funktionellen
Belastung durch den Aortendruck erklärt werden muß. Teilweise
lassen sich auch größere Bezirke nachweisen, in denen die Darmmuskulatur zum größten Teil fibrotisch ersetzt ist. Die origi-
näre Darmmuskulatur ist dann nur noch als zarter Saum nachweisbar. Mitunter finden sich gut erhaltene und fibrotische Bezirke
im gleichen Transplantat. Lumenwärts liegt eine mehr oder weniger
breite Bindegewebslage, zum Teil mit Intimaabdeckung, die als
Neointima angesehen werden kann. Nennenswerte thrombotische Ablagerungen bestehen nicht. Anzeichen für eine Ruptur oder Aneurysmabildung konnten auch histologisch nicht nachgewiesen werden.

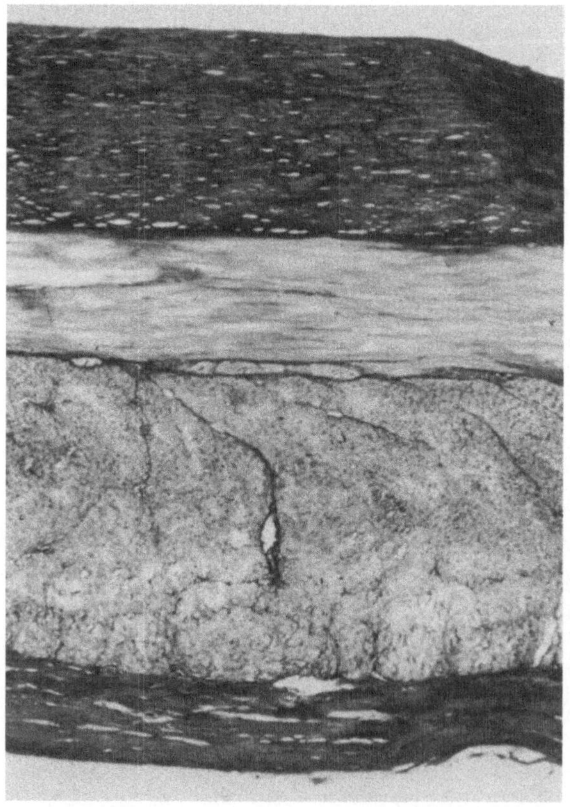

*Abb. 1. Dünndarmtransplan-
tat als Aortenersatz. Oben
liegt eine relativ kräftige
Neointima, darunter die
beiden gut entwickelten
Schichten des Dünndarms und
eine fibrosierte Adventitia
(Elstica-van Gieson 1:25)*

Die mikroangiographischen Untersuchungen bestätigen den histologischen Befund. Bei gut erhaltener Dünndarmmuskulatur findet sich eine gute Revascularisierung, die vom periaortalen Gewebe ausgeht (Abb. 2). Zirkulär- und Längsmuskulatur lassen sich auch in der Mikroangiographie gut differenzieren. Gegenüber dem originären Aortengewebe ist die mikrovasculäre Ausprägung der Gefäße im Transplantat deutlich verstärkt. In den Transplantatbezirken jedoch, in denen eine fibrotische Umwandlung stattgefunden hatte, sind die intramuralen Gefäße erheblich rarefiziert.

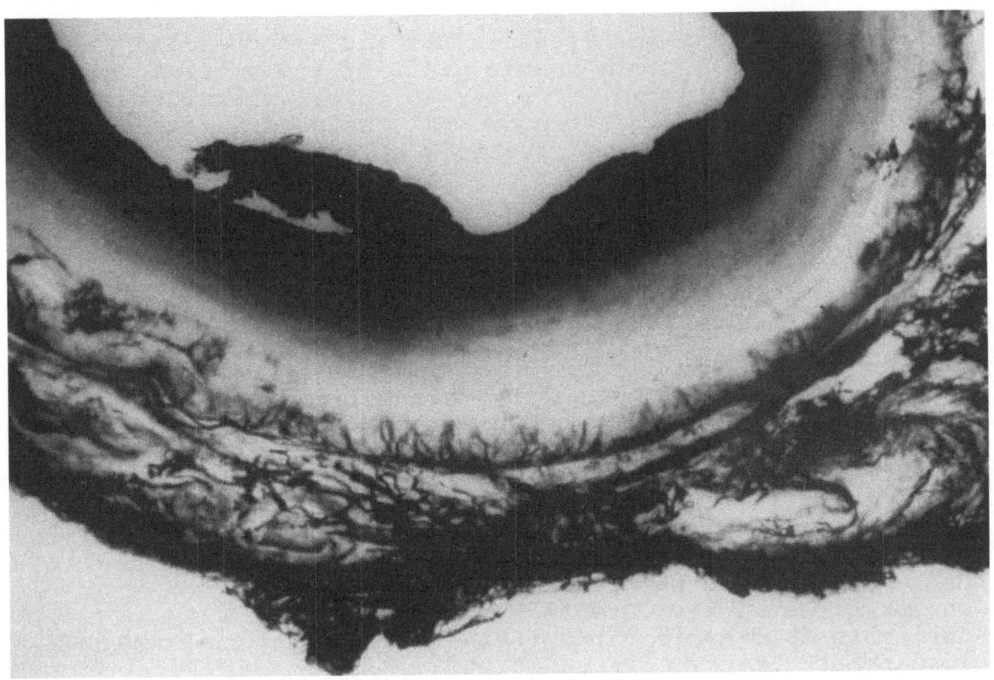

Abb. 2. Mikroangiogramm eines Dünndarmtransplantates als Aortenersatz im Querschnitt. Es zeigt sich eine kräftige, außen von der Adventitia (unten) einsprießende Revascularisierung des Transplantates

Schlußfolgerung

Die vorliegenden morphologischen Untersuchungen beweisen, daß unter den entsprechenden physiologischen Voraussetzungen die Aorta durch autologe Dünndarmmuskulatur ersetzt werden kann.

Bei retroperitonealen Infektionen arterieller Gefäßprothesen bietet sich transplantierte Dünndarmmuskulatur als Gefäßersatz an, bis der Infekt zur Ausheilung gekommen ist.

Zusammenfassung

Es wurde bei 20 Bastardhunden die infrarenale Aorta durch ein freies autologes Dünndarmtransplantat ersetzt. Das Transplantat

war unter entsprechender physiologischer Vordehnung von etwa
160 % der Ausgangslänge transplantiert worden. Alle Hunde überlebten den Eingriff und wurden planmäßig nach einem Jahr aortographiert, getötet und seziert. Die histologischen Untersuchungen
zeigten z.T. gut erhaltene Muskulatur im Transplantat. Mitunter
waren auch Anteile der Muskulatur fibrotisch umgewandelt. Auch
bei den mikroangiographierten Hunden fand sich zum größten Teil
gut revascularisierte Muskulatur.

Summary

In 20 mongrel dogs the infrarenal aorta was resected and replaced
by a free autologous smooth muscle graft of the small intestine.
The graft was transplanted after physiological prestretching to
about 160 % of its original length. All the dogs survived. One
year later the dogs were aortographed, killed, and dissected.
Histomorphologically the smooth muscle grafts were in good con-
dition, but sometimes small areas of the transplant showed
fibrotic degeneration. The india ink microangiograms mostly
showed good revascularization of the transplant.

Literatur

1. Huth JH, Smolinski E, Heidel W, Hafenmeister G (1967) Ersatz
   der Aorta abdominalis durch Dünndarmmuskelschlauch im Tierexperiment. Thoraxchirurgie 15:401
2. Pratt GH (1958) The surgical problem in replacement aortic and
   arterial grafts. Surg Gynecol Obstet 107:107
3. Rotthoff G, Häring R, Nasseri M, Kolb E (1964) Kunststoffersatz
   in der Herz- und Gefäßchirurgie durch frei transplantierten
   Dünndarm. Langenbecks Arch Klin Chir 308:816
4. Schmidt E, Bruch H-P, Greulich M, Rothammer A, Romen W (1979)
   Kontinente Colostomie durch freie Transplantation autologer
   Dickdarmmuskulatur. Chirurg 50:96
5. Szöllössy L, Bartos G (1958) Gefäßsubstitutionsversuche mit
   autoplastischem Gewebe. Zbl Chir 83:616

Priv.-Doz. Dr. med. P. Kujath, Chirurgische Universitätsklinik,
Josef-Schneider-Straße 2, D-8700 Würzburg

27. Endoskopischer Verschluß infizierter Bronchusstumpffisteln nach Pneumonektomie mit der Fibrinklebung im Tierexperiment

Endoscopic Occlusion of Infected Bronchus Stump Fistulae Following Pneumonectomy with Fibrin Sealant in Domestic Pigs

H. W. Waclawiczek, F. Chmelizek und Ingrid Koller

I. Chirurgische Abteilung und Ludwig-Boltzmann-Institut für experimentelle und gastroenterologische Chirurgie (Vorstand: Univ. Prof. Dr. O. Boeckl), Landeskrankenanstalten Salzburg

Die Bronchusstumpfinsuffizienz ist eine der gefährlichsten Komplikationen nach Lungenresektionen, besonders nach Pneumonektomien. Die Incidenz liegt bei 4 % (1 - 11 %), die Letalität bei ca. 90 %. Ihre Entstehung hängt von vielen Faktoren wie Durchblutung des Bronchusstumpfes, Anämie, Tumorerkrankung, Infektion und Nahttechnik ab. Durch Einführung der neuen Klammergeräte für den maschinellen Bronchusstumpfverschluß konnte diese Komplikationsrate bereits entscheidend gesenkt werden (2). Bisher wurde in der Literatur der Behandlung dieser Komplikation nur über transthorakale Methoden berichtet, die wenig befriedigend waren (1, 3). Ziel unserer experimentellen Studie war die Entwicklung einer endoskopischen Methode mit Hilfe der Fibrinklebung zur Behandlung infizierter Bronchusstumpffisteln nach Pneumonektomie, die ohne größere Belastung für den Patienten durchgeführt werden kann.

Methodik

Das Versuchstier war das Hausschwein mit einem mittleren Gewicht von 20 kg; wir entwickelten eine modifizierte Intubationsnarkose mit einem positiven Druck von 20 cm H_2O. Das Atemzugvolumen betrug vor der Pneumonektomie 350 ml und 200 ml nachher. Die linksseitige Pneumonektomie wurde aus anatomischen Gründen der rechtsseitigen vorgezogen; der chirurgische Eingriff war dem am Menschen vergleichbar. Nach offener Dissektion des linken Hauptbronchus wurden vier verschiedene Versuchsanordnungen ausgeführt:

A) In Vorversuchen an 14 Tieren erfolgte ein Verschluß des Bronchusstumpfes (Durchmesser durchschnittlich 1,3 cm) mit alleiniger Fibrinklebung ohne Zusatznähte, obwohl eine Beatmung stattfand. Verwendet wurde immer ein homologer Schweinefibrinkleber mit einer Aprotininkonzentration von 3500 E/ml und Thrombin 500 E/ml. Eine durchschnittliche Menge von 1 ml war ausreichend. In der Hälfte der Fälle (n = 7) applizierten wir den Fibrinkleber mit einer Trägersubstanz (Kollagenvlies) in Form einer Plombe.

Chirurgisches Forum '86
f. experim. u. klinische Forschung
Hrsg.: H.-J. Streicher
© Springer-Verlag Berlin Heidelberg 1986

B) Nach maschinellem Bronchusstumpfverschluß mit dem Stapler
TA 30 (US Surgical Corporation) wurde eine Bronchusstumpffi-
stel mit einem Durchmesser von 3 mm durch Entfernung von 2
Metallklammern erzeugt. Danach erfolgte die Fibrinklebung
(1 ml, Aprotinin 3500 E/ml, Thrombin 500 E/ml), wobei der
Kleber über einen dünnen Plastikkatheter, der durch den Ar-
beitskanal eines flexiblen Bronchoskopes endobronchial an die
Fistel herangeführt worden war, appliziert wurde.

C) Analoges Vorgehen wie B), jedoch wurde vorerst die Bronchusstumpffistel mit Pyocyaneus und Staphylococcus aureus stan-
dardisiert infiziert; die endoskopische Fibrinklebung erfolgte erst nach einer Inkubationszeit von 4 h.

D) Analoges Vorgehen wie C), jedoch wurde dem Fibrinkleber zusätzlich ein Antibioticum (Gentamycin 40 mg) beigemengt.

Die Dichtigkeit der fibringeklebten Bronchusstümpfe bzw. Bronchusstumpffisteln wurde immer transthorakal mit der sogenannten
Wasserprobe geprüft. Danach wurde der Thorax in üblicher Weise
ohne Thoraxdrainage verschlossen, die Tiere wurden extubiert und
waren nach durchschnittlich 3 h voll mobilisiert. Die postoperativen Blutgasanalysen lagen immer im Normbereich. Die Versuchstiere wurden - nach Versuchsgruppen getrennt - zwischen dem 3. und
360. postoperativen Tag getötet.

Ergebnisse

A) In allen Fällen (n = 14) konnte ein luft- und wasserdichter
Verschluß des Bronchusstumpfes nach Pneumonektomie mit der
alleinigen Fibrinklebung transthorakal erzielt werden. Weiters zeigten die Versuche, daß ein Kollagenvlies für die Fibrinklebung nicht erforderlich war und wegen der möglichen
Aspiration der Fibrinplombe in das kontralaterale Bronchial-
system sogar gefährlich erschien. Bei der Obduktion zeigten
sich immer verheilte Bronchusstümpfe, wobei bis zum 3. postoperativen Tag der Fibrinkleber nachweisbar war. Ab dem 4.
postoperativen Tag fand sich junges Binde- bzw. Granulations-
gewebe, ab dem 70. postoperativen Tag eine Knorpelneubildung.

B) In allen Fällen (n = 10) war die endoskopisch durchgeführte
Fibrinklebung der nicht infizierten Bronchusstumpffisteln erfolgreich; alle Tiere überlebten bis zu ihrer Tötung zwischen
dem 3. und 120. postoperativen Tag, wobei histologisch die-
selben Befunde hinsichtlich der Wundheilung wie in Gruppe A)
gefunden wurden.

C) Ebenso gelang intraoperativ wie postoperativ der Verschluß infizierter Bronchusstumpffisteln (n = 7) mit Hilfe des Fibrin-
klebers. Bei der Tötung der Tiere zeigten sich bis zur 4.
postoperativen Woche peripher der abgeheilten Bronchusstumpffisteln kleine, abgekapselte Abscesse in der Pleurahöhle;
diese waren danach nicht mehr nachweisbar und durch Granula-
tionsgewebe ersetzt.

D) Auch in dieser Gruppe (n = 7) waren alle infizierten Bronchusstumpffisteln dicht verheilt, jedoch lagen nur in 2 Fällen anfänglich Abszeßbildungen vor.

Diskussion

Seit Beginn der Thoraxchirurgie ist die Vermeidung bzw. Behandlung
der Bronchusstumpfinsuffizienz ein vieldiskutiertes Thema. Obwohl
zahlreiche Berichte über ein transthorakales Vorgehen bei Bronchusstumpffisteln in der Literatur bekannt sind (1, 3), sind die
Ergebnisse bislang in den meisten Fällen unbefriedigend. Der
Grund dafür liegt in einer raschen Verschlechterung des Allgemein-
zustandes des Patienten infolge einer pleuralen Infektion bzw.
pneumonischen Infiltration der kontralateralen Lunge. Dadurch ist
der Patient für einen neuerlichen, transthorakalen Eingriff zum
Verschluß der Bronchusstumpffistel nicht mehr belastbar. Deshalb
entwickelten wir eine neue Methode für den Verschluß auch infizierter Bronchusstumpffisteln auf endoskopischem Wege mit der Fibrinklebung, die ohne größere Belastung für den Patienten durchgeführt werden kann (4).

Der Fibrinkleber besteht aus zwei Komponenten (Fibrinogen und
Plasminogen bzw. Thrombin und Aprotinin). Nach einer Verfesti-
gungszeit von ca. 5 min haftet der Fibrinkleber gut auf dem Gewebe. Weiters ist eine hohe Thrombin- (500 E/ml) bzw. Aprotininkonzentration (3500 E/ml) notwendig, um eine rasche Verfestigung
bzw. ein spätes Auflösen des Fibrinclots zu erzielen. Eine durchschnittliche Menge von 1 ml Fibrinkleber war in den meisten Fällen ausreichend.

Dieses endoskopische Verfahren mit der Fibrinklebung erscheint
uns als Methode der Wahl zum Verschluß von Bronchusstumpffisteln
nach Lungenresektionen in der frühen, postoperativen Phase, so-
lange die Infektion der Pleurahöhle gering und der Fistelgang noch
nicht epitheliasiert ist. Für die klinische Anwendung empfehlen
wir folgendes Vorgehen: Bei Verdacht auf eine Bronchusstumpffistel ist eine baldigste Bronchoskopie in Lokalanästhesie oder
Intubationsnarkose angezeigt; nun wird der Bronchusstumpf durch
ein Röntgenkontrastmittel dargestellt. Liegt eine Fistel vor, so
erfolgt der Verschluß mit der Fibrinklebung im selben Akt. In jedem Fall ist eine zusätzliche systemische, hochdosierte Anti-
biotikagabe empfehlenswert. Dieses Verfahren haben wir bereits
in einem klinischen Fall einer Bronchusstumpffistel nach links-
seitiger Pneumonektomie am 5. postoperativen Tag erfolgreich angewandt.

Zusammenfassung

In Vorversuchen an 14 Hausschweinen konnten wir einen Verschluß
des Bronchusstumpfes nach Pneumonektomie durch alleinige Fibrinklebung auf transthorakalem Wege erzielen; eine Trägersubstanz
für den Kleber war nicht erforderlich. An 10 weiteren Versuchstieren gelang sowohl intra- als auch postoperativ der Verschluß
einer standardisierten, nicht infizierten Bronchusstumpffistel
mit dem Fibrinkleber (1 ml, 500 E/ml Thrombin, 3500 E/ml Aprotinin), wobei dieser mit Hilfe eines flexiblen Bronchoskopes endobronchial appliziert wurde. In einer anschließenden Versuchsreihe
(n = 7) wurde vorerst die Bronchusstumpffistel infiziert und
nach einer vierstündigen Inkubationszeit auf dieselbe Weise erfolgreich geklebt; anfänglich aufgetretene, abgekapselte Abscesse

peripher der Bronchusstumpffistel waren nach der 4. postoperativen Woche nicht mehr nachweisbar. Eine Beimengung eines Antibioticums (Gentamycin 40 mg) zum Fibrinkleber (n = 7) erbrachte hinsichtlich dieser intermittierenden Absceßbildung keine signifikante Verbesserung.

Summary

In preliminary experiments on 14 pigs an occlusion of the transsected bronchus stump following pneumonectomy was achieved by transthoracic fibrin sealing; the use of a collagen carrier for the glue was not required. In 10 additional animals standardized noninfected bronchus stump fistulae could be closed with fibrin sealant (1 ml, 500 U/ml thrombin, 3500 U/ml aprotinin), which was applied through a flexible bronchoscope into the fistulae. In further experiments (N = 7) the bronchus stump fistulae were infected and sealed successfully after an incubation time of 4 h. All animals survived. On autopsy the bronchus stump fistulae were found to have healed; initially encapsulated abscesses peripheral to the bronchus stump fistulae disappeared after the 4th postoperative week. Antibiotics (gentamycin 40 mg) added to the fibrin sealant (N = 7) showed no significant improvement regarding these abscesses.

Literatur

1. Anderson RP et al (1983) Anterior transpericordial closure of a main bronchus fistula after pneumonectomy. Am J Surg 145:630
2. Umlauft M, Steiner H, Waclawiczek HW, Wayand W, Zimmermann G (1980) Die Anwendung von Nahtapparaten in der Chirurgie primärer maligner Lungentumoren. Aktuel Chir Onkologie 2:1098
3. Viglione GC et al (1982) Resection and suture of left postpneumonectomy fistulae using the anterior mediastinal and extrapleural approach. Minerva Chir 37:2113
4. Waclawiczek HW, Chmelizek F (1985) Endoscopic Treatment of Bronchus Stump Fistulae following Pneumonectomy with Fibrin Sealant in Domestic Pigs. Thorac cardiovasc Surgeon 33:344-346

OA Dr. H.W. Waclawiczek, I. Chirurgische Abteilung, Landeskrankenanstalten Salzburg, Müllner Hauptstraße 48, A-5020 Salzburg

28. Experimentelle Studie mit einem neuen absorbierbaren Nahtmaterial an autologen Arterien- und Venenanastomosen

An Experimental Study on a New Absorbable Suture Material in Autologous Venous and Arterial Anastomoses

G. Torsello[1], W. Sandmann[1], K. F. Bürrig[2] und H. Rosin[3]

[1]Abteilung für Gefäßchirurgie und Nierentransplantation
[2]Institut für Pathologie
[3]Institut für Medizinische Mikrobiologie
 Medizinische Einrichtungen der Universität Düsseldorf

Einleitung

Die Gefäßnaht mit monofilem, nicht absorbierbarem Nahtmaterial hat sich bislang mit zwei Ausnahmen bewährt. In einer infizierten Wunde kann seine Verwendung die Infektion aufrechterhalten und zur Entwicklung von lokalen Komplikationen (mykotisches Aneurysma, Anastomosendehiscenz) führen. Nachteilig ist außerdem seine Anwendung als fortlaufende Naht in der Anastomosierung von wachsenden Gefäßen (Nahtstenose) (1). Seit einiger Zeit steht ein synthetisches Nahtmaterial aus Polydioxanon (PDS) zur Verfügung, das sich auf Grund seiner monofilen Struktur und seiner Absorbierbarkeit, bei lange verbleibender Reißkraft, zur Durchführung einer autogenen Gefäßanastomose gut eignen kann. Durch die Auflösung des Fadens würde einerseits der chronische Fremdkörperreiz fehlen, der die physiologischen Vorgänge der Wundheilung nachteilig beeinflussen kann, andererseits kann das Phänomen der Restenosierung bzw. Nahtstenose im wachsenden Organismus vermieden werden. Es ist deshalb von Interesse zu überprüfen, ob sich der PDS-Faden zur Herstellung von Gefäßanastomosen im infizierten Bereich und in wachsenden Tieren eignet und sich günstiger als das herkömmliche, monofile, nicht resorbierbare Nahtmaterial (Polypropylen, PPL) verhält.

Material und Methode

a) Infektionsmodell. Bei 20 Beaglehunden wurde die A. carotis und die A. femoralis durchtrennt, links mit PPL 6-0 und rechts mit PDS 6-0 End-zu-End in der Einzelknopftechnik anastomosiert. Nach gezielter Kontamination der Anastomose mit einer durch Bakterienzählung standardisierten Suspension von S. aureus (10^9 CFU/ml) wurde der Heilungsverlauf nach klinischen und histologischen Kriterien verglichen.

Die Tötung der Tiere erfolgte entweder nach Anastomosenblutungen oder im Abstand von 1 bis 6 Tagen, bzw. 1 bis 26 Wochen. Nach

Chirurgisches Forum '86
f. experim. u. klinische Forschung
Hrsg.: H.-J. Streicher
© Springer-Verlag Berlin Heidelberg 1986

Durchführung einer Arteriografie wurden die Anastomosen zur fein-
geweblichen und mikrobiologischen Untersuchung entnommen.

b) *Wachstumsmodell*. Bei 18 wachsenden Hunden der Rasse Foxhound
(durchschnittliches Alter 4,5 Monate; durchschnittliches Gewicht
13,5 kg; Mittelwert der Gewichtszunahme 6,5 kg) wurden die V.
femoralis und die V. jugularis quer durchtrennt und eine End-zu-
End Anastomose durchgeführt. Nach einem randomisierten Modell
wurden 4 Gruppen mit verschiedenen Nahtmaterialien bzw. Nahttechnik gebildet:

1) PDS_F: fortlaufende Nahttechnik, absorbierbares Nahtmaterial.
2) PPL_F: fortlaufende Nahttechnik, nicht resorbierbares Nahtmaterial.
3) PDS_E: Einzelknopftechnik, absorbierbares Nahtmaterial.
4) PPL_E: Einzelknopftechnik, nicht resorbierbares Nahtmaterial.

Die Durchgängigkeit bzw. die Stenosierungsgrade wurden phlebografisch am Operationstag sowie in regelmäßigen Abständen bis zur
Tötung der Tiere überprüft. Nach Intervallen von 1 bis 6 Wochen
bzw. 2 bis 12 Monaten erfolgte die erneute Freilegung der Anastomosenstellen und nach abschließender Phlebografie die Entnahme
zur mikroskopischen Untersuchung.

Ergebnisse

a) *Infektionsmodell*. Bei über der Hälfte der Hunde (n = 11) kam
es zu einer Wundinfektion. Insgesamt bildeten sich Abscesse im
Bereich von 30 Wunden (37,5 %), 15 mal an der PDS-Seite, 15 mal
an der PPL-Seite. Auffallend häufiger fand sich eine Wundheilungsstörung im Bereich der Leiste (19/40; 47,5 %) im Vergleich mit
den Halswunden (11/40; 27,5 %). Zur Blutung aus der Arterien-
anastomose kam es 8 mal (8/80; 10 %), 6 mal aus den mit PPL genähten Anastomosen (75 %), 2 mal aus den mit PDS genähten Anastomosen (25 %). Der P-Wert bei dem McNemar-Test betrug 0,375.

Beim Vergleich zwischen Wundheilungsstörungen und Blutungshäufig-
keit fällt auf, daß jede vierte Anastomoseninfektion zu Blutungen
führte (8/30; 26,6 %). Nahtaneurysmen wurden an 5 Anastomosen beobachtet, die mit PPL genäht worden waren (4 in Femoralis-, 1 in
Carotisposition), während eine solche Veränderung nach Verwendung
von PDS nicht festgestellt wurde. Bei allen Wundheilungsstörungen
konnte S. aureus als verantwortlicher Erreger nachgewiesen werden.

Eine Graduierung der Fremdkörperreaktion wurde nach dem Modell
von SEWELL (2) vorgenommen. In den ersten beiden Versuchswochen
war keine nennenswerte Reaktion nachweisbar. In den nachfolgenden
Wochen entwickelte sich eine Fremdkörperreaktion auf beiden Seiten. Aus Ausdruck der guten Gewebeverträglichkeit von PPL nahm
die Fremdkörperreaktion nach der 6. postoperativen Woche wieder
ab, war jedoch bis zum Ende des Versuchszeitraums nachweisbar.
Die Fremdkörperreaktion auf PDS war bis zur vollständigen Absorption der Fäden zu beobachten. Histologisch fanden sich in der
Endphase der Absorption Ansammlungen von Histiocyten, die am Ort
des Fadens Platzhalterfunktion ausübten.

b) Wachstumsmodell. Sofort postoperativ und in den ersten Versuchswochen zeigten sich mittel- bis hochgradige Stenosen in allen 4 Versuchsgruppen. In den nachfolgenden Monaten bildeten sich die Stenosen in den Gruppen 1 und 3 (absorbierbares PDS) und 4 (PPL, Einzelknopftechnik) komplett zurück. Dagegen fanden sich in der Gruppe 2 (PPL, fortlaufende Nahttechnik) leicht- bis mittelgradige Stenosierungen auch nach Ablauf von 12 Monaten.

Histologisch bildeten sich in allen Versuchsgruppen innerhalb der ersten vier Wochen ein kollagenfaseriges Narbengewebe aus, das den Gefäßwanddefekt überbrückte. Jenseits dieses Zeitraums ließ sich in Nachbarschaft der PPL-Fäden eine Fremdkörperreaktion nachweisen, die nach den Kriterien von SEWELL leicht- bis mittelgradig ausgeprägt war. Eine Progredienz der Fremdkörperreaktion wurde nicht beobachtet. In der Umgebung der PDS-Fäden war eine geringer ausgeprägte Fremdkörperreaktion zu erkennen, die bis zur vollständigen Absorption des Nahtmaterials nach 6 Monaten anhielt. Der Platz des Nahtmaterials wurde schließlich von einer Narbe aus kollagenen Fasern mit eingestreuten Fibroblasten eingenommen.

Diskussion

Die häufige Beobachtung vom Weiterschwelen der Infektion oder Anastomosendehiscenz bei Anwendung von nicht resorbierbarem Nahtmaterial im Zusammenhang mit einer Wundinfektion hat dazu geführt, daß die Beziehung Nahtmaterial/kontaminierte Wunde zunehmendes Interesse erweckt hat. In zahlreichen experimentellen und klinischen Untersuchungen wurde auf die Bedeutung des Fadenaufbaus für die Unterhaltung einer Wundinfektion hingewiesen. Ein geflochtener Faden bietet den Bakterien Hohlräume an, in denen Abwehrmechanismen wie z.B. die Phagocytose nicht stattfinden kann. Frühere Untersuchungen (3) mit Nähten aus Polyglykolsäure haben gezeigt, daß mit Hilfe absorbierbarer Nähte auch im infizierten Bereich eine komplikationslose Heilung erzielt werden kann. Die Sägewirkung der Fäden aus Polyglykolsäure stellt jedoch eine Grenze für ihre Verwendbarkeit in der Gefäßchirurgie dar. Unsere Untersuchung hatte zum Ziel zu prüfen, ob das monofile, absorbierbare Nahtmaterial PDS bei der Naht von infizierten oder wachsenden Gefäßen Vorteile gegenüber dem nicht resorbierbaren PPL-Faden bietet. Während Wundheilungsstörungen bei beiden Nahtmaterialien gleich häufig beobachtet wurden, kam es auf der PDS-Seite nur zweimal zu Wunddehiscenz und Blutungen. Mykotische Aneurysmen wurden nur nach Verwendung von nicht resorbierbarem Nahtmaterial beobachtet; Anastomosenblutungen traten 3 mal so häufig wie nach Verwendung von PDS auf. Obwohl noch kein statistisch signifikanter Unterschied festgestellt wurde, konnte die Anzahl von Anastomosenkomplikationen durch die Verwendung von absorbierbarem Nahtmaterial gesenkt werden.

In dem Wachstumsmodell waren die PDS-Anastomosen, gleich ob in Einzelknopf- oder fortlaufender Technik durchgeführt, und die mit PPL in Einzelknopftechnik genähten Anastomosen gleichwertig. Die in der frühen Phase beobachteten Stenosen waren nach Ablauf von 4 Wochen nicht mehr nachweisbar. Phlebografisch konnten die Anastomosenstellen nur durch die Markierung mit röntgendichten Hemo-

142

clips identifiziert werden. Lediglich die PPL-Anastomosen, die
in fortlaufender Nahttechnik genäht waren, zeigten eine leicht-
bis mittelgradige Einengung auch nach längerer Beobachtungszeit.
Wenn die fortlaufende Naht gewählt wird, stellt das nicht resorbierbare Nahtmaterial beim Mitwachsen der Gefäße ein mechanisches
Hindernis für die Gefäßwandregeneration dar. Ein Mitwachsen der
Anastomose ist nach Verwendung von PDS möglich und deshalb erscheint die Anwendung von diesem Nahtmaterial im kindlichen Ge-
fäßgebiet eine logische Konsequenz.

Zusammenfassung

Um die Brauchbarkeit eines monofilen absorbierbaren Nahtmaterials
zur Durchführung von Gefäßanastomosen in einem infizierten Gebiet
sowie im Wachstumsalter zu überprüfen, wurde im Tiermodell das
Verhalten eines neuen Fadens aus Polydioxanon (PDS) dem eines
herkömmlichen nicht absorbierbaren Nahtmaterials (Polypropylen,
PPL) gegenübergestellt. Bei Verwendung von PPL kam es häufiger
zu Abscedierungen und Anastomosendehiscenzen mit Blutungen und
Bildung von falschen Aneurysmen. Bei 18 Welpen der Rasse Foxhound
wurden doppelseitige Jugularis- und Femoralisvenenanastomosen
nach einem randomisierten Modell mit PPL und PDS durchgeführt.
Während in der ersten Versuchsphase eine Stenosierung bei allen
Anastomosengruppen zu beobachten war, fanden sich nach Ablauf von
4 Wochen lediglich in der Anastomosengruppe, wo PPL in der fortlaufenden Technik verwendet wurde, Einengungen. Auf Grund der
Oberflächenbeschaffenheit und des langsamen Reißkraftabfalls bei
guter Gewebeverträglichkeit empfiehlt sich das monofile absorbierbare Nahtmaterial in der Durchführung von autologen Gefäßanastomosen in infiziertem Gebiet. In der Venenchirurgie eignet sich
PDS hervorragend in der Anastomosierung wachsender Gefäße, vor
allem wenn eine fortlaufende Nahttechnik verwendet werden muß.

Summary

The absorbable suture material polydioxanone (PDS) was compared
with the nonabsorbable monofilament polypropylene (PPL) in two
canine models. Anastomotic healing complications occurred more
frequently if PPL was used (six hemorrhages and five anastomotic
aneurysms in the PPL group; two hemorrhages and no aneurysm in
the PDS group). In the growing vessel group, stenoses were found
only in the anastomoses performed using nonabsorbable sutures
and the continuous suture technique. We suggest the use of monofilament absorbable suture material for autogenous arterial
anastomoses in a contaminated wound and in growing vessels.

Literatur

1. Steen S, Andersson L, Lowenhilm P, Striolbeck H, Walther B,
   Holmin T (1984) Comparison betveen absorbable and nonabsorbable
   monofilament sutures for end-to-end arterial anastomoses in
   growing pigs. Surgery 95:202-207
2. Sewell WR, Wiland J, Craver BN (1955) New methods of comparing
   sutures of ovine catgut with sutures of bovine catgut in three
   species. Surg Gynecol Obstet 100:483-94

3. Sandmann W, Torsello G, Kaschner A, Lindemann A, Lenz G
   (1982) Experimentelle Ergebnisse und klinische Erfahrungen
   mit PGS-Fäden in der Arterienchirurgie. In: Thiede A, Hamelmann H (Hrsg) Moderne Nahtmaterialien und Nahttechniken in der
   Chirurgie. Springer, Berlin Heidelberg New York, S 70-80

Dr. med. G. Torsello, Abteilung für Gefäßchirurgie und Nierentransplantation, Medizinische Einrichtungen der Universität Düsseldorf, Moorenstraße 5, D-4000 Düsseldorf 1

29. Reduktion der subintimalen Gewebsproliferation in Dacron-Gefäßprothesen nach Endothelzellbeimpfung im Hundemodell

Reduction of Subintimal Tissue Proliferation in Dacron Vascular Prostheses Following Endothelial Cell Seeding in Dogs

G. Köveker, K. H. Petzke, U. Geistert, R. Bschorrer und H. J. Peiper

Chirurgische Universitätsklinik Göttingen (Direktor: Prof. Dr. H.J. Peiper)

Der Erfolg einer arteriellen Gefäßrekonstruktion mit alloplasti-schem Gefäßersatz hängt wesentlich von der Oberflächenthrombogenität des Prothesenmaterials ab. Klinische und experimentelle Untersuchungen zeigen aber auch, daß das Langzeitverhalten kleinlumiger Gefäßprothesen (6 mm) entscheidend vom Ausmaß chronisch-progredienter lumeneinengender proliferativer Vorgänge (Intimahyperplasie) der Prothesenwand bzw. des Anastomosenbereiches beeinflußt wird. Durch Beimpfung von Gefäßprothesen verschiedenen Durchmessers und Materials (Dacron, PTFE) mit autologen Endothelzellen ist es verschiedenen Arbeitsgruppen gelungen, ein Neoendothel auf der Protheseninnenfläche zu induzieren. Die artefiziell erzeugte Endothelzellauskleidung steht sowohl morphologisch als auch funktionell dem Arterienendothel nahe. So wurde nach weitgehendem Abschluß der Monolayerbildung, die unabhängig vom Prothesendurchmesser etwa 4 Wochen beanspruchte, im Vergleich zu Kontrolltieren eine Normalisierung der Thrombocytenüberlebenszeit und eine relevante Prostaglandinproduktion dokumentiert.

Bisher ist jedoch der Frage des Einflusses der Endothelzellbeimpfung auf die Intimahyperplasie nur wenig nachgegangen worden.

Die vorgelegte Untersuchung über den Einfluß des "Endothelial cell seeding" auf die Ausbildung einer Intimahyperplasie wurde daher im Stromgebiet der Femoralarterien ausgeführt.

Material und Methoden

An 16 erwachsenen Hunden (25 - 35 kg) wurden in Intubationsnarkose kurzstreckige, 6 cm lange Segmente im Bereich beider Femoralarterien durch Interponate aus gestricktem Dacron (4 mm Ø, USCI-EXS[1]) ersetzt. Die Endothelzellisolierung erfolgte unmittelbar vor der Prothesenimplantation durch enzymatische Behandlung

---

[1]USCI Surgical products, L.R. Bard, Inc., Billerica, Mass., USA

Chirurgisches Forum '86
f. experim. u. klinische Forschung
Hrsg.: H.-J. Streicher
© Springer-Verlag Berlin Heidelberg 1986

eines zuvor explantierten, 10 cm langen Vena jugularis externa-
Abschnittes. Hierzu wurde die luminale Venenoberfläche jeweils
10 min mit 0,1 % Trypsinlösung behandelt.

Als Aggregationshemmer wurden, beginnend mit dem präoperativen
Tage, für 14 Tage 330 mg Acetylsalicylsäure und 75 mg Dipyrida-
mol als einmalig verabreichte Tagesdosis gegeben.

Versuchsgruppen: Gruppe 1 n = 8 Tiere, 16 Prothesen, Preclotting
der Prothesen mit autologem Vollblut und 1 ml Endothelzellsuspension in Medium 199.

Gruppe 2 n = 8 Tiere, 16 Prothesen, Preclotting der Prothesen mit
autologem Vollblut und 1 ml Endothelzellsuspension in Medium 199
ohne Endothelzellen.

Explantation: Die Prothesen wurden nach 1 (n = 2), 2 (n = 8), 4
(n = 16), 8 (n = 2) und 26 (n = 4) Wochen explantiert. Dabei wurden die prothesentragenden Gefäßabschnitte in vivo unter physiologischen Druckverhältnissen mit Hanks-Lösung perfundiert und
anschließend für 15 min mit 2 % Paraformaldehydlösung (Hanks) in
vivo fixiert.

Ergebnisse

Die Offenheitsrate der zu unterschiedlichen Zeitpunkten explantierten Gefäßprothesen war in der mit Endothelzellen vorbehandelten Gruppe deutlich höher als in der Kontrollgruppe.

Überlegen waren endothelzellbeimpfte Prothesen auch im Hinblick
auf die makroskopisch bestimmte gerinnselfreie Oberfläche.

Rasterelektronenmikroskopisch (REM) waren im mittleren Prothesen-
abschnitt Neoendothelauskleidungen nach 1, 2 und 4 Wochen nur in
den beimpften Prothesen nachweisbar.

Untersucht wurden histologischer Aufbau und Dicke der sog. "Inneren Kapsel" mittels Färbung und Lichtmikroskopie. Dabei wurden
an den anastomosenfernen Meßpunkten deutliche Unterschiede gefunden. Auch nach Abschluß der Endothelialisierung (etwa nach
4 Wochen) wurde ein fortgesetztes Wachstum der "Inneren Kapsel"
festgestellt (nach 4 Wo 58 μ, 8 Wo 76 μ, 26 Wo 91 μ). Jedoch waren
Intensität und Geschwindigkeit der Intimahyperplasieausbildung in
der Kontrollgruppe erheblich größer (nach 4 Wo 96 μ, 8 Wo 141 μ,
26 Wo 180 μ).

Der Aufbau der Inneren Kapsel ist nur in den ersten Tagen in beiden Gruppen ähnlich und gekennzeichnet durch ein Fibrin-Plättchen-
gerinnsel mit Erythrocyteneinschlüssen und Auflagerungen. Im weiteren Verlauf der Einheilung verschwindet der Fibrinanteil und
wird in beimpften Prothesen ersetzt durch eine dünne Innere Kapsel mit Endothel (zunächst 10 - 20 μ). Ohne erkennbare Veränderung des Endothels beobachtet man bereits nach 4, besonders aber
nach 8 und 26 Wochen eine Verdickung des subintimalen Gewebes,
in dem nun zunehmend glatte Muskelzellen, Fibroblasten und Binde-
gewebsfasern auftreten.

Kontrollprothesen weisen in den ersten 8 Wochen bei fehlender
Endothelausbildung eine starke Intimahyperplasie auf.

Insgesamt ist nach 8 Wochen die Neointima unbehandelter Prothesen
doppelt so stark ausgeprägt wie bei zellbeimpften Prothesen. Wesentliche Unterschiede im Aufbau und Stärke der Inneren Kapsel
im Anastomosenbereich konnten zwischen beimpften und unbeimpften
Prothesen nicht gefunden werden.

Zusammenfassung

Im kleinlumigen Gefäßbereich sind langfristig erfolgreiche allo-
plastische Arterienrekonstruktionen abhängig von Eigenschaften
der Gefäßprotheseninnenfläche. Wesentlich sind dabei vor allem
die Oberflächenthrombogenität sowie die chronische Proliferation der Gefäßprothesenneointima (Intimahyperplasie). Eine Möglichkeit zur Beeinflussung beider Faktoren scheint die Beimpfung
der Prothesen mit autologen Endothelzellen zu sein. Im Hundemodell fand sich an endothelzellbeimpften Dacroninterponaten (Ø 4
mm, USCI-EXS. in der Arteria femoralis) eine Reduktion sowohl
der Oberflächenthrombogenität als auch der Proliferation subin-
timaler Gewebe im Vergleich zu einer unbeimpften Kontrollgruppe.
Die Intimahyperplasie wurde durch Endothelzellbeimpfung und Ausbildung eines Neoendothels nicht verhindert, aber im Vergleich
zur Kontrollgruppe auf etwa die Hälfte reduziert.

Summary

In small-caliber vessels long-term success of alloplastic arterial
reconstruction depends on the nature of the inner surface of the
vascular prostheses. Of special importance are surface thrombogenicity and chronic intimal hyperplasia. Both factors may pos-
sibly be influenced be seeding of autologous endothelial cells
on the prosthetic wall. We found less surface thrombogenicity and
subintimal tissue proliferation in dog femoral artery so treated
than in an untreated control group. Neither endothelial cell
seeding nor formation of endothelial monolayer prevented intimal
hyperplasia; however, in comparison with the control group, it
was reduced by 50 %.

Literatur

1. Burkel WE, Ford JW, Vinter DW, Kahn RH, Graham LM, Stanley
   JC (1982) The fate of knitted Dacron Velour vascular grafts
   seeded with enzymatically derived autologous canine endothe-
   lium. Trans Am Soc Artif Intern Organs 23:178
2. Herring M, Baughman S, Glover J, Kessler K, Jesseph J,
   Campbell J, Dilley R, Evan A, Gardner A (1984) Endothelial
   seeding of Dacron and PTFE grafts: The cellular events of
   healing. Surgery 96:745
3. Sharefkin JB, Latker C, Smith M, Cruess D, Clagett GP, Rich
   N (1982) Early normalization of platelet survival by endothelial seeding of Dacron arterial protheses in dogs. Surgery
   92:385

4. Stanley JC, Burkel WE, Ford JW, Vinter DW, Kahn RH, White-
   house WM (1982) Enhanced patency of small diameter externally
   supported Dacron iliofemoral grafts seeded with endothelial
   cells. Surgery 92:994
5. Köveker GB, Petzke KH, Borg M, Nebendahl K (1985) Reduction of
   Thrombogenicity in Small-diameter Vascular Prostheses seeded
   with Autologous Endothelial Cells. Thorac Cardiovasc Surgeon
   34:

Dr. G. Köveker, Chirurgische Univ.-Klinik, Robert-Koch-Str. 40,
D-3400 Göttingen

30. Respiratorische Funktion und Überlebenszeit nach heterotoper Herz-Lungen-Transplantation im Hundemodell

Respiratory Function and Survival Time of Dogs After Heterotopic Heart-Lung Transplantation

H.-G. Fieguth, A. Haverich, T. Wahlers und H.-J. Schäfers

Klinik für Thorax-, Herz- und Gefäßchirurgie, Medizinische Hochschule Hannover

Einleitung

Das bei Herztransplantationen übliche Distant Procurement des Spenderorgans läßt sich zur Zeit bei der Herz-Lungentransplantation nicht verwirklichen. Während die kardioplegische Myokardprotektion eine sichere Konservierung des Herztransplantats über mehr als drei Stunden ermöglicht, ist es bislang nicht gelungen, ein ähnliches Verfahren zur Konservierung der zu transplantierenden Lunge zu entwickeln (1).

Ziel dieser tierexperimentellen Untersuchung war, die Güte der Protektion von zwei klinisch angewandten Methoden zur Lungenkonservierung bei verlängerter Ischämie zu vergleichen. Bei einer Methode wurde das Lungentransplantat mit 4° C kalter Euro-Collins-Lösung perfundiert (2). Vorangegangene Untersuchungen mit unilateralen Lungentransplantaten konnten zeigen, daß die Ergebnisse dieser Konservierungsmethode durch definierte Druck- und Volumenbedingungen zu optimieren sind (3). Dieses Verfahren wurde bei der Kontrollgruppe und der ersten Ischämiegruppe angewandt.

Bei der zweiten Ischämiegruppe erfolgte keine Lungenperfusion, hier wurde das Spendertier und damit das Herz-Lungentransplantat bei extrakorporaler Zirkulation systemisch gekühlt (4).

Methodik

Es wurden drei Versuchsgruppen von je 6 heterotopen Herz-unilateralen Lungentransplantationen gebildet.

Als Spendertiere dienten Bastardhunde mit einem Gewicht zwischen 20 und 30 kg, als Empfängertiere wurden 10 kg schwere Hunde gewählt. Die Tiere erhielten eine kombinierte Allgemeinanästhesie mit kontinuierlicher intravenöser Applikation von Pentobarbital und halbstündlichen Gaben von Fentanyl. Die Beatmung bei endotrachealer Intubation erfolgte mit 60 % N_2O und 40 % O_2. Zur Relaxation benutzten wir Pancuroniumbromid.

Chirurgisches Forum '86
f. experim. u. klinische Forschung
Hrsg.: H.-J. Streicher
© Springer-Verlag Berlin Heidelberg 1986

Bei allen Spendertieren wurde vor Explantation über einen Pulmonalisthermodilutionskatheter das Herz-Zeit-Volumen, rechtsatrialer und linksatrialer Druck sowie der Pulmonalarteriendruck gemessen.

Nach medianer Sternotomie, Perikardresektion und Präparation der großen Gefäße erfolgte in der ersten Ischämiegruppe und der Kontrollgruppe die Kanülierung des Pulmonalarterienhauptstammes, der Aorta und des linken Vorhofes. Mit Beginn der Kardioplegie (500 ml St. Thomas' Hospital Solution) wurde 4° C kalte Euro-Collins-Lösung mit physiologischen Pulmonalarteriendruckwerten bis zu einer Gesamtmenge von 60 ml pro kg Körpergewicht in den Pulmonalarterienhauptstamm infundiert. Danach erfolgte die Excision des gesamten Herz-Lungen-Paketes.

Bei der zweiten Ischämiegruppe wurden nach identischer Präparation beide Hohlvenen und die Arteria femoralis communis kanüliert und das Spendertier bei extrakorporaler Zirkulation auf 16° C + 2° C gekühlt. Danach erfolgte die Gabe von Kardioplegie und die Excision des Herz-Lungen-Paketes ohne Perfusion der Lunge. Die Transplantate beider Ischämiegruppen wurden für 6 h bei 4° C in Euro-Collins-Lösung gelagert.

Die Empfängertiere mit einem Gewicht zwischen 30 und 40 kg wurden in Intubationsnarkose links im 4. ICR thoracotomiert und links pneumektomiert. Die Transplantation des rechts pneumektomierten Herz-Lungen-Paketes des Spendertieres in den linken Hemithorax des Empfängertieres erfolgte über eine Anastomosierung beider oberer Hohlvenen Seit-zu-End und eine Anastomose zwischen Aorta ascendens des Spenders seitlich auf die Aorta descendens des Empfängers. Die untere Hohlvene des Transplantates wurde ligiert.

Spender- und Empfängerlunge wurden über ein Y-Stück mit einem FIO_2 von 40 % ventiliert. Zur Messung der hämodynamischen Parameter wurden über Vena femoralis und Vena jugularis Swan-Ganz-Thermodilutionskatheter durch das Empfängerherz in die verbliebene Lunge des Empfängertieres sowie durch das transplantierte Herz in das Lungentransplantat vorgeschoben. Pulmonalvenöses Blut wurde aus den linken Vorhöfen der beiden Herzen gewonnen. Über eine Arteria femoralis wurde ein weiterer Thermodilutionskatheter zur Messung des Lungenwassers eingeführt. Während des gesamten auf 20 h terminierten Versuchsablaufes blieben die Tiere in Narkose (Abb. 1).

Ergebnisse

Die Überlebenszeit der Tiere betrug in der Kontrollgruppe 13,6 + 6,4 h, in der Ischämiegruppe mit Lungenperfusion 11,7 + 4,5 h und in der Ischämiegruppe mit extrakorporaler Zirkulation ohne Lungenperfusion 9,3 + 3,9 h. Die Unterschiede sind nicht statistisch signifikant. Bei den Tieren wurde auf postoperative Catecholamingaben verzichtet, Todesursachen waren ventriculäre Arrhythmien am Spender- und Empfängerherz und myokardialer Versagen. Einen Parameter der respiratorischen Funktion der transplantierten Lungen stellt der Sauerstoffpartialdruck dar, der bei beiden Ischämiegruppen (85 + 17 mm Hg in der Perfusionsgruppe und 76 + 38

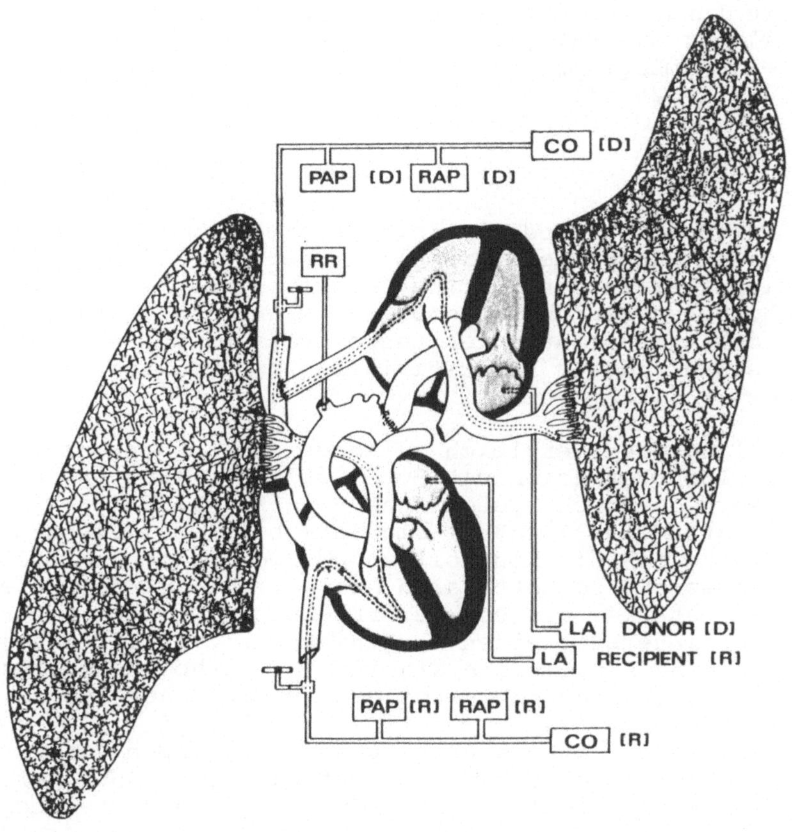

Abb. 1. Schematische Zeichnung nach heterotoper Herz- und unilateraler Lungentransplantation. PAP: Pulmonalarterieller Druck; RAP: Rechtsatrialer Druck; LAP: Linksatrialer Druck; CO: Herzzeitvolumen; RR: arterieller Druck; D: Spender; R: Empfänger

mm Hg in der EKZ-Gruppe) signifikant unter dem des Kontrollkollektivs mit 148 $\pm$ 21 mm Hg lag.

Die Hämodynamik des transplantierten Herzens zeigte keine Unterschiede zwischen der Kontrollgruppe und den beiden Ischämiegruppen, das Minutenvolumen des Spenderorgans lag bei allen 3 Gruppen um 1,5 l/min. Rechts. und linksatriale Drucke zeigten zwischen den Gruppen keine signifikanten Unterschiede. Der pulmonalarterielle Druck sowie der pulmonale arterioläre Widerstand war bei beiden Ischämiegruppen deutlich erhöht, mit 1095 $\pm$ 460 dyn·sec· cm^{-5} in der Euro-Collins-perfundierten Ischämiegruppe signifikant stärker als in der EKZ-Ischämiegruppe (379 $\pm$ 193 dyn·sec· cm^{-5}).

Neben dem erhöhten pulmonalen Gefäßwiderstand und der schlechteren Oxygenierung durch die Transplantate in der Ischämiegruppe konnte der Ischämieschaden auch durch die Messung des interstitiellen Lungenwassers mit der Doppelthermodilutionsmethode nach-

gewiesen werden. Diese Untersuchung, die nur bei den beiden
Ischämiegruppen möglich war, zeigte statistisch signifikant
höhere Lungenwasserwerte der transplantierten Organe mit 765 +
254 ml für die EKZ-Ischämiegruppe und 922 + 222 ml für die Collins-Ischämiegruppe im Vergleich zu den belassenen Empfängerlun-
gen (279 + 28 ml).

Diskussion

Das vorgestellte Modell einer heterotopen Herz-Lungentransplantation im Hundemodell ermöglicht den Vergleich verschiedener Konservierungsmethoden. Im Akutversuch lassen sich durch hämodynamische Messungen über die Oxygenierung hinaus Aussagen zur Funktion der transplantierten Lunge treffen. Der pulmonal-arterioläre
Widerstand und das interstitielle Lungenwasser sind dabei wichtige
Parameter (1).

Im vorliegenden Vergleich zwischen der Lungenkonservierung mit
einer Flush-Perfusion mit Euro-Collins-Lösung und der Konservierungsmethode durch systemische Hypothermie zeigten beide Gruppen
nach 6-stündiger Ischämie signifikant niedrigere Sauerstoffpartialdrucke als die Kontrollgruppe. Der pulmonale Gefäßwiderstand
der Transplantate hatte sich bei der Collins-Ischämiegruppe signifikant stärker als bei der EKZ-Ischämiegruppe erhöht. Die Messung des interstitiellen Lungenwassers zeigte bei beiden Ischämiegruppen eine statistisch signifikante Erhöhung auf das 3-fache
der Norm gegenüber den verbliebenen Empfängerorganen.

Wir schließen, daß die untersuchten, klinisch zur kurzzeitigen
Lungenpräservation verwandten Methoden bei einer Verlängerung
der Ischämiezeit auf 6 h nur eine eingeschränkte respiratorische
Transplantatfunktion, jedoch ausreichende Oxygenierung ermöglichen. Als Korrelate des Ischämieschadens fanden wir einen erhöhten pulmonalen Gefäßwiderstand und eine Zunahme des Lungenwassers
im Sinne eines interstitiellen Ödems.

Zusammenfassung

Zwei Methoden zur Konservierung von Herz-Lungentransplantaten
während 6-stündiger Ischämie wurden im Caninenmodell einer heterotopen Herz-Lungentransplantation untersucht.

Bei einer Versuchsgruppe wurde die Lunge mit kalter Euro-Collins-
Lösung perfundiert, bei einer zweiten Gruppe die Spendertiere
bei extrakorporaler Zirkulation systemisch gekühlt.

Beide untersuchten Konservierungsmethoden ermöglichen nach 6-
stündiger Ischämie eine eingeschränkte, aber ausreichende respiratorische Transplantatfunktion.

Summary

Two methods for preservation of heart-lung transplants during 6
h ischemia were studied in a canine model of heterotopic heart-

lung transplantation. In one group the lung was perfused with
cold Euro-Collins solution, in the other group the donor animals
were cooled systemically during extracorporeal circulation. Both
preservation methods allow for impaired but sufficient respiratory transplant function after 6 h ischemia.

Literatur

1. Haverich A, Scott WE, Jamieson SW (1985) Twenty Years of Lung
   Preservation - A Review. Heart Transplantation IV:234
2. Jamieson SW, Stinson EB, Oyer PE, Baldwin J, Shumway NE (1984)
   Operative Technique for Heart-Lung Transplantation. J Thorac
   Cardiovasc Surg 87:930-935
3. Haverich A, Scott EC, Aziz S, Jamieson SW (1985) Influence of
   Perfusate and Volume on Preservation of the Lungs for Trans-
   plantation. Heart Transplantation IV, Suppl 129
4. Hardesby RL, Griffith P (1985) Procurement for Combined Heart-
   Lung Transplantation. J Thorac Cardiovasc Surg 89:795

Dr. Hans-Gerd Fieguth, Klinik für Thorax-, Herz- und Gefäßchirurgie, Medizinische Hochschule Hannover, Konstanty-Gutschow-Str. 8,
D-3000 Hannover 61

31. Allogene Herz- und Nierentransplantation in einem starken Abstoßungsmodell mit einem neuen Immunsuppressivum, 15-Deoxyspergualin

Allogenic Heart and Kidney Transplantation in a Strong Rejection Model with a New Immunosuppressive Drug, 15-Deoxyspergualin

P. Walter[1], J. Thies[1], G. Harbauer[2], G. Dickneite[3], F. Vonnahme[4] und G. Feifel[1]

[1]Abt. f. Allgemeine Chirurgie und Abdominalchirurgie d. Univ. des Saarlandes, Homburg/ Saar (Direktor: Prof. Dr. med. G. Feifel)
[2]Abt. f. Klin.-Experimentelle Chirurgie der Univ.-Klinik des Saarlandes, Homburg/ Saar (Direktor: Prof. Dr. med. G. Harbauer)
[3]Abt. f. Experimentelle Medizin, Behring-Werke, Marburg
[4]Institut für Pathologie der Univ.-Kliniken des Saarlandes, Homburg/Saar (Direktor: Prof. Dr. med. G. Dhom)

Einleitung

15-Deoxyspergualin ist ein Guanidinderivat, das bereits erfolgreich zur Verhinderung der Abstoßung bei der allogenen Haut- und Inseltransplantation über eine MHC-Barriere verwendet wurde. Seine Wirksamkeit sollte nun wiederum in einem starken Abstossungsmodell, DA → LEW (RT^a → RT 1^l) auf seine Wirksamkeit zur Verhinderung der Abstoßung parenchymatöser Organe getestet werden. Wegen ihrer großen klin. Bedeutung wurden dazu die Herz- und die Nierentransplantation gewählt. Eine der Hauptursachen für die Letalität nach einer klinischen allogenen Herztransplantation ist die Infektion (1). Die Einführung von Cyclosporin schien ein bedeutender Fortschritt in der Bewältigung der Abstoßungsprobleme zu sein. Dennoch verbleibt auch mit Cyclosporin A eine gewisse Infektionsrate und andere unerwünschte Nebeneffekte wie z.B. seine Nephrotoxizität (2). Dasselbe Argument gilt auch für die Nierentransplantation, wobei der nephrotoxische Effekt aus Cyclosporin A besonders unerwünscht ist. Aus diesem Grund wurde die Substanz auch zur Verhinderung der Abstoßung von allogen transplantierten Nieren in demselben starken Abstoßungsmodell verwendet.

Methoden und Material

Als das stärkste definierte allogene Abstoßungsmodell bei der Ratte wurde das System DA/LEW, RT 1^a → RT 1^l, verwendet. Für die Herztransplantation wurden 3 Gruppen von Tieren gebildet: n_1 = 6 ingezüchtete Lewis-Ratten, die heterotop mit isogenen Herzen nach der Methode von ONO und LINDSAY 1968 transplantiert wurden.

Chirurgisches Forum '86
f. experim. u. klinische Forschung
Hrsg.: H.-J. Streicher
© Springer-Verlag Berlin Heidelberg 1986

N_2 = 6 allogene Kontrolltransplantate DA/LEW ohne Immunsuppression. N_3 = 6 allogene Herztransplantationen DA/LEW, wobei die Empfänger (Lewis) 2,5 mg/kg 15-Deoxyspergualin vom Tag 0 bis zum Tag +9 erhielten. Bei jedem Tier wurden elektrokardiographische Brustwandableitungen durchgeführt, um die Abstoßung zu dokumentieren. Nach dem Verlust der elektrischen Aktivität der transplantierten Herzen wurden diese histologisch untersucht.

Die Nierentransplantationen wurden in der Weise durchgeführt, daß der Empfänger zuerst bds. nephrektomiert wurde und das allogene Organ arteriell an die Aorta und venös an die V. cava mit der Patchtechnik angeschlossen wurde. Der Ureter wurde mittels eines Splints in die Blase implantiert. Postoperativ wurden 2 tgl. Kreatinin- und Harnstoffwerte kontrolliert und die Abstoßung mit dem Sistieren der Nierenfunktion diagnostiziert (kontinuierlicher Anstieg des Kreatinins und Harnstoffs, Sistieren der Urinausscheidung).

Ergebnisse

Heterotop transplantierte isogene Lewis-Herzen zeigten eine normale elektrische Aktivität mit einem intakten QRS-Komplex. Alle isogenen Transplantate überlebten mehr als 70 Tage. Der Beginn der Abstoßung der allogen transplantierten Herzen (MHC Barriere) wird durch eine Deformierung des QRS-Komplexes und durch eine Verminderung der Herzfrequenz angedeutet, wie aus Abb. 1 hervorgeht.

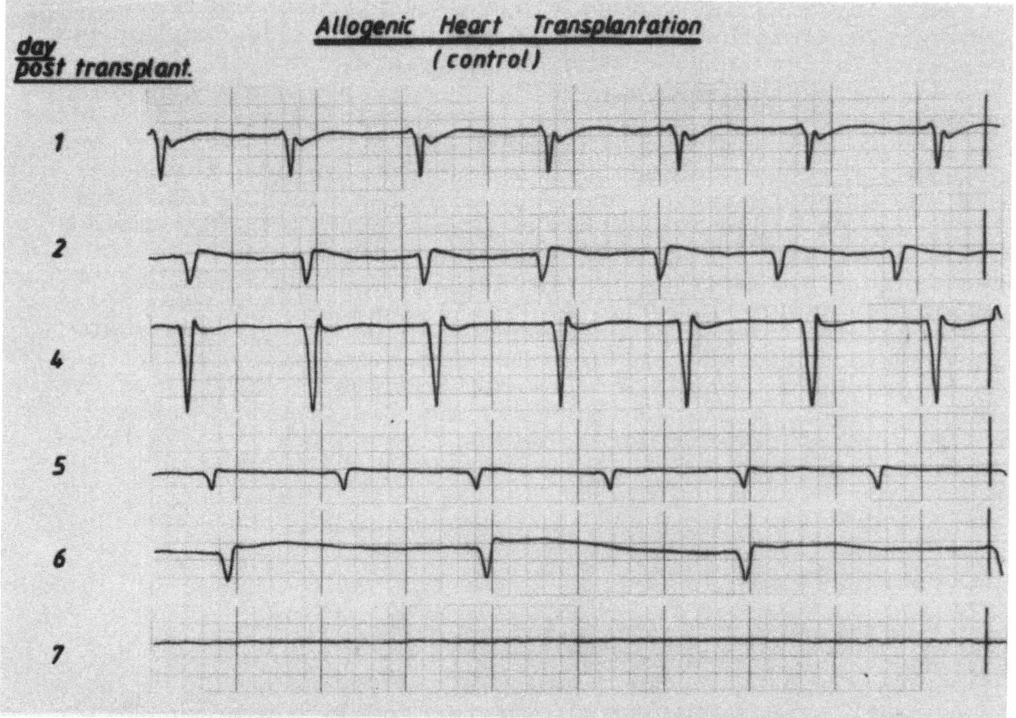

Abb. 1. Elektrische Aktivität allogen (DA/LEW) transplantierter Herzen ohne Immunsuppression des Empfängers. Deformation des QRS-Komplexes und Bradykardie am 5. und 6. postoperativen Tag

Die Abstoßung wurde als komplett betrachtet, sobald die elektrische Aktivität der transplantierten Herzen sistierte. Allogen
transplantierte Herzen ohne Immunsuppression des Empfängers wurden 8,5 + 0,9 Tage pop. abgestoßen, während Empfänger von allogenen Herzen, die 10 Tage lang 2,5 mg/kg 15-Deoxyspergualin erhielten, eine Verlängerung der Transplantatüberlebenszeit auf durchschnittlich 32,5 Tage zeigten (Tabelle 1). Die histologische Untersuchung der elektrocardiographisch abgestoßenen Herzen zeigte
eine massive Lymphocyteninfiltration, interstitielle Ödeme und
subendotheliale Ödeme ohne Ausnahme.

Tabelle 1. Transplantatüberlebenszeit bei der allogenen Herztransplantation im Modell DA/LEW mit und ohne 15-Deoxyspergualin

	n	Graft Survival (days)
isogeneic	6	> 60, > 68, > 70, > 90, > 72, > 76,
allogeneic	6	13, 7, 7, 8, 8, 8,
allogeneic + DEOXY-SPERGUALIN	6	40, 52, 31, 21, 28, 23,

Überraschend waren die Ergebnisse bei der Nierentransplantation.
Hier betrug die Transplantatüberlebenszeit bei den isogentransplantierten Tieren durchschnittlich über 200 Tage, bei der allogenen Kontrollgruppe 7 + 0,2 Tage und bei der allogen transplantierten Gruppe mit 15-Deoxyspergualin bei allen Tieren über 170
Tage (Tabelle 2), obwohl die immunsuppressive Behandlung am 9.
postoperativen Tag beendet worden war.

Tabelle 2. Transplantatüberlebenszeiten bei der allogenen Nierentransplantation im Modell DA/LEW mit und ohne 15-Deoxyspergualin

	n	Transplantatüberlebenszeit (Tage)	sem
isogen	5	> 200, > 200, > 200, > 200, > 200,	
allogen	6	7, 7, 7, 7, 7, 6	+ 0,17
allogen + DEOXY-SPERGUALIN	5	> 170, > 170, > 170, > 170, > 170,	

Die Abb. 2 zeigt die Kreatininclearance und die Harnstoffkonzen-
tration im Serum in den verschiedenen Gruppen. In der allogen
transplantierten Gruppe ohne Immunsuppression kommt es nach weni-
gen Tagen zu einem raschen Abfall der Kreatininclearance bis zur
Abstoßung, während bei der isogentransplantierten Gruppe und bei
der allogen transplantierten Gruppe mit Deoxyspergualin eine normale Kreatininclearance zu verzeichnen ist.

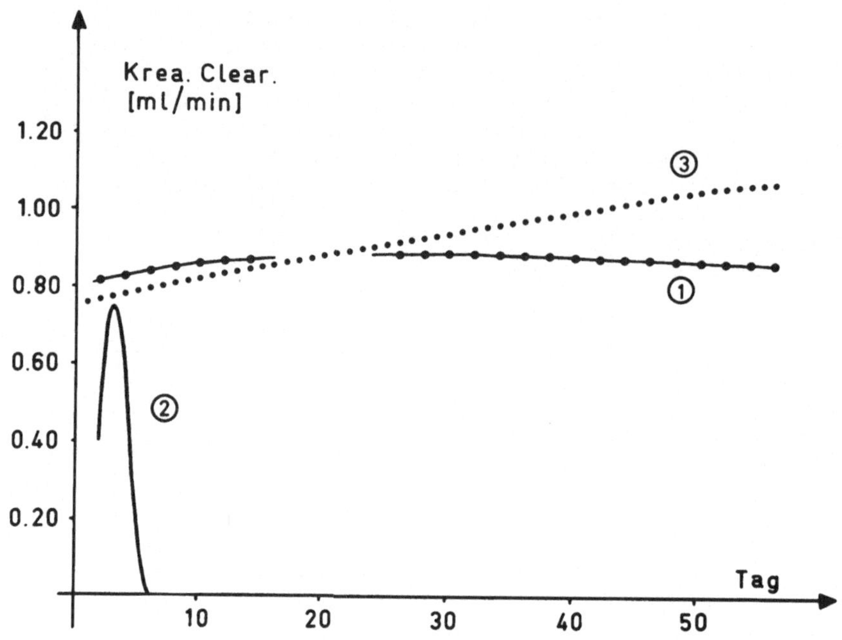

Abb. 2. Kreatininclearance bei nephrektomierten und allogen transplantierten Nierenempfängern (DA → LEW). 1 = 5 allogene Nierenempfänger + 2,5 mg/kg Deoxyspergualin; 2 = 6 allogene Nierenempfänger + 0,9 % NaCl; 3 = 5 isogene Nierenempfänger + 0,9 % NaCl

Zusammenfassung und Diskussion

In vorangegangenen Experimenten konnte die Wirksamkeit von 15-Deoxyspergualin bei der Verhinderung der Abstoßung allogen transplantierter Pankreasinseln und Hauttransplantate nachgewiesen werden (3). Die gegenwärtigen Untersuchungen zeigen, daß Deoxyspergualin eine gute Wirksamkeit auch zur Verhinderung der Abstoßung bei der allogenen Organtransplantation zeigt.

Überraschend ist, daß sich im Falle der allogenen Nierentransplantation offenbar eine Toleranz entwickelt. Um herauszufinden, ob es sich um eine echte Toleranzentwicklung handelt, werden zur Zeit allogene Hauttransplantationen in der gleichen Spender-Empfängerkombination bei den noch lebenden allogen transplantierten, offenbar toleranten Empfängern durchgeführt. Im Gegensatz zu Cyclosporin konnte bei 15-Deoxyspergualin bisher kein Effekt auf T-Lymphocyten nachgewiesen werden. Wie aus quantitativen Messungen der Sauerstoffradikalbildung der Monocyten Deoxyspergualin-behandelter Tiere hervorgeht, beruht der Wirkungsmechanismus des neuen Immunsuppressivums möglicherweise auf einer Inhibierung der Makrophagen- bzw. Monocytenaktivität (4). So zeigten die Monocyten Deoxyspergualin-behandelter Tiere gegenüber der Kontrollgruppe eine signifikante Verminderung der Sauerstoffradikalbildung, die mit der Chemoluminescenzmethode nachgewiesen wurde.

Die Ergebnisse ermutigen zu weiteren Untersuchungen mit dieser Substanz (Langzeitapplikation) im Hinblick auf eine klinische Anwendung.

Summary and Discussion

In previous experiments 15-deoxyspergualin has been proven to be effective in preventing rejection of allogeneic transplanted islets and skin grafts (4). The present investigation also indicates that deoxyspergualin seems to be a useful new immunosuppressive drug to prevent rejection in allogeneic organ transplantation.
Surprisingly, allogeneic kidney grafts were not rejected at all when the recipient was treated with 15-deoxyspergualin, although the medication was stopped on day 10. In order to find out whether there is development of true tolerance, allogeneic skin transplantations from the inbred donor stem are presently performed with the kidney recipients.

In contrast to ciclosporin, no effect on T lymphocytes has been demonstrated for 15-deoxyspergualin so far. As demonstrated by quantitative measurement of oxygen-derived free radicals by monocytes of deoxyspergualin-treated animals, the mode of action of the new drug could be explained by an inhibition of the mononuclear phagocytic system (5).
The results encourage further experiments with the drug with the ultimate goal of clinical application.

Literatur

1. Barnard CN, Cooper DKC (1984) Transplantation Proceedings 16: 886
2. Oyer PE, Stinson EB, Jamieson SW (1982) Heart Transplantation 1:285
3. Dickneite G, Walter P, Schorlemmer HU, Sedlacek HH (1985) Proc of the 14th Int. Congr. of Chemotherapy, Kyoto 1985, Tokyo University Press
4. Dickneite G, Schorlemmer HU, Walter P, Sedlacek HH: Transplantation Proceedings 1985 (in press)
5. Dickneite G, Schorlemmer HU, Walter P, Sedlacek HH (1985) Immunobiology 170:15

Dr. med. P. Walter, Abteilung Allgemeine Chirurgie und Abdominalchirurgiem Chirurgische Universitätsklinik, D-6650 Homburg/Saar

32. Serumneopterinbestimmung nach orthotoper Herztransplantation. Eine nichtinvasive Methode der Abstoßungsdiagnostik

Serum Neopterin Levels in Cardiac Allograft Recipients: A Non-invasive Method for Rejection Diagnosis

K. J. Oldhafer[1], K. Wonigeit[1], S. Schüler[2], H. Warnecke[2], R. Hetzer[2] und
R. Pichlmayr[1]

[1]Abteilung für Abdominal- und Transplantationschirurgie
[2]Abteilung für Thorax-, Herz- und Gefäßchirurgie der Medizinischen Hochschule Hannover

Die Endomyokardbiopsie ist bisher das wichtigste Verfahren der Diagnostik von Abstoßungsreaktionen nach Herztransplantation (1, 2). An nichtinvasiven Alternativmethoden besteht ein erhebliches Interesse, da die häufigen Biopsien eine erhebliche Belastung für den Patienten darstellen. In dieser Arbeit wird die Eignung der Neopterinspiegelbestimmung im Serum für die Abstossungsdiagnostik untersucht. Neopterin (NPT) ist ein Zwischenprodukt der Biopterinbiosynthese, das im Rahmen von cellulären Immunreaktionen vermehrt gebildet wird. Der Bildungsort sind Makrophagen; die Steigerung der Synthese im Verlauf von cellulären Immunreaktionen wird durch Lymphokine aus aktivierten T-Lymphocyten - insbesondere Gamma-Interferon - ausgelöst (3). Eine vermehrte NPT-Ausscheidung im Harn und ein erhöhter Serum-NPT-Spiegel sind als frühe Abstoßungszeichen nach Nierentransplantation beschrieben worden (4, 5). In dieser Arbeit werden die Veränderungen des NPT-Spiegels nach Herztransplantation untersucht.

Methodik

24 Patienten mit orthotoper Herztransplantation wurden während der ersten 10 postoperativen Wochen untersucht. Ein Patient verstarb am 2. postoperativen Tag am Rechtsherzversagen bei Lungenembolie. Kontrollpersonen waren 20 gesunde Probanden und 10 herzchirurgische Patienten mit vergleichbarem chirurgischen Trauma. Die Serum-NPT-Spiegel wurden mit einem kommerziell erhältlichen Radioimmunoassay (Fa. Henning, Berlin) bestimmt (6). Während der stationären Phase wurden 4 - 5 Bestimmungen pro Woche, danach bei allen ambulanten Nachuntersuchungen durchgeführt.

Die Basisimmunsuppression bestand aus kombinierter Gabe von Azathioprin, Cyclosporin A, Cortison und ATG (2). Die Abstoßungsdiagnostik basierte auf routinemäßig durchgeführten Endomyokardbiopsien, elektromyokardialen Untersuchungen und klinischer Symptomatik. Die Abstoßungstherapie bestand aus täglichen Gaben

Chirurgisches Forum '86
f. experim. u. klinische Forschung
Hrsg.: H.-J. Streicher
© Springer-Verlag Berlin Heidelberg 1986

von 1 g Methylprednisolon über 3 Tage, bei Zweitabstoßungen in
Kombination mit ATG. Infektionen wurden durch serologische Be-
stimmungen, durch Erregernachweise und auf Grund der klinischen
Symptomatik diagnostiziert.

Die Beziehung der Veränderung der Neopterinkonzentration zu den
relevanten klinischen Befunden wurde retrospektiv analysiert.
Ein Neopterinanstieg wurde als eindeutig angesehen, wenn er länger
als einen Tag 20 nmol/l überstieg oder mehr als 100 % des Ausgangswertes innerhalb von 2 Tagen betrug.

Ergebnisse

Der Serum-NPT-Spiegel bei gesunden Kontrollpersonen (n = 20) betrug 5,1 $\pm$ 1,7 nmol/l. Der präoperative Wert bei den Herzempfän-
gern war 12,1 $\pm$ 7,1 nmol/l. Nach der Transplantation kam es bei
22 von 24 Patienten zu einem raschen Anstieg, dessen Gipfel in
der Regel am 3. postoperativen Tag erreicht wurde und 37,4 + 14,9
nmol/l betrug. Dieser frühe postoperative Anstieg trat auch bei
Patienten mit anderen Herzoperationen mit vergleichbarem chirurgischen Trauma auf (27,6 + 12,5 nmol/l). Im weiteren klinischen
Verlauf nach Transplantation wurden 24 eindeutige NPT-Anstiege
zwischen dem 5. und 65. postoperativen Tag beobachtet und analysiert. Nur bei einem Anstieg war keine klinische Ursache erkennbar. 9 Anstiege traten im Verlauf von Infekten auf, wobei das
Maximum bei 117,6 + 55,7 nmol/l lag, und der Anstieg einige Tage
vor Auftreten der übrigen Symptomatik erfolgte. Infektepisoden
ohne NPT-Anstiege wurden nicht beobachtet. 14 eindeutige Anstiege
waren mit behandlungsbedürftigen, floriden Abstoßungsepisoden
assoziiert (Abb. 1), wobei die Anstiege im Durchschnitt 3 Tage
vor Behandlungsbeginn beobachtet wurden. Der durchschnittliche
NPT-Spiegel vor Beginn der Behandlung war 31,5 $\pm$ 15,4 nmol/l. Bei
einem weiteren Patienten entwickelte sich im Verlauf einer Pilz-
infektion zusätzlich eine Abstoßung, der NPT-Spiegel lag hier bei
77,5 nmol/l

Besonders hervorzuheben ist, daß 14 weitere floride Abstoßungsepisoden ohne Änderung des NPT-Spiegels (12,1 $\pm$ 3,1 nmol/l) ein-
hergingen. Im zeitlichen Auftreten nach Transplantation gab es
keine Unterschiede zwischen neopterinpositiven und -negativen
Abstoßungsepisoden. Bei der Aufgliederung der Abstoßungen nach
den pathologischen Befunden konnte eine eindeutige Trennung im
histologischen Bild entsprechend den neopterinpositiven und
-negativen Abstoßungsformen nicht gezeigt werden. Von 11 Patienten mit mehr als einer Abstoßungsepisode waren bei 7 Patienten
alle Abstoßungen entweder neopterinpositiv oder -negativ und bei
4 Patienten wechselnd neopterinpositiv und -negativ. Hinweise
auf eine besonders starke Immunsuppression bei den neopterinnegativen Abstoßungsformen oder Unterschiede in der Immunsuppression vor und während der Abstoßungsepisode bestanden nicht. Bei
effektiver Behandlung kam es gelegentlich zum Absinken der NPT-
Spiegel, bevor eine völlige Rückbildung in der Histologie gesehen wurde. Bei 2 Patienten mit interstitieller Fibrose war der
NPT-Spiegel ebenfalls niedrig.

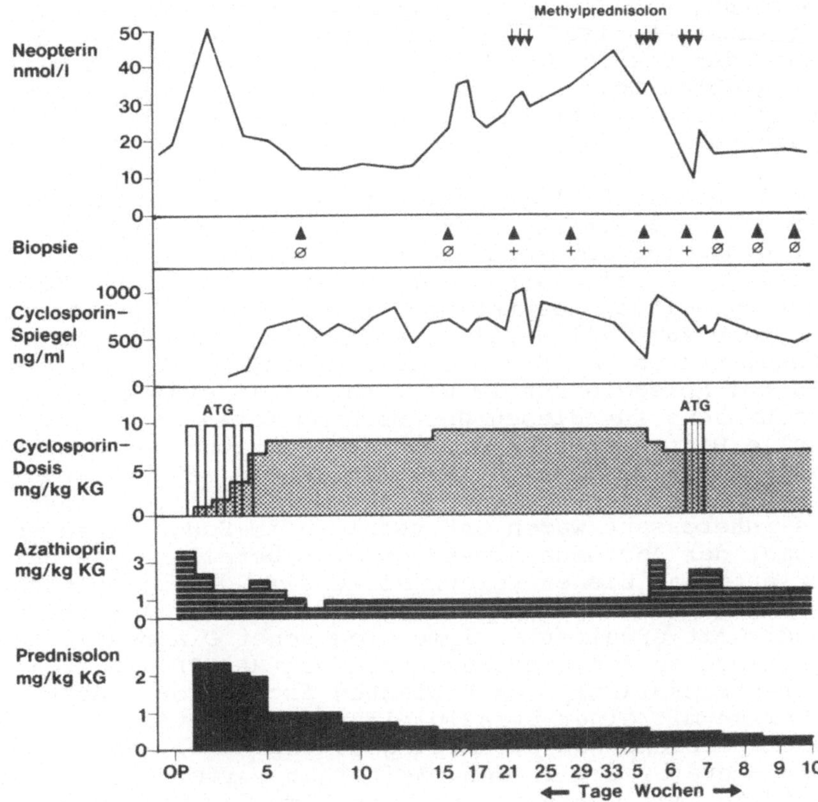

Abb. 1. Anstieg der Neopterinkonzentration im Serum bei akuter Abstoßung nach orthotoper Herztransplantation. Der NPT-Anstieg trat bereits 6 Tage vor klinischer und histologischer Diagnose der Abstoßung auf. Nach zwei Abstoßungsbehandlungen kam es zu einem Abfall der Neopterinkonzentration. Histologische Befunde: + floride Abstoßung; ∅ keine Abstoßung

Diskussion

Die gegenüber dem Normalkollektiv geringfügig erhöhten Basiswerte vor Transplantation und in den komplikationsfreien postoperativen Perioden sind wahrscheinlich durch die mäßige Einschränkung der Nierenfunktion bei einigen Patienten bedingt. Da NPT durch die Niere ausgeschieden wird, ist bei der Interpretation der Serumspiegel die Nierenfunktion unbedingt zu berücksichtigen. Im Gegensatz zur Nierentransplantation ergeben sich bei herztransplantierten Patienten hierdurch im allgemeinen keine wesentlichen Beurteilungsschwierigkeiten.

Die beobachteten postoperativen NPT-Anstiege waren mit drei unterschiedlichen klinischen Ereigniskategorien assoziiert: Operationstrauma, Infekt und Abstoßung. Nur für einen einzigen Anstieg konnte keine klinische Erklärung gefunden werden. Der durch das Operationstrauma bedingte Anstieg stellt auf Grund seines frühen Zeitpunktes keine differentialdiagnostische Schwierigkeit dar. Im Gegensatz hierzu ist die Differenzierung zwischen Infektion und

Abstoßung ein Kernproblem bei der Behandlung von Transplantationspatienten. Es ist eine wesentliche Einschränkung der NPT-Bestimmung, daß sie zu der Differentialdiagnose nicht beiträgt. Auf
der anderen Seite ist dieses Ergebnis in Anbetracht der bekannten
Auslösemechanismen für eine vermehrte NPT-Produktion nicht überraschend (3).

Der interessanteste Aspekt unserer Untersuchungen ist der Befund,
daß nur 50 % der floriden Abstoßungen, die histologisch oder
durch das intramyokardiale EKG diagnostiziert wurden, auch mit
einem NPT-Anstieg assoziiert waren. Während der Konzentrations-
anstieg bei den neopterinpositiven Abstoßungen der histologischen
Diagnose zum Teil deutlich vorausging und über mehrere Tage bestand, traten bei den neopterinnegativen Abstoßungen Änderungen
des NPT-Spiegels nur im Bereich der Interassay-Schwankungen auf.
Die Ursache für diesen Unterschied ist nicht klar. Interindividuelle Differenzen in der NPT-Produktion und -Ausscheidung können
derzeit wohl noch nicht ausgeschlossen werden, erscheinen aber
nicht besonders wahrscheinlich. Vom immunologischen Standpunkt
aus interessant wären Unterschiede im Schweregrad oder im Mechanismus der Abstoßungsreaktion. Die Detailanalyse der klinischen
Verläufe hat bisher keinen Hinweis in der einen noch anderen
Richtung erbracht. Diese Frage ist jedoch in einer prospektiven
Studie mit erweiterter immunologischer Diagnostik zu prüfen. Im
Vergleich zu den Untersuchungen von MARGREITER et al. (4) an
nierentransplantierten Patienten ist hervorzuheben, daß die Ergebnisse mit einer prinzipiell anderen Methodik - radioimmunolo-
gische Messung des Serumspiegels gegenüber HPLC-Messungen im
Urin - erarbeitet wurden. Weiterhin wurden die hier beschriebenen
Patienten mit Cyclosporin behandelt, das die Lymphokinproduktion
wesentlich effektiver unterdrückt als eine konventionelle Immunsuppression.

Die Befunde bestätigen, daß die NPT-Bestimmung im Serum eine
wichtige neue Methode für die immunologische Überwachung von
Transplantationspatienten ist. Ein Neopterinanstieg kann bereits
vor klinischer Manifestation ein Hinweis auf sich entwickelnde
Infekte oder Abstoßungsreaktionen sein. Es scheint jedoch wichtig,
darauf hinzuweisen, daß das Fehlen eines NPT-Anstieges eine akute
Abstoßung nicht ausschließt.

Zusammenfassung

Neopterin(NPT)-Serumbestimmungen bei 24 Patienten nach orthotoper
Herztransplantation zeigten, daß alle Infekte, aber nur etwa 50 %
der behandelten Abstoßungsepisoden mit erhöhten NPT-Spiegeln ein-
hergingen. Die Anstiege traten hierbei in der Regel einige Tage
vor Beginn der übrigen Symptomatik auf. NPT-Serumbestimmungen
stellen eine interessante neue Methode zur Diagnose von immunologischen Komplikationen nach Herztransplantation dar, ein niedriger NPT-Wert schließt jedoch das Vorliegen einer Abstoßung nicht
aus.

Summary

Neopterin (NPT) serum levels were measured in 24 cardiac allograft recipients by means of a radioimmunoassay. All clinically

relevant infections and about half of the rejection episodes were associated with elevated NPT levels. The increase in NPT could be demonstrated several days earlier than clinical signs. Only one increase in NPT with no clinically detectable cause was observed. The study showed that NPT determination represents an interesting new method for immunological monitoring of cardiac allograft recipients. However, it is important to note that a low NPT level does not permit the exclusion of an ongoing rejection episode.

Literatur

1. Caves PK, Stinson EB, Billingham ME et al (1973) J Thorax Cardiovasc Surg 66:161
2. Hetzer R, Warnecke H, Schüler S, et al (1985) Der Internist 26:563
3. Huber CH, Batchelor JR, Fuchs D, et al (1984) J Exp Med 160: 310
4. Margreiter R, Fuchs D, Hausen A et al (1983) Transplant 36: 650
5. Schwarz M, Pohanka E, Mayer G et al (1985) Biochemical and Clinical Aspects of Pteridines, Vol 4. de Gruyter, Berlin New York, p 441
6. Rokos H, Bienhaus G, Gadow A, Rokos K (1985) Biochemical and Clinical Aspects of Pteridines, Vol 4. de Gruyter, Berlin New York, p 73

Dr. med. K.J. Oldhafer, Abteilung für Abdominal- und Transplantationschirurgie, Medizinische Hochschule Hannover, Konstanty-Gutschow-Str. 8, D-3000 Hannover 61

33. Veränderung von Clearancekapazität und Immunreaktion gegen Escherichia coli nach Splenektomie: Eine experimentelle Studie am Kaninchen

Alteration of Clearance Kinetics and the Immune Response to Escherichia coli as a Consequence of Splenectomy: An Experimental Study in Rabbits

J. Thalhammer[1], W. Pimpl[2] und M. Pattermann[2]

[1]Inst. für allg. Biologie, Biochemie und Biophysik, Abt. Biochemie
[2]Ludwig Boltzmann-Institut für experimentelle und gastroenterologische Chirurgie, Salzburg-Hallein (Leiter: Prof. Dr. O.
Boeckl)

Die Clearancekapazität der Milz spielt eine wesentliche Rolle bei der Immunabwehr von Kapselbakterien (z.B. Pneumokokken) (1). Weniger bekannt ist die Bedeutung der Milz bei einer Bacterämie durch nicht enkapsulierte (gram-negative) Keime (2). Da diese Bakterien, im vorliegenden Falle Escherichia coli, nicht wie bei kapseltragenden Bakterien durch die Milzcapillaren zurückgehalten werden, müssen zur Klärung dieser Bakterien zusätzliche immunologische Mechanismen eine Rolle spielen. Wie groß die Beteiligung der Milz bei diesen Vorgängen ist und welchen Einfluß sie auf die Kinetik der Clearance hat, ist eine Fragestellung dieser Arbeit. Ebenso von Interesse ist die Frage, welche Auswirkungen hat die Entfernung der Milz auf eine Immunantwort gegen ein so vielfältiges Antigengemisch, wie es ein Escherichia coli Extrakt darstellt. Die Abwesenheit eines nicht unbeträchtlichen Teils von reaktiven Lymphocytenklonen bedeutet mit Sicherheit einen gravierenden Eingriff in das Regelsystem der Immunabwehr. Zur Klärung dieser Frage wurde die Antikörperproduktion gegen Ecoli-proteine auf Antikörpervariabilität und Präzipitations-fähigkeit im Verlauf primärer, sekundärer und später Reaktionen untersucht. Durch Vergleich der Reaktionen mit Kontrolltieren soll geklärt werden, wie groß die Beeinträchtigung der Immunreaktivität durch Splenektomie ist und wieweit sie von peripheren immunkompetenten Systemen kompensiert werden kann.

Material und Methode

Kaninchen beiderlei Geschlechts wurden aufgeteilt in: Kontroll-gruppe (n = 10) und splenektomierte Tiere (n = 6). Zur Ermittlung der Clearancekapazität wurden 10^8 Bakterien in die Ohrvene injiziert und in Abständen von 2 min Blutproben vom anderen Ohr entnommen. Die Anzahl der koloniebildenden Bakterien im Blut wurde durch Plattierung (nach 16 h Inkubation bei 37° C) bestimmt. Zur

Chirurgisches Forum '86
f. experim. u. klinische Forschung
Hrsg.: H.-J. Streicher
© Springer-Verlag Berlin Heidelberg 1986

Charakterisierung der Immunreaktion gegen Escherichia coli Antigene wurden beide Gruppen mit einem Cytoplasmaextrakt von Ecoli (3) intravenös immunisiert (1 mg Protein am Tag 0, 7, 14 und 21, Blutentnahme erfolgte jeweils am Tag 3, 10, 17 und 24).

Die Antiseren wurden mittels Crossed Immune Electrophoresis (4) und Immunoblotting auf Präzipitationseigenschaften und Antikörpervielfalt gegen Ecoli-Proteine überprüft (5).

Ergebnisse

Die Clearanceexperimente zeigten, daß in der Kontrollgruppe nach 7 min keine Bakterien im Blut nachweisbar waren. Der Verlauf der Clearance ist in den ersten 2 min stark abfallend und beschreibt zwischen 3. und 5. Minute ein Plateau mit anschließender sehr schneller Klärung der restlichen Bakterien bis zur 7. Minute. Die Clearancekapazität von splenektomierten Tieren ist deutlich herabgesetzt (Bakterien werden erst nach 19 min vollständig entfernt). Der Verlauf der Clearancekurve ist in den ersten beiden Minuten ähnlich der Kontrollgruppe, allerdings ist die Plateauphase wesentlich verlängert. In den letzten Minuten erfolgt dann ein ähnlicher steiler Abfall der Bakteriendichte im Blut wie in den Kontrolltieren. Die Clearancekapazität kann durch Immunisierung der Tiere gegen Ecoli-Antigene (Proteine der Bakterienoberfläche und Lipopolysaccharid) vor der Durchführung der Clearanceexperimente wesentlich verbessert werden.

In der splenektomierten Gruppe führt eine Preimmunisierung zu Clearancewerten, die nahe denen der Normaltiere liegen. Eine drastische Beeinträchtigung der Clearancefähigkeit wird durch Injektion von 10^8 Bakterien einen Monat vor dem Experiment erreicht. Diese Beeinträchtigung kann in beiden Gruppen mit annähernd gleich starkem Effekt festgestellt werden.

Die Immunreaktion gegen Antigene des Bacterium Ecoli unterschied sich in den beiden Gruppen im wesentlichen im Verlauf der Antikörperbildung gegen verschiedene Proteine des Ecoli-Extrakts. Die Primärreaktion gegen einen Großteil der Antigene war in der splenektomierten Gruppe stark erniedrigt. Es konnten Antikörper gegen wenige, allerdings stark immunogene Proteine von Ecoli nachgewiesen werden. Auch die Zahl der präzipitierenden Antikörper war nach Primärreaktion in der splenektomierten Gruppe reduziert und einige Präzipitationslinien wiesen diffuse Verbreiterungen auf, die auf eine Verringerung der Antikörperaffinität hinweisen. Diese Effekte konnten jedoch zum größten Teil in den Sekundärreaktionen kompensiert werden und nach der 3. und 4. Injektion von Antigen wurden in beiden Gruppen annähernd gleiche Werte in Bezug auf Antikörpervielfalt, Präzipitationsfähigkeit und Affinität erreicht.

Zusammenfassung

Der Einfluß von Splenektomie auf die Fähigkeit zur Klärung gramnegativer Bakterien (Escherichia coli) aus dem Blut und die Auswirkungen auf Antikörperproduktion gegen ein vielfältiges Antigengemisch (Escherichia coli-Cytoplasma-Extrakt) wurden untersucht. Es konnte gezeigt werden, daß nach Entfernung der Milz die Clearancekapazität reduziert ist. Diese Reduktion kann durch aktive Immunisierung gegen Escherichia coli aufgehoben werden. Die Immunantwort gegen einen Ecoli-Extrakt weist in der Gruppe der splenektomierten Tiere eine Verzögerung der Primärresponse auf, die qualitativ und quantitativ in darauffolgenden Sekundär- und Boosterreaktionen von anderen immunkompetenten Teilen des Immunsystems wieder kompensiert wird.

Summary

The effect of splenectomy in connection with the ability of clearing nonencapsulated bacteria like *Escherichia coli* and its influence on the immune response against antigens of *Escherichia coli* was investigated. Splenectomy reduced the clearance capacity of all animals used in this experiment. This reduction can be overcome by active immunization with *Escherichia coli* proteins before performance of the clearance experiments. The immune response to an antigen mixture (*Escherichia coli* cytoplasmic extract containing a high variety of antigens) revealed a delayed primary response in splenectomized animals, which was compensated by secondary and booster reactions.

Literatur

1. Horton J, Ogden ME, Williams S, Coln D (1982) The importance of splenic blood flow in clearing pneumococcal organisms. Ann Surg 195:172-176
2. Scher KS, Wrocynski F, Coil JA (1982) The effect of splenectomy on gram-negative bacteremia. J Trauma 22:407-409
3. Tahlhammer J, Freund J (1984) Cascade immunization: a method of obtaining polyspecific antisera against crude fractions of antigens. J Immunol Meth 66:245-251
4. Laurell CB (1972) Electrophoretic and electroimmunochemical analysis of proteins. Scand J Clin Invest 29 (Suppl 124)
5. Tsang VCW, Peralta JM, Simons AR (1983) Enzyme-linked immuno-electrotransfer blot techniques (EITB) for studying the specificities of antigens and antibodies separated by gel electrophoresis. Methods Enzymol 92:377

Dr. Josef Thalhammer, Institut für allgemeine Biologie, Biochemie und Biophysik, Abt. Biochemie, Erzabtklotzstr. 11, A-5020 Salzburg

34. Bedeutung milzerhaltender Operationen für Endotoxin-Belastbarkeit und humorale Abwehr

Importance of Spleen-Conserving Operations for Endotoxin Tolerance and Humoral Defence Mechanisms

H. F. Welter[1], S. Gänsheimer[1], H. P. Scheuber[2], B. Leisner[3] und L. Schweiberer[1]

[1]Chir. Klinik Innenstadt und Chirurgische Poliklinik der Universität München (Direktor: Prof. Dr. L. Schweiberer)
[2]Abteilung für klinische Chemie und Biochemie in der Chir. Klinik Innenstadt der Universität München (Leiter: Prof. Dr. H. Fritz)
[3]Radiologische Klinik und Poliklinik der Universität München (Direktor: Prof. Dr. J. Lissner)

Das "overwhelming postsplenectomy infection" (OPSI)-Syndrom wurde primär bei Kindern beschrieben. Inzwischen aber häufen sich die Berichte über Infektionen und Beschwerden nach Splenektomien im Erwachsenenalter (2, 5).

Trotz einer Vielzahl experimenteller und klinischer Studien ist die Bedeutung der Milz für die Infektabwehr nicht völlig aufgeklärt. Dies scheint dadurch bedingt zu sein, daß die Milz sowohl an humoralen und cellulären Immunmechanismen als auch an mechanischen und phagocytotischen Clearance-Vorgängen beteiligt ist (1, 2, 5).

Aus diesem Grunde sollten in eigenen experimentellen Untersuchungen diese verschiedenen, der Milz zugesprochenen Funktionen nach verschiedenen milzerhaltenden (Autotransplantation ins große Netz und unter das Peritoneum der lateralen Bauchwand) und resezierenden Eingriffen (Splenektomie, 2/3-Resektion und Infrarotkoagulation) untersucht und mit denen unbehandelter Tiere (Schein-Operation, unbehandelte Tiere) verglichen werden.

Methodik und Versuchstiere

Rattenversuche

182 Sprague-Dawley-Ratten mit einem Körpergewicht von 200 - 300 g wurden entsprechend dem Operationsverfahren in 6 verschiedene Gruppen eingeteilt (Tabelle 1). Bei den Transplantationsversuchen wurde jeweils 1/3 der Milz zerrieben und in eine Tasche des grossen Netzes bzw. eine Tasche unter dem Peritoneum der lateralen Bauchwand verpflanzt (Abb. 1). Nach 2/3 Resektion der Milz wurde nur das zentrale Drittel des Organs erhalten, die Parenchymflächen durch Infrarotcoagulation (IRC) verschorft (4).

Chirurgisches Forum '86
f. experim. u. klinische Forschung
Hrsg.: H.-J. Streicher
© Springer-Verlag Berlin Heidelberg 1986

Tabelle 1. Endotoxin-Belastbarkeit nach milzerhaltenden Operationen (Letalitätsraten in %)

	6 Wochen	n	6 Monate	n
Gruppe 1 unbehandelt	64 %	24	n.t.	
Gruppe 2 Scheinop.	50 %	12	47 %	23
Gruppe 3 Splenektomie	33 %	12	81 %	22
Gruppe 4 Autotranspl. großes Netz	75 %	16	42 %	19
Gruppe 5 Autotranspl. lat. Bauchwand	71 %	14	90 %	10
Gruppe 6 2/3-Resektion + IRC	60 %	10	55 %	20

MILZEINGRIFFE

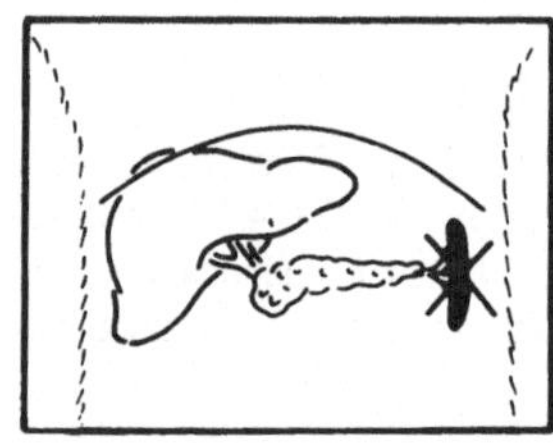

Splenektomie

MILZERHALTENDE OPERATIONEN

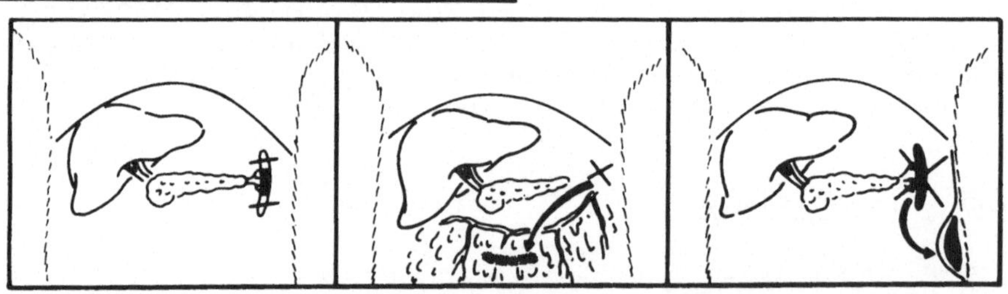

Abb. 1. Darstellung der verschiedenen Eingriffe an der Milz: 1. Splenektomie, 2. 2/3-Resektion und IRC, 3. Autotransplantation ins große Netz, 4. Autotransplantation unter das Peritoneum der lateralen Bauchwand

Nachdem für das verwendete E. coli Endotoxin (Fa. Difco, Detroit, 0 26:B 6) eine LD50 von 10 mg/kg KG ermittelt worden war, erhielt ein Teil der Versuchstiere 6 Wochen, der zweite 6 Monate postoperativ bzw. nach Versuchsbeginn diese Menge i.p. Wöchentlich wurden Körpergewicht und hämatologische Routineparameter (Hb, HKT, Diff. Blutbild, Leukocyten, Thrombocyten) erfaßt.

Technetiummarkierung von Erythrocyten

39 weitere Sprague-Dawley-Ratten wurden in 5 Gruppen eingeteilt: Scheinoperation - Splenektomie - 2/3-Resektion - Autotransplantation ins große Netz bzw. die laterale Bauchwand. In Chloralhydratnarkose wurde 6 Wochen nach dem Eingriff ein Silikonkatheter in die re. V. jugularis int. eingelegt und heparinisiertes Blut für die Erythrocytenmarkierung mit Technetium (Tecemin S, Fa. Behringwerke, Marburg) entnommen. Nach zweistündiger Markierung erfolgte die Retransfusion von 0,5 ml Erythrocyten. Weitere 2 h später wurden die Tiere getötet und die Organe nach etablierten Methoden ausgearbeitet und im Szintillationszähler die Technetiumaktivität gemessen. Außerdem wurden nach allen Versuchen Milzgewebe bzw. -transplantate zur histologischen Untersuchung entnommen.

Kaninchenversuche

Weiße Neufundländer wurden in 4 Gruppen à 4 Tiere (Schein-OP, Splenektomie, 2/3-Resektion und Autotransplantation ins große Netz) operiert. Blut- und Serumentnahmen für Antikörperverläufe und Chemotaxis-Test fanden bereits präoperativ statt.

Zur Überprüfung der humoralen Reaktion auf eine subletale Endotoxin-Belastung (0,1 mg/kg KG E. coli Endotoxin, dreimalige i.c. und i.m. Injektion) wurde ein Enzym-Immuno-Assay (ELISA) entwikkelt. Als Antigen diente dasselbe Endotoxin, als Markerenzym an Anti-Kaninchen-IgG gebundene Peroxidase. Der Test wurde nach etablierten Anleitungen in Microelisa-Platten (Fa. Dynatech) durchgeführt.

Zur Überprüfung der Phagocytoseeigenschaften von Granulocyten wurde nach 1, 4 und 8 Wochen der Chemotaxis-Test nach BOYDEN unter Verwendung eines Standardserums und eines sog. Reizserums (50 % Kaninchenserum, 10 % Endotoxinlösung, 40 % Hb SS) durchgeführt (Boyden-Kammer und Membranfilter AE 97, Fa. Schleicher & Schüll).

Ergebnisse

Rattenversuche

Scheinoperierte Tiere verstarben zu beiden Untersuchungszeitpunkten zu einem Prozentsatz, der der errechneten LD50 entsprach. Während die Letalität nach Splenektomie von der 6. Woche zum 6. Monat hin signifikant zunahm, fiel die Rate nach Autotransplantation ins große Netz signifikant ab. Die Autotransplantation in die lat. Bauchwand erbrachte die ungünstigsten Ergebnisse, während nach 2/3-Resektion und IRC innerhalb von 6 Monaten Überlebensraten erreicht wurden, die nahezu denen scheinoperierter Tiere entsprachen.

Bei der histologischen Untersuchung zeigte sich, daß nach IRC die rote wie weiße Milzpulpa normal strukturiert blieb, wogegen nach Autotransplantation in keinem Fall eine typische Pulpa nachweisbar war. Bei Transplantation ins Omentum war zu 82 %, nach Transplantation in die laterale Bauchwand zu 14 % ein lymphocytenreiches Gewebe nachweisbar.

Die Speicherfunktion von Milztransplantaten unterschied sich signifikant von der einer normal großen Milz. Nicht signifikant dagegen war der Unterschied zwischen den zu 2/3 resezierten und den ins Netz transplantierten Milzen 6 Wochen nach dem Eingriff (Abb. 2).

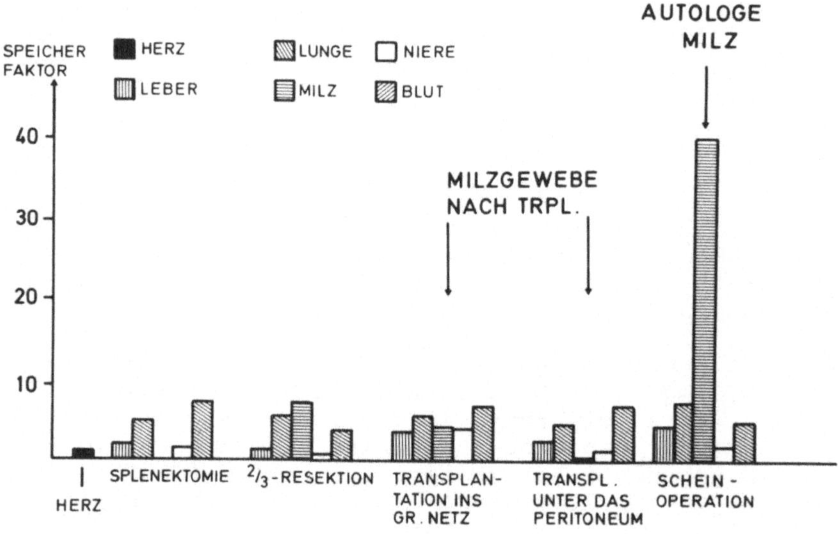

Abb. 2. Tc^{99}-Aktivität in Herz, Leber, Lunge, Niere, Blut und Milz bzw. Milztransplantaten 6 Wochen nach Eingriff an der Milz bzw. Scheinoperation

Kaninchenversuche

Die beste Antikörperproduktion wurde bei nichtoperierten und bei den zu 2/3 milzresezierten Kaninchen beobachtet (Extinktion jeweils 1,3 gegenüber 0,65 bei Scheinoperationen und der Autotransplantation ins große Netz).

Ein Maximum der chemotaktischen Aktivierbarkeit neutrophiler Granulocyten zeigte sich bereits eine Woche postoperativ nach Scheinoperationen und Autotransplantationen ins große Netz. Die geringste Stimulierung trat nach 2/3-Resektionen und IRC auf. Zwischen Kontroll- und Reizseren ergaben sich keine signifikanten Unterschiede.

Diskussion

Lediglich nach Scheinoperationen und 2/3-Resektionen sind die Letalitätsraten nach 6 Wochen und 6 Monaten identisch. Nach allen anderen Verfahren zeigt sich ein Wandel in der Resistenzlage. Diese Beobachtung kann zur Erklärung der Tatsache herangezogen werden, daß OPSI-Syndrome in der Regel erst Monate bis Jahre nach Splenektomien auftreten (5). Die günstigsten Resultate, besonders nach Autotransplantation ins große Netz, könnten durch die Beobachtungen von SPILLERT (3) erklärt werden, der einem Milzextrakt schon eine protektive Wirkung gegenüber Endotoxin zuschreibt.

Für die celluläre und bakterielle Clearance dürfte sich jedoch die geringe Speicherfunktion - zumindest 6 Wochen nach den Eingriffen - ungünstig auswirken. Studien zur Speicherfunktion nach 6 Monaten stehen noch aus.

Die Versuche an Kaninchen verdeutlichen, daß bereits die Operation stimulierend auf die AK-Bildung wirkt. Während gerade nach Autotransplantation ins große Netz die Antikörpertiter höchste Werte erreichen, bleibt die Chemotaxis-Rate unter diesen Bedingungen niedriger als nach anderen Versuchen.

Zusammenfassung

Günstigste Ergebnisse erbrachte die 2/3-Resektion von Milzen mit anschließender IRC sowohl bezüglich der Überlebensrate nach 6 Wochen und 6 Monaten (Ratten) als auch im Hinblick auf die Antikörperbildung gegenüber E. coli Endotoxin (Kaninchen). Milztransplantate ins große Netz erreichen erst nach Monaten eine Endotoxin-Protektion, wogegen Transplantate unter das Peritoneum der Bauchwand nur zum geringen Teil vital und somit funktionsfähig bleiben.

Summary

Following different spleen-conserving procedures in rats, the best survival rates were observed after two-thirds resection and infrared coagulation within 6 months. These results were confirmed by highest titers of antibodies against *Escherichia coli* endotoxin in rabbits. After grafting of splenic tissue into an omental pouch a protective effect against endotoxin can be proven within 6 months. Histological investigations revealed that most grafts transplanted under the peritoneum of the lateral abdomen did not function and become necrotic.

Literatur

1. Bürki K, Luscieti P, Pedrinis E, Schädeli J, Hess MW, Cottier H (1974) Schweizer Med Wochenschr 104:1351
2. Saß W, Bergholz M, Seifert J, Hamelmann H (1984) Splenektomie bei Erwachsenen und das OPSI-Syndrom. Dtsch Med Wochenschr 109:1249

3. Spillert CR, Lazaro EJ, Parmer LP, Jain KM (1980) Protective effect of a splenic extract in mice with endotoxemia. J Trauma 20:410
4. Welter HF, Seifert J, Naht G, Kreitmair A, Eberhard H, Gokel JM (1980) Blutstillung an Leber, Lunge und Milz mittels Infrarotkontaktkoagulator. Zentralbl Chir 105:94
5. West KW, Grosfeld JL (1985) Postsplenectomy sepsis: historical background and current concepts. World J Surg 9:477

Priv.-Doz. Dr. med. H.F. Welter, Chirurgische Klinik Innenstadt und Chirurgische Poliklinik der Universität München, Nußbaumstr. 20/Pettenkoferstr. 8a, D-8000 München 2

35. Die Wirkung von Taurolin im tierexperimentellen Endotoxinschock

Taurolin in Experimental Endotoxin Shock

G. Noeldge, K. H. Kopp, W. Fürst und W. M. Vogel

Institut für Anästhesiologie der Universitätsklinik Freiburg

Einleitung

Die Therapie des septischen Schocks stellt nach wie vor eine Herausforderung an alle klinischen Disziplinen dar. Trotz aggressiver chirurgischer und intensivtherapeutischer Maßnahmen ist dieses Krankheitsbild mit einer hohen Letalität belastet.

Neben anderen Faktoren führt das beim Bakterienzerfall freiwerdende Endotoxin zu einer Kaskade von Reaktionen, die letztlich zum Zusammenbruch der Mikro- und Makrozirkulation und zum multiplen Organversagen führen. Auf der Suche nach neuen therapeutischen Konzepten ist es Ziel zahlreicher Experimente, freigesetztes Endotoxin möglichst frühzeitig zu inaktivieren (2, 3).

Taurolin ist ein neues Chemotherapeuticum, dem man neben seiner bactericiden Wirkung auch eine antoendotoxische Wirkung zuschreibt. Zahlreiche Studien bestätigen die bactericide Wirksamkeit der Substanz, nur wenige Untersuchungen am Mäuse- und Kaninchenmodell weisen auf die antiendotoxische Potenz von Taurolin hin (1).

Die Endotoxin-Langzeit-Infusion beim Schwein gilt als anerkanntes experimentelles Modell für die hypodyname Verlaufsform des septischen Schocks. Wir haben deshalb in der vorliegenden Studie dieses Modell verwandt, um die Endotoxin inaktivierende Eigenschaft von Taurolin nachzuweisen.

Material und Methode

Untersucht wurden 10 junge Schweine (20 - 25 kg KG), die in 2 Gruppen à 5 Versuchstieren eingeteilt wurden. In Ketanest-Hypnomidate-Narkose mit kontrollierter Normoventilation wurde allen Tieren insgesamt 2,5 µg/kg hochgereinigtes, proteinfreies Salmonellen-Endotoxin als kontinuierliche Infusion über 4 h zentralvenös verabreicht. 5 Tiere (Kontrollgruppe) erhielten simultan 150 - 200 ml NaCl 0.9 %-Lösung während der ersten beiden Stunden. Bei den verbleibenden 5 Schweinen wurde zusammen mit der Endotoxinapplikation eine Infusion mit 70 mg/kg Taurolin 2 %

Chirurgisches Forum '86
f. experim. u. klinische Forschung
Hrsg.: H.-J. Streicher
© Springer-Verlag Berlin Heidelberg 1986

(140 - 200 ml) gestartet und analog der NaCl 0.9 %-Verabreichung über 2 h infundiert. Die Taurolindosierung/4 h entsprach einer Äquivalenzdosis von 30 g/24 h beim Menschen, die als empfohlene Tageshöchstdosis in der Behandlung der Sepsis mit Schock gilt.

Vor Beginn der Endotoxin/NaCl 0.9 %- bzw. der Endotoxin/-Taurolin-Infusion und 1 h, 2 h, 3 h und 4 h nach Start der Infusionen wurden als hämodynamische Parameter art. Blutdruck (MAP), Pulmonalarteriendruck (PAP), Herzminutenvolumen (CO), Herzfrequenz (HF), als Parameter der Sauerstoffversorgung art. Sauerstoffpartialdruck (PaO$_2$), Muskel- und Lebergewebesauerstoffpartialdruck (Muskel-pO$_2$, Leber-pO$_2$)[1], Sauerstofftransportkapazität (O$_2$-TK) und als laborchemische Daten Leukocyten und Fibrinogen im Serum bestimmt. Die Ergebnisse aus der Gruppe der Kontrolltiere wurden mit den Analogdaten aus der Gruppe der mit Taurolin behandelten Tiere verglichen.

Ergebnisse

Die Ergebnisse der vor und 4 h nach Start der Endotoxin/NaCl- bzw. Endotoxin/Taurolin-Infusion bestimmten Parameter sind in Tabelle 1 zusammengefaßt dargestellt.

Tabelle 1. Zusammenstellung der vor und 4 h nach Start der Endotoxin/NaCl-Infusion bzw. Endotoxin/Taurolin-Infusion bestimmten Parameter

	Endot./NaCl-Inf.		Endot./Taur.-Inf.	
	vor	nach 4h	vor	nach 4h
MAP (mm Hg)	64± 7	30± 6	72±18	26± 6
CO (ml/kg)	112±17	55±17	124±30	37±12
$\overline{P}$AP (mmHg)	12± 6	26± 2	11± 2	21± 6
HF (min^{-1})	94±23	125±19	100±33	131±24
P$_a$O$_2$ (mmHg)	87±14	76±17	89±12	65± 7
Muskel-PO$_2$ (mmHg)	33±17	37±22	42±19	12±11
Leber-PO$_2$ (mmHg)	42± 4	16±22	50±17	12±12
O$_2$-TK (ml/min)	43± 8	12± 6	37± 7	22± 4
Leukocyten (x10^3/mm^3)	15± 6	3± 1	17± 6	7± 4
Thrombocyten (x10^3/mm^3)	404±56	248±47	370±45	168±61
Fibrinogen i.S. (mg%)	93± 6	65±21	126±35	54±10

Während der Endotoxin/NaCl-Verabreichung kam es innerhalb der beobachteten 4 h zu einer hypodynamen Kreislaufreaktion mit signifikantem Abfall des MAP und des CO. Der mittl. Pulmonalarteriendruck stieg innerhalb der ersten Stunde auf Werte, die mehr als

---

[1] Mehrdrahtoberflächenelektrode nach Kessler und Lübbers

das Dreifache des Ausgangswertes betrugen. Er fiel dann bis zur 4. h auf einen im Vergleich zum Ausgangswert um mehr als 100 % erhöhten Wert ab. Es kam zu einer ausgeprägten Tachykardie. Eine zunehmende art. Hypoxie ließ sich beim Vergleich der PaO_2-Werte vor Infusionsbeginn und nach 4 h erkennen. Während der Muskel-pO_2 nach 4 h keine Veränderung gegenüber dem Kontrollwert aufwies, war der Leber-pO_2 stark abgefallen. Laborchemisch kam es zur Leuko- und Thrombopenie, sowie zu einem signifikanten Abfall des Serum-Fibrinogens.

Alle Meßdaten der mit Taurolin behandelten Tiere zeigten mit Ausnahme des Muskel-pO_2 zu keinem Zeitpunkt eine statistisch signifikante Abweichung von den Analogwerten der Kontrollgruppe. In beiden Gruppen verstarben alle Tiere 4 h nach Endotoxin-Infusion im Schock.

Diskussion

Die intravenöse Verabreichung des von uns verwendeten hochgereinigten, proteinfreien Salmonellen-Endotoxins rief bei allen Versuchstieren die für den hypodynam-septischen Schock als typisch beschriebenen Symptome hervor. Durch die simultane intravenöse Applikation von Taurolin 2 % in einer auf den Menschen bezogenen Äquivalenzdosis von 70 mg/kg/4 h konnten in unserem Versuchsmodell die durch das Endotoxin hervorgerufenen hämodynamischen und metabolischen Veränderungen nicht beeinflußt werden.

Verschiedene Gründe für unsere von PFIRRMANN (4) abweichenden Resultate können diskutiert werden. PFIRRMANN arbeitete mit E. coli- und Bacteroides fragilis-Endotoxin, wir dagegen verwendeten Salmonellen-Endotoxin. Eine Endotoxin spezifische Wirkung von Taurolin könnte in unseren Versuchen nicht zum Tragen gekommen sein.

Nach WASER (5) beruht die chemische Inaktivierung des Endotoxins durch Taurolin teilweise auf einer inter- und intramolekularen Vernetzung des LPS-Protein-Symplex durch Methylolgruppen, die durch Taurolin übertragen werden. Das von uns benutzte Endotoxin, das wir von Dr. Galanos aus dem Max-Planck-Institut für Immunbiologie Freiburg zur Verfügung gestellt bekamen, war hochgereinigtes LPS. Ob aufgrund des fehlenden Proteinanteils die beschriebene inter- und intramolekulare Vernetzung nicht stattfinden konnte, bleibt Spekulation.

Ob die gewählte Endotoxindosierung zu hoch war und dadurch ein Taurolineffekt ausblieb, kann wie folgt beantwortet werden. Kleinere Dosen unseres Endotoxins führten bei Vorversuchen innerhalb von 4 h nicht zur gewünschten hämodynamischen Reaktion. Außerdem lag die verwandte Endotoxinmenge weit unter der üblicherweise in der Literatur zur Erzeugung eines Endotoxinschocks angegebenen Dosierung.

Eine biologische Inaktivierung von LPS durch Taurolin konnte aufgrund vorliegender Ergebnisse nicht bestätigt werden. Der positive klinische Verlauf einzelner Patienten mit therapieresistenter Sepsis aus dem eigenen Krankengut, die mit Taurolin be-

handelt wurden, sollten jedoch zu weiteren Untersuchungen Anlaß
geben, um mehr Aufschluß über die antiendotoxische Wirksamkeit
von Taurolin zu bekommen.

Zusammenfassung

Zum Nachweis der antiendotoxischen Wirksamkeit des Chemothera-
peuticums Taurolin wurden bei 10 jungen Schweinen 2,5 µg/kg
hochgereinigtes, proteinfreies Salmonellen-Endotoxin zusammen
mit NaCl 0.9 % (n = 5, Kontrollgruppe) bzw. mit Taurolin 2 %
(70 mg/kg, n = 5) intravenös verabreicht. Der Vergleich einiger
Parameter der Hämodynamik, der Sauerstoffversorgung und einiger
laborchemischer Daten, die vor und nach Applikation der Infusionen
bestimmt wurden, zeigte, daß die Werte der Kontrollgruppe sich
zu keinem Meßzeitpunkt von den Analogwerten der mit Taurolin behandelten Tiere unterschieden. In allen Fällen kam es zu den typischen Symptomen des hypodynamen Endotoxinschocks. Nach den vorliegenden Ergebnissen konnte Taurolin die biologische Wirksamkeit
von LPS nicht beeinträchtigen.

Summary

Taurolin, a new chemotherapeutic agent, is assumed to have both
antibacterial and antiendotoxic properties. To confirm the antiendotoxic effect 2.5 µg/kg highly purified salmonella endotoxin
was administered i.v. in 10 pigs for a period of 4 h. During the
first 2 h five pigs (control group) additionally received 150-
200 ml saline solution, five pigs (taurolin group) 140-200 ml
taurolin 2 % (70 mg/kg) i.v. Hemodynamics, oxygen transport and
tissue oxygen supply data, and laboratory data were recorded
before administration and then at 1-h intervals. No statistically
significant differences could be seen between the control group
and the taurolin-treated animals. In both groups all animals
died after 4 h from a typical hypodynamic endotoxin shock. Thus,
in the present study taurolin could not be shown to inactivate
circulating LPS.

Literatur

1. Brückner WL, Pfirrmann RW (1985) Taurolin. Urban und Schwar-
   zenberg, München Wien Baltimore
2. Hiernaux J et al (1982) Study of the idiotypy of lipopoly-
   saccharide-specific polyclonal and monoclonal antibodies. Eur
   J Immunol 12:797
3. Messmer K (1985) Septic Shock: Pathophysiology and Clinical
   Features. In: Lawin P et al (Hrsg) Intensivmedizin. Intensivmed Notfallmed Anästhesiol 52:2
4. Pfirrmann RW et al (1979) The Anti-Endotoxin Activity of Taurolin in Experimental Animals. J Appl Bacteriol 46:97
5. Waser PG et al (1985) Pharmakologie und Toxikologie von Tauro-
   lidin. In: Brückner WL et al (Hrsg) Taurolin. Urban und Schwar-
   zenberg, München Wien Baltimore, S 24-37

Dr. Gabriele Noeldge, Institut für Anästhesiologie der Universitätsklinik, Hugstetterstraße 55, D-7800 Freiburg

36. Verbesserung des Stoffwechsels und der Funktion der Niere im akuten septischen Schock durch arterielle Infusion energiereicher Substrate

Improvement of Renal Energy Metabolism and Function During Endotoxic Shock Caused by Arterial Infusion of Energy-Rich Compounds

K. Kürten, B. Kürten, L. Schelp und R. Grundmann

Chirurgische Universitäts-Klinik Köln-Lindenthal

Die im septischen Schock entstehenden Organschäden beruhen nicht unwesentlich auf einem endotoxinbedingten cellulären Energiemangel. Da bei einem generellen Endotoxinschaden des Organismus renale Funktionsstörungen besonders früh auftreten, war es Ziel der vorliegenden Untersuchung zu überprüfen, inwieweit sich der Zellstoffwechsel der Niere im akuten septischen Schock durch ein hochdosiertes prärenales Angebot an biochemisch schnell verfügbarer Energie beeinflussen läßt. Gleichzeitig sollte überprüft werden, ob sich damit die Nierenfunktionsleistung verbessern läßt.

Methode

Bei Bastardhunden wurde ein septischer Schock durch i.v. Injektion von 2 mg/kg E. coli Endotoxin ausgelöst. Anschließend wurden in beide Nierenarterien selektiv über Visceral-Katheter je 4,7 mmol/kg Glucose + 3 I.E./kg Insulin + 20 mmol KCL, 4,3 mmol/kg Fructose, 4,4 mmol/kg Lactat oder 500 mg ATP-MgCl$_2$ über 2 h infundiert. 2 h nach Schockbeginn wurde eine der beiden Nieren zur Analyse des Gewebegehaltes an Adenin-Nucleotiden und Glucose entnommen. Die Funktion der kontralateralen Niere wurde dann über weitere 3 h mittels PAH-Clearance fortlaufend verfolgt.

Ergebnisse

1. Summe der Adenin-Nucleotide (SAN = ATP + ADP + AMP)

Eine Endotoxineinschwemmung von 2 mg/kg Körpergewicht führt innerhalb von 2 h zu einer signifikanten Senkung der SAN in der Nierenrinde von 3,1 + 0,3 auf 1,1 + 0,2 µmol/g korrigiertes Feuchtgewicht (kFG). Werden dem Organ energetisch verwertbare Substanzen in hoher Dosierung zugeführt (Glucose, Fructose, Lactat), so kann dieser Vorgang - je nach verwendetem Substrat - weitgehend kompensiert werden (Abb. 1). Der geringste Verlust an SAN (von 3,1 + 0,3 auf 2,7 + 0,3 µmol/g kFG) findet sich nach Glucose + Insulin + Kalium-Infusionen (GIK).

Chirurgisches Forum '86
f. experim. u. klinische Forschung
Hrsg.: H.-J. Streicher
© Springer-Verlag Berlin Heidelberg 1986

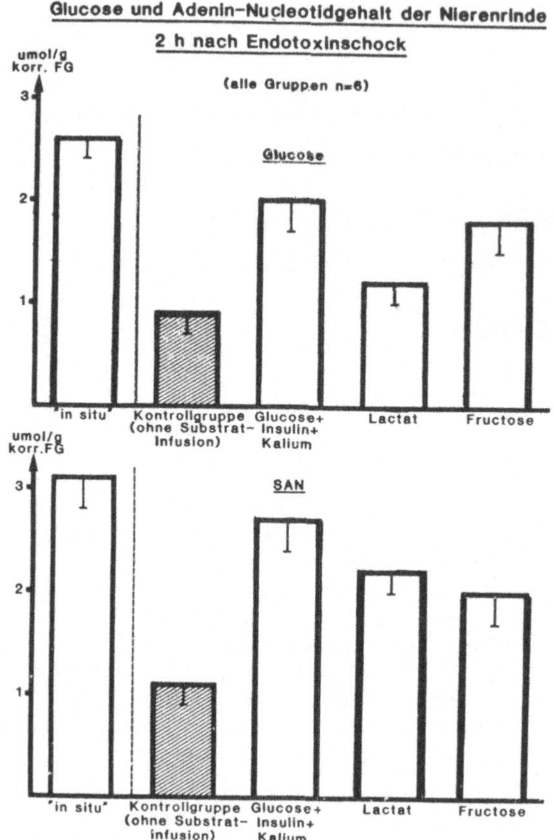

Abb. 1. Endotoxineinwirkung auf den renalen Energiestoffwechsel

2. Die renalen Glucose-Konzentrationen

Auch bei den renalen Glucose-Reserven findet sich ein erheblicher Abfall durch Endotoxineinwirkung (von 2,6 ± 0,2 µmol/g kFG
auf 0,9 ± 0,2 µmol/g kFG). Dieser Verlust kann durch Glucose +
Insulin + Kalium-Infusionen (GIK) ebenfalls deutlich gemindert
werden. Lactat- bzw. Fructose-Infusionen erweisen sich als weit
weniger nutzbringend (Abb. 1).

3. Nierenfunktion (Abb. 2)

Die Injektion von 2 mg/kg Körpergewicht E. coli-Endotoxin führt
zu einem völligen Erliegen der Nierenfunktion nach 37 ± 8 min.
Wird der Niere jedoch gleichzeitig Glucose + Insulin + Kalium
verabreicht, so läßt sich die Nierenfunktion dauerhaft auf ca.
1/4 der initialen Funktion stabilisieren (Abb. 2). Die Infusion
von Lactat oder Fructose führt deswegen - entsprechend den zuvor
beschriebenen Stoffwechseluntersuchungen - nur zu einer geringfügig erhaltenen Restfunktion.

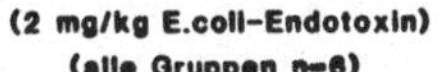

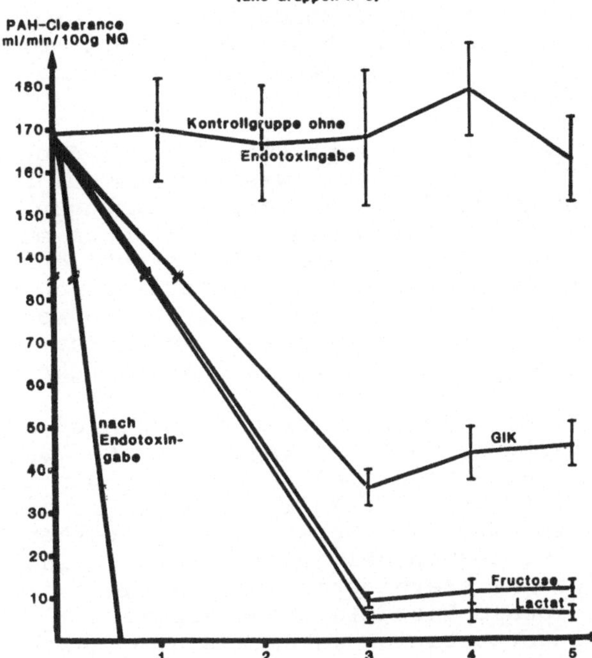

Abb. 2. Nierenfunktion innerhalb der ersten 5 h nach akuter septischer Einschwemmung

Diskussion

Der septische Schock aufgrund einer Infektion mit gram(-) Erregern stellt noch immer eine lebensgefährliche Erkrankung dar und spielt besonders bei der Entstehung von Mehrfachorganversagen eine wesentliche Rolle. Durch Veränderungen im Bereich der Mikrozirkulation, Funktionsstörungen der Zellorganellen und zusätzliche Verluste an Enzymen sowie ATP-Vorstufen entsteht dabei eine Energiemangelsituation, die zu Funktionsverlusten bei den einzelnen Organen führt. Die Korrektur metabolischer Organstörungen stellt deshalb einen interessanten Aspekt bei der Schockbehandlung dar. Die Zelle soll dabei in einen Zustand versetzt werden, der es ihr erlaubt, differenzierte Funktionen weniger stark einzubüßen bzw. später wieder vollständig aufzunehmen.

In unserer Versuchsserie sollte die Infusion verschiedener energietragender Substrate (s.u.) direkt in die Nierenarterie ein ausreichend hohes lokales Angebot sichern. Wie die Funktionsmessungen (Abb. 2) zeigen, erwies sich das angewendete Versuchskonzept als wirkungsvoll.

Insbesondere Glucose + Insulin + Kalium-Infusionen zeigten eine signifikante Beeinflussung der Nierenfunktion nach Endotoxinschädigung. Die Wirkung dieser Lösung beruht offensichtlich auf einer direkten Aufnahme dieser Substrat-Kombination in die Zelle infolge

einer durch das Insulin begünstigten hohen Glucose-Penetration.
Ferner lassen sich Elektrolytstörungen durch den Kaliumzusatz
vermeiden. Offensichtlich kann die eingebrachte Glucose in der
endotoxinbedingten Mangelsituation weiter verstoffwechselt werden. Dies zeigt sich an signifikant verbesserten SAN-Spiegeln
(Abb. 1) und führt dann letztendlich auch zu einer besseren Organ-
funktion.

Fructose wird im septischen Schock dagegen deutlich geringer von
der Niere verbraucht, was sich sowohl bei der Stoffwechselanalyse
als auch bei den Funktionsbestimmungen zeigt. Die ebenfalls ge-
ringfügige Wirkung einer Lactat-Gabe muß dahingehend interpretiert
werden, daß Lactat zwar als wesentlichster precursor für eine Glu-
coneogenese im Endotoxinschock angesehen wird (3), vermutlich aber
die bereits vorliegenden cellulären Konzentrationen des Lactats
so hoch sind, daß eine weitere Lactat-Gabe nicht mehr zu einem
entsprechenden Stoffwechselumsatz führt.

Werden den Versuchstieren im Anschluß an den Endotoxinschock 500
mg ATP-MgCl$_2$ je Niere injiziert, so kommt es zum Exitus des Versuchstieres im Mittel nach 17 $\pm$ 6 min infolge progredienten Kreis-
laufversagens. ATP-MgCl$_2$ wird von manchen Autoren (2) als ein besonders günstiges Substrat zur direkten Steigerung der cellulären
Energiereserven bei jeder Form des Schocks angesehen, von anderen
wird seine energiesteigernde Wirkung jedoch bestritten und nur
eine lokale Vasodilatation vermutet (1). Wir müssen uns der letzten Interpretation anschließen, da wir nach der Gabe von ATP-
MgCl$_2$ einen völligen Zusammenbruch der Kreislaufsituation verzeichnen mußten. ATP-MgCl$_2$ erscheint uns daher - zumindest im
septischen Schock - nicht anwendbar.

Zusammenfassung

Die Injektion von 2 mg/kg E. coli-Endotoxin führt beim Hund zu
erheblichen Störungen des Energiestoffwechsels. Die Nierenfunktion sistiert ebenfalls bereits nach 37 $\pm$ 8 min. Diese endotoxinbedingten Stoffwechsel- und Funktionsstörungen lassen sich durch
intraarterielle Gabe energetisch hochwertiger Substanzen verbessern. Die günstigsten Ergebnisse werden dabei mit hohen Dosen an
Glucose + Insulin + Kalium erzielt. Eine Verwendung von ATP-MgCl$_2$
verbietet sich im Endotoxinschock, da durch dessen vasodilatato-
rische Wirkung die Kreislaufdepression erheblich verstärkt wird.

Summary

The i.v. application of 2 mg/kg body weight *Escherichia coli* endotoxin in mongrel dogs results in severe disturbances of renal
energy metabolism. Kidney function ceases completely 37 $\pm$ 8 min
after injection. These metabolic and functional derangements can
be diminished by intraarterial infusion of high doses of energy-
rich compounds. The best results in energy status and function
could be obtained when glucose + insulin + potassium infusions
were performed. ATP-MgCl$_2$ cannot be used in septic shock because
of its marked blood-pressure-lowering vasodilatory effect.

Literatur

1. Chaudry IH, Baue AE (1980) The use of substrates and energy in the treatment of shock. Adv in Shock Research 3:27
2. Sayeed MM, Chaudry IH, Baue AE (1974) Effect of adenosine triphosphate-magnesium chloride administration in shock. Surgery 75:220
3. Wolfe RR, Flahi D, Spitzer JJ (1977) Glucose and lactate kinetics following endotoxin administration in dogs. Am J Physiol 232:180

Dr. med. K. Kürten, Chirurgische Universitätsklinik Köln-Lindenthal, Joseph-Stelzmann-Straße 9, D-5000 Köln 41

37. Renale Prostaglandin (PG)-Freisetzung, Nierendurchblutung und -funktion im Endotoxinschock des Schweines

Renal Prostaglandin-Release, Blood Flow, and Function in Porcine Endotoxic Shock

W. Oettinger, R. Roscher, J. Jonescu und H. G. Beger

Abteilung für Allgemeine Chirurgie der Universitätsklinik Ulm

Das akute Nierenversagen chirurgischer Patienten rangiert in der Literatur mit einer Letalität zwischen 30 und 72 %. Septische Komplikationen erweisen sich hierfür als die Hauptursache. Der Stellenwert der Arachidonsäurederivate in der Pathogenese des septischen Schocks ist in den letzten Jahren zunehmend klinisch und experimentell belegt, und zwar in größerem Umfang für das septische Lungenversagen (1, 4), so gut wie gar nicht dagegen für das septische Nierenversagen.

Deshalb wurde in einem eigenen hyperdynamen Schockmodell am Schwein (3) der organbezogene PG-Stoffwechsel folgendermaßen untersucht.

Methoden

Zusätzlich zu dem andernorts beschriebenen experimentellen Basisvorgehen (3) wurde den Tieren transfemoral ein Katheter tief in die Nierenvene plaziert, so daß selektives Nierenvenenblut gewonnen werden konnte. Systemische Referenzwerte entstammen der zentralen Aorta descendens. Die Prostaglandine $PGF_{2\alpha}$, $KH_2PGF_{2\alpha}$ und $6\text{-}K\text{-}PGF_{1\alpha}$ (stabiles Degradationsprodukt von PGI_2) sowie Thromboxan (TX) B_2, entsprechendes Derivat des TXA_2, wurden radioimmunologisch bestimmt (4). Die Funktionswerte der Niere wurden durch getrennte Messung von Nieren- und Markdurchblutung (Mikrosphärenmethode) sowie die stündliche Erhebung der Kreatininclearance (crcl) ermittelt.

Die experimentelle Gruppe bestand aus 8 Tieren, welchen nach Abnahme von Ausgangswerten Endotoxin (DIFCO, 55:B5W) in einer mittleren Dosis von 60 μg/kgxh über mindestens 4 h infundiert wurde. 7 Tiere dienten als Kontrolle, sie wurden den gleichen präparativen Maßnahmen unterzogen, erhielten jedoch kein Endotoxin. Alle Tiere wurden mit je 5 mg/kg Ketamin und Xylazin prämediziert und assistiert beatmet. Die Narkose wurde mit 2,5 mg/kgxh Ketamin als Erhaltungsdosis fortgesetzt. Zur Prüfung von Paardifferenzen abhängiger und unabhängiger Stichproben wurde der Wilcoxon-Test, zur Prüfung der Differenz zweier unabhängiger Stichproben auch der Chi²-Test verwendet.

Chirurgisches Forum '86
f. experim. u. klinische Forschung
Hrsg.: H.-J. Streicher
© Springer-Verlag Berlin Heidelberg 1986

Ergebnisse

Die Ergebnisse sind als Medianwerte in Tabelle 1 und Abb. 1 wiedergegeben, sie entsprechen folgenden Meßpunkten:

A: Ausgangswert 30 min nach Ende der Präparation,
C: Initiale Schockphase (20 - 30 min nach Endotoxinbeginn),
D: Hyperdyname Phase (2 - 3 h),
E: Hypodyname Phase.

Tabelle 1. I = Schock; II = Kontrollen; A = Ausgangswert; D = hyperdyname Phase; MABP = mittlerer arterieller Blutdruck in mm Hg; CO = Herzzeitvolumen (l/min); $R_{c/m}$ = Nierenrinden/-Markdurchblutung (ml/g x min); crcl = Kreatininclearance (ml/min); rv = Konzentrationen in Nierenvenen-Plasma (pg/ml); a = arterieller Referenzwert

		MABP	CO	R_cBF	R_mBF	crcl	$rvPGF_{2\alpha}$	$rv6\text{-}kPGF_{1\alpha}$	$rvTXB_2$	a $6\text{-}k\text{-}PGF_1$
I	A	101	3,2	4,3	1,0	154	81	101	85	110
	D	72^a	$4,5^a$	$2,3^a$	$2,2^a$	50^a	390^a	$450^a \longleftrightarrow^a$	890^a	2300^a
II	A	103	3,3	4,3	0,9	158	95	132	120	80
	D	98	3,0	4,2	1,2	145	134	128	105	80

a = signifikante Unterschiede

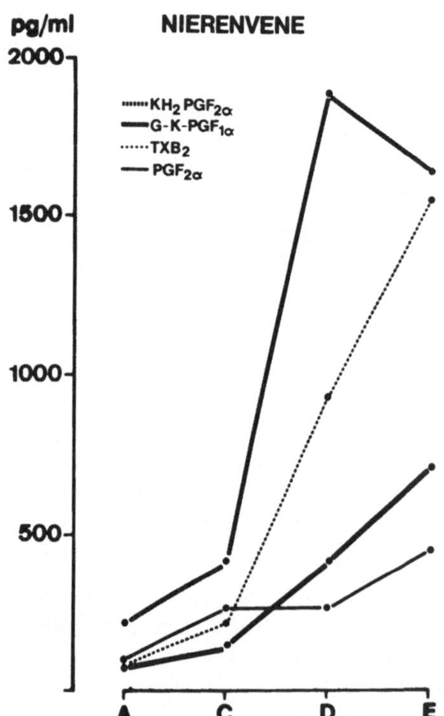

Abb. 1. Konzentrationsverlauf der unterschiedlichen Arachidonsäurederivate im nierenvenösen Plasma während des Schockverlaufes (Medianwerte)

Tabelle 1 zeigt die renale Eicosanoidfreisetzung mit zeitlichem Bezug zu den wesentlichen systemisch-hämodynamischen, mikrozirkulatorischen und funktionellen Befunden sowie im Vergleich zur systemischen Freisetzung. Die mit (a) versehenen Werte sind statistisch signifikant im Bereich zwischen $p < 0,005 < 0,05$. Abbildung 1 zeigt die zeitabhängigen Veränderungen der Nierenvenenkonzentrationen der verschiedenen Eicosanoide.

So ist festzustellen, daß es bereits in der hyperdynamen Phase zu einer signifikanten Reduktion der Nierenrindendurchblutung kommt von 4,3 auf 2,3 ml/g x min bei gleichzeitiger Zunahme der Markdurchblutung von 1,0 auf 2,2, also zur Ausbildung eines corticomedullären Shunts. Parallel dazu fällt die Kreatininclearance von 154 auf 50 ml/min, obwohl zu diesem Zeitpunkt ein erhöhtes Herzzeitvolumen herrscht bei nur gering erniedrigtem systemischen Blutdruck.

Der wichtigste Befund aus dem renal freigesetzten Eicosanoidprofil besteht in dem Überwiegen der nierenvenösen Konzentration des vasoconstringierenden TXA_2 gegenüber dem vasodilatierenden PGI_2 (890 gegen 450 pg/ml), wiederum zu einem Zeitpunkt, wo die systemische PGI_2-Aktivität mit 2300 pg/ml überwiegt.

Die Gipfelkonzentration des $KH_2PGF_{2\alpha}$ von 1850 pg/ml bei nur mässigem Anstieg seines aktiven Präkursors, des ebenfalls vasoconstringierenden $PGF_{2\alpha}$, weist eher auf einen stimulierten renalen PG-Umsatz hin als auf die bloße Folge verminderter Clearance.

Diskussion

Die Niere ist nach der Lunge das zweite Zielorgan des septischen Schocks und bestimmt damit wesentlich die Prognose der Patienten. Sie ist darüberhinaus über organspezifische Mechanismen am Arachidonsäurestoffwechsel teilhaftig und funktionell davon abhängig. Sie synthetisiert das für die Natriurese erforderliche und blutdrucksenkende PGE_2 und PGI_2 (5), renales PGI_2 kontrolliert darüberhinaus auch beim Menschen die Nierendurchblutung über einen direkten stimulatorischen Effekt auf die Reninfreisetzung.

Es ist jedoch nicht bekannt, daß unter physiologischen Bedingungen in der Niere TXA_2 gebildet wird. Dagegen gibt es Hinweise, daß die Niere als Antwort auf pathogene Stimuli TX in die Zirkulation abgeben kann. So finden NEEDLEMAN und Mitarb. in der experimentellen Hydronephrose am Kaninchen eine Korrelation zwischen freigesetztem TXB_2 und dem renalen Gefäßwiderstand (2). Analog wurde aus einer Einzelbeobachtung am Menschen berichtet, wo die einseitige renale Minderperfusion mit einer deutlichen Thromboxanproduktion aus der betroffenen Niere korreliert werden konnte. Ferner ist aus einer Untersuchung an Patienten mit kompensiert eingeschränkter glomerulärer Filtrationsrate eine inverse Korrelation zwischen der basalen Ausscheidung von 6-keto-$PGF_{2\alpha}$ im Urin und der Reduktion der Kreatininclearance bekannt.

Vor diesem Hintergrund muß aus den vorliegenden Ergebnissen geschlossen werden, daß die renale Freisetzung von TX im Endotoxinschock per se, im besonderen aber dessen Dominanz gegenüber PGI_2 zur Pathogenese des septischen Nierenversagens ursächlich beiträgt.

Zusammenfassung

Bei 8 Schweinen im hyperdynamen Endotoxinschock wird die renale
Prostaglandinfreisetzung in Abhängigkeit von Organfunktionswerten
selektiv untersucht und mit Befunden aus 7 Kontrolltieren verglichen. Bereits in der hyperdynamen Phase zeigt sich eine markante
Verminderung der Nierenrindendurchblutung mit Ausbildung eines
corticomedullären Shunts. Gleichzeitig kommt es zur Reduktion der
Kreatininclearance und einer signifikanten renalen Freisetzung
des vasoconstriktiven Thromboxan. Diese überwiegt die des dilatie-
renden Prostacyclin, das in der hyperdynamen Phase systemisch do-
miniert. Es muß angenommen werden, daß der ungünstige renale TX/
PGI_2-Quotient zum septischen Nierenversagen ursächlich beiträgt.

Summary

In eight pigs undergoing hyperdynamic endotoxic shock renal
prostaglandin (PG) release is selectively evaluated and compared
with seven controls. Already in the hyperdynamic phase a significant reduction in renal cortical blood flow is observed, leading
to corticomedullary shunt. This is paralleled by a decline in
creatinine clearance and a significant renal release of vasocon-
strictory thromboxane (TX), exceeding the renal release of dila-
tory prostacyclin, which, however, predominates systematically
in this phase. It is concluded that this constrictory renal TX/
PGI_2 ratio contributes to septic renal failure.

Literatur

1. Demling RH, Smith M, Gunther R, Flynn JT, Gee MH (1981) Pulmonary injury and prostaglandin production during endotoxemia
   in conscious sheep. Am J Physiol 240:348
2. Kawasaki A, Needleman F (1982) Contribution of thromboxane to
   renal resistance changes in the isolated perfused hydronephro-
   tic rabbit kidney. Circ Res 50:486
3. Oettinger W, Pfleiderer A, Heil K, Seifert J, Brendel W (1982)
   Evaluation of endogenous and exogenous prostacyclin (PGI_2) in
   a porcine endotoxic shock model. Eur Surg Res 14(2):112
4. Oettinger W, Walter GO, Jensen UM, Beyer A, Peskar BA (1983)
   Endogenous Prostaglandin $F_{2\alpha}$ in the hyperdynamic state of
   severe sepsis in man. Br J Surg 70:237
5. Zawada ET (1984) The adaptive role of renal prostaglandin production: current clinical problems and future clinical hori-
   zons. Nephron 36:77

Dr. W. Oettinger, Abt. für Allgemeine Chirurgie der Univ.-Klinik
Ulm, Steinhövelstraße 9, D-7900 Ulm

38. Endotoxin-induzierte Mikrozirkulationsstörung beim Schwein – Verhinderung durch spezifische Antikörper

Endotoxin-Induced Microcirculatory Failure in the Pig – Effectiveness of Specific Antibody Treament

U. Kreimeier, M. Schwarz und K. Messmer

Chirurgisches Zentrum der Universität Heidelberg, Abt. f. Experimentelle Chirurgie

Der septische Schock entwickelt sich aus einer Sepsis und ist bei Übergang ins multiple Organversagen (MOV) mit einer Mortalität von 50 bis 70 % verbunden. Fortschritte in der Therapie erfordern bessere Kenntnisse der pathophysiologischen Frühveränderungen. Besondere Bedeutung wird heute den biogenen Aminen, Eicosanoiden und Interleucinen beigemessen, welche letztlich alle zu einer Verminderung der nutritiven Perfusion vitaler Organe und zur schockspezifischen Mikrozirkulationsstörung führen (1, 2).

Ziel dieser Untersuchung war zu prüfen, ob bereits in der Initialphase der Endotoxinämie eine Mikrozirkulationsstörung nachweisbar ist, und ob diese von der in den Intravasalraum gelangten Endotoxinmenge abhängig ist. Darüberhinaus sollte untersucht werden, welcher Einfluß der Volumentherapie und der Applikation gegen Endotoxin gerichteter Antikörper auf den Verlauf der hyperdynamen Endotoxinämie zukommt.

Methodik

An 20 Hausschweinen (19 - 25 kg KG) wurde durch intravenöse Infusion von 10 µg/kg/h S. abortus equi Endotoxin eine hyperdyname Septicämie induziert. Über 210 min erfolgte die Analyse von Lungenfunktion, Gasaustausch, Gesamthämodynamik, sowie blutchemischer Parameter einschließlich der Konzentration von Endotoxin im Plasma (Chromogen-Substrat-Test). Die Quantifizierung der nutritiven Organdurchblutung erfolgte zum Zeitpunkt 0, 30, 90 und 150 min Endotoxinämie mit radioaktiv markierten Microspheres (Ø 15 µ). In Narkose wurde durch intrakardiale KCL-Injektion ein Herzstillstand erzeugt, anschließend wurden 372 Proben aus 13 Organen entnommen. Die Bestimmung der Organgesamtdurchblutung sowie deren Verteilung innerhalb vitaler Organe wurde mit dem Computerprogramm MIC-II berechnet (3).

Jeweils fünf Tiere erhielten eine kontinuierliche Infusion von Endotoxin über 210 min (Gesamtdosis: 13 µg/kg). Nachdem der

Chirurgisches Forum '86
f. experim. u. klinische Forschung
Hrsg.: H.-J. Streicher
© Springer-Verlag Berlin Heidelberg 1986

pulmonal-arterielle Druck (PAP) sein Plateau erreicht hatte (30 min), erfolgte die i.v. Infusion von Ringer-Lactat (*RL*, Gruppe I) oder Dextran 60[1] (*Dx60*, Gruppe II) mit dem Ziel, den pulmonal-capillären Verschlußdruck (PCWP) 2 - 3 mm Hg über dem Ausgangswert konstant zu halten.

In zwei Gruppen erfolgte die Infusion von 3,8 µg/kg Endotoxin nur bis zum Erreichen des PAP-Plateaus, nachdem zunächst 0,5 mg/kg anti-Lipopolysaccharid-Antikörper gegen S. typhi murium (*AK*, Gruppe III; n = 5) bzw. von 1 mg/kg Kaninchen-Plasma (*K-PL*, Gruppe IV; n = 5) vorinjiziert worden waren. In diesen beiden Gruppen wurde der PCWP durch Infusion von Dx60 wie in Gruppe II eingestellt.

Die statistische Analyse der Daten erfolgte innerhalb der Gruppen mit dem t-Test für gepaarte Meßwerte, zwischen den Behandlungsgruppen mit dem U-Test nach Mann-Whitney (Signifikanzniveau: p < 0,05). Angegeben sind Medianwerte.

Ergebnisse

I) Vergleich Gruppe I vs. II: Die kontinuierliche Infusion von Endotoxin führte zu einer signifikanten Abnahme des Oxygenierungs-Index ohne gruppenspezifischen Unterschied. Der PCWP konnte nur durch Infusion von 100 ml/kg RL im Vergleich zu 30 ml/kg Dx60 konstant gehalten werden. Dennoch fiel das Herzzeitvolumen (HZV) in Gruppe *RL* signifikant von 4,7 auf 1,9 l/min ab, während es in Gruppe *Dx60* im Kontrollbereich verblieb. Der pulmonal-vasculäre Widerstand (PVR) war bei 3 der 5 Tiere der *RL*-behandelten Tiere am Versuchsende massiv erhöht (530 - 1100 dyn·sec·cm^{-5}), in Gruppe II kam es zu einer Normalisierung. Die Sauerstoffverfügbarkeit war ohne gruppenspezifischen Unterschied signifikant reduziert; der kolloid-osmotische Druck im Plasma fiel nur in der *RL*-Gruppe von 28 auf 12 cm H_2O hochsignifikant (p < 0,01) ab.

Bei allen Tieren der *RL*-Gruppe bestand am Versuchsende ein massives Haut- und Schleimhautödem. Bei Vergleich der Werte der Organdurchblutung zum Zeitpunkt 0 und nach 150 min Endotoxinämie, war bei diesen Tieren im Gegensatz zu den mit Dx60-behandelten die Nierendurchblutung signifikant reduziert; die Milzdurchblutung war dagegen in beiden Gruppen hochsignifikant abgefallen (p < 0,01); der Anteil der Milzdurchblutung am HZV hatte dabei von 3,1 % auf 0,3 % (*RL*) und von 4,4 % auf 0,5 % (*Dx60*) abgenommen. Bei den Tieren beider Gruppen fand sich eine massive Störung der Durchblutung innerhalb vitaler Organe: das Durchblutungsverhältnis (Ratio) Endokard/Epikard und Nierencortex/-mark war nach 150 min signifikant erniedrigt. Dagegen war die Durchblutung des Gehirns nur in Gruppe II signifikant zugunsten des Cortex verschoben (Abb. 1).

Eine Korrelation zur aktuellen Konzentration von Endotoxin im Plasma (*RL*: 18,0 ng/ml, *Dx60*: 6,9 ng/ml bei Versuchsende) bestand nicht.

---

[1]Macrodex 6 %, Schiwa, Glandorf

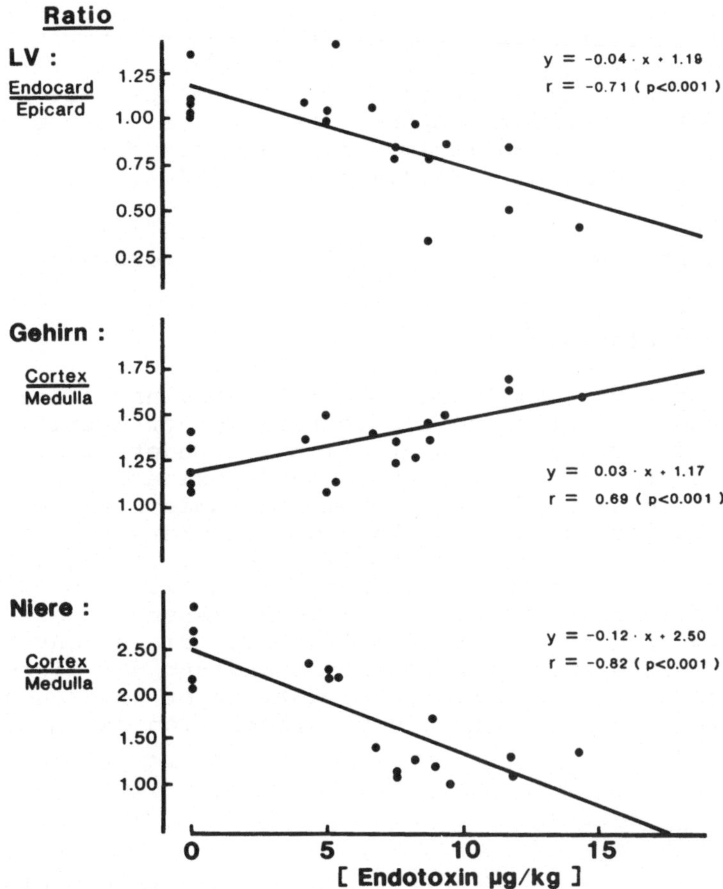

Abb. 1. Durchblutungsverteilung in Herz, Gehirn und Niere in Abhängigkeit von der kumulativen Endotoxinmenge (Gruppe I, Dx60; n = 5)

II) Vergleich Gruppe III vs. IV: Bei allen Tieren bewirkte Endotoxin sowohl einen hochsignifikanten Anstieg (p < 0,01) des PAP auf 50 (*AK*) bzw. auf 45 (*K-PL*) mm Hg als auch einen hochsignifikanten Anstieg (p < 0,01) des PVR auf 970 (*AK*) bzw. 870 (*K-PL*) dyn·sec·cm^{-5}. Am Ende der Beobachtungsperiode (210 min) war der mittlere arterielle Druck auf 88 mm Hg (*AK*) bzw. 82 mm Hg (*K-PL*) erniedrigt; das HZV lag jedoch bei den Tieren der *AK*-Gruppe mit 5,7 l/min signifikant über dem Wert der Tiere aus der *RL*-Gruppe (4,6 l/min). Bei zwei der fünf mit K-PL vorbehandelten Tiere bestand zu diesem Zeitpunkt eine deutliche pulmonale Hypertension; bei allen mit AK vorbehandelten Tieren dagegen lag der PVR im Ausgangsbereich. Bei den Tieren der *K-PL*-Gruppe fand sich im Vergleich zur *AK*-Gruppe eine signifikante Reduktion des linksventriculären systolischen Herzarbeitsindex.

Der hochsignifikante Abfall der Milzdurchblutung (p < 0,01) in beiden Gruppen korrelierte indirekt mit der Dauer der Endotoxinämie (r < -0,70). Milz und Niere waren bei den Tieren der *K-PL*-Gruppe unterversorgt (signifikanter Abfall der HZV-Fraktion auf 0,5 % bzw. 2,1 %), während bei den *AK*-vorbehandelten Tieren die

relative Nierendurchblutung konstant blieb; zudem war 120 min
nach Endotoxin-Infusion die Nierencortex-Durchblutung signifikant reduziert. Die Durchblutungs-Ratio von Endokard/Epikard wurde bei den Tieren in der *K-PL*-Gruppe über 150 min signifikant auf
0,70 reduziert, gegenüber einer Normalisierungstendenz in der
AK-Gruppe. Die Ratio im Gehirn (Cortex/Mark) blieb in beiden
Gruppen konstant (*AK*: 1,60; *K-PL*: 1,40).

Unabhängig von der Vorbehandlung korrelierte die absolute Durchblutung des Endokards direkt mit dem Herzzeitvolumen (r > 0,80).

Zusammenfassung

Bereits im Initialstadium der Endotoxinämie liegt in den vitalen
Organen eine Störung der Verteilung der nutritiven Durchblutung
vor, die von der Konzentration von Endotoxin im Plasma *unabhängig*,
jedoch von der Zeitdauer der Endotoxinämie abhängig ist. Gelingt
es durch eine adäquate Volumentherapie, das Herzzeitvolumen im
Normbereich zu halten, kann das Endokard vor einer Unterversor-
gung geschützt werden. Vorteile einer Volumentherapie mit Ringer
Lactat waren nicht erkennbar; die damit verbundene massive Flüs-
sigkeitseinlagerung in die Gewebe (Anstieg des Körpergewichtes
um 13 %) hatte negative Effekte auf die Hämodynamik (Abfall des
Herzzeitvolumens). Durch Vorbehandlung der Tiere mit 0,5 mg/kg
gegen Endotoxin gerichteter Antikörper konnten der Abfall des
Herzzeitvolumens und die Unterperfusion des Endokards verhindert
werden.

Summary

A deterioration of nutritional blood flow within vital organs oc-
curs already in the initial phase of endotoxinemia and is *independent* of the concentration of endotoxin in the plasma, but
dependent on the duration of endotoxinemia. By maintaining cardiac output with adequate volume substitution, underperfusion of
the endocardium can be prevented. There were no advantages of
volume substitution with Ringer's lactate; on the contrary,
massive accumulation of fluid in the interstitial space (increase
in body weight of 13%) had a negative effect on hemodynamics, i.
e., a decrease in cardiac output. Pretreatment of the animals
with 0,5 mg/kg endotoxin antibodies i.v. prevented the decrease
in cardiac output and underperfusion of the endocardium.

Literatur

1. Henrich WL, Hamasaki Y, Said SI, Campbell WB, Cronin RE
   (1982) J Clin Invest 69:691-699
2. Messmer K (1985) In: Lawin P, Peter K, v Aken H (Hrsg) Intensivmed Notfallmed Anästhesiol 52:2-3
3. Schosser R, Arfors KE, Messmer K (1979) Comput Prog Biomed
   9:19-38
4. Girotti MJ, Menkes E, MacDonald JWD, Hong K, Patterson A,
   Todd TRJ (1984) J Appl Physiol: Respirat Environ Exercise
   Physiol 56(3):582-589

5. Hess ML, Hastillo A, Greenfield LJ (1981) Prog Cardiovasc
   Dis 23:279-298

Dr. med. U. Kreimeier, Chirurgisches Zentrum der Universität Heidelberg, Abteilung für Experimentelle Chirurgie, Im Neuenheimer
Feld 347, D-6900 Heidelberg

39. Gefäßpermeabilität und Vasomotorik unter Leukotrien C$_4$ am wachen Versuchstier

Microvascular Permeability and Hemodynamics with Leukotriene C$_4$ in the Dorsal Skin Fold Preparation of Awake Syrian Golden Hamsters

P. Conzen, A. Goetz, F. Deininger und W. Brendel

Institut für Chirurgische Forschung der Ludwig-Maximilians-Universität München, Klinikum Großhadern (Direktor: Prof. Dr. Dr. h.c. W. Brendel)

Einleitung

Die im Jahre 1979 strukturell aufgeklärten Leukotriene besitzen eine Reihe von biologischen Eigenschaften, deren vollständige und abschließende Bewertung heute noch nicht möglich ist.

Der Nachweis ihrer Freisetzung und die Klärung ihrer Mediatorenrolle vor allem bei akuten und chronischen Formen der Entzündung stehen heute im Mittelpunkt des Interesses. Leukotriene bewirken Chemotaxis und Degranulierung von Leukocyten, sowie Gefäßdurchmesser- und Blutflußänderungen, außerdem ausgeprägte Permeabilitätssteigerungen im Bereich der Mikrozirkulation (1).

Ziel unserer Untersuchungen war die Quantifizierung der Effekte von topikal appliziertem Leukotrien C$_4$ (LTC$_4$) auf Gefäßdurchmesser, Blutzellgeschwindigkeit und Gefäßpermeabilität am Rückenhautkammermodell des wachen Hamsters. Darüberhinaus sollte an diesem Modell die Wirkung des spezifischen Receptor-Antagonisten FPL 55 712 untersucht werden, um in Zukunft ein Modell an der Hand zu haben, an dem auch andere Leukotrieninhibitoren bzw. antiinflammatorische Substanzen getestet werden können.

Methodik

In Pentobarbitalnarkose würden transparente Aluminiumhautkammern in die Rückenhaut 18 männlicher syrischer Goldhamster (65 - 80g) implantiert (3). Nach mindestens 2-tägiger Erholungsphase wurden die Versuchstiere in einer transparenten Plastikröhre immobilisiert und das Präparationsareal nach Entfernung des Schutzfensters mit einer temperatur-, osmolaritäts- und pH-kontrollierten Tyrode-Pufferlösung superfundiert. Zur fluorescenzmikroskopischen Darstellung der Hautmuskelgefäße sowie zur Erfassung der makromolekularen Permeabilität wurde FITC-Dextran (Molekulargewicht 150.000 Dalton) i.v. verabreicht. Die Gefäßpermeabilität wurde

Chirurgisches Forum '86
f. experim. u. klinische Forschung
Hrsg.: H.-J. Streicher
© Springer-Verlag Berlin Heidelberg 1986

anhand photomakroskopischer Aufnahmen identischer Gefäßareale unter Kontrollsuperfusion, während LTC$_4$-Exposition allein (n = 3) oder nach vorheriger Superfusion mit dem Antagonisten FPL 55712 (n = 4) überprüft. In separaten Versuchen (n = 11) wurden aufeinanderfolgende Gefäßsegmente am Ende einer 30-minütigen Kontrollphase und während einer mehr als 1-stündigen Superfusion mit 0,1 nM bzw. 1,0 nM LTC$_4$ über Fluorescenzmikroskop und Rest- lichtkamera auf Videoband gespeichert und später bei 1200-facher Vergrößerung vom Monitor analysiert.

Die Reinheit des synthetisch hergestellten LTC$_4$ (Merck-Frosst, Canada) wurde mit Hilfe der Hochdruckflüssigkeitschromatographie (HPLC) untersucht. Parallel zu jedem Versuch wurde die biologi- sche Aktivität der applizierten LTC$_4$-Proben mittels eines Bio- assays am Meerschweinchen-Ileum bestimmt. Der Leukotrienreceptor- blocker FPL 55712 wurde von Dr. P. Sheard (Fisons Pharmaceuticals, Loughborough)· zur Verfügung gestellt.

Statistik: Die statistische Aufarbeitung der Ergebnisse erfolgte mit dem Wilcoxon-Test für Paardifferenzen.

Ergebnisse

Reinheit und biologische Aktivität der applizierten LTC$_4$-Proben konnten durch HPLC und Bioassay eindeutig nachgewiesen werden. Während die HPLC für LTC$_4$ ein einzelnes Maximum innerhalb der charakteristischen Retentionszeit bei 280 nm ergab, kontrahierte das Meerschweinchen-Ileum in der für LTC$_4$ typischen, d.h. langsam einsetzenden und langanhaltenden Weise. Alle Kontraktionsantwor- ten konnten durch FPL 55712 vollständig inhibiert werden und waren im äquimolaren Vergleich zu Histamin 200 - 300 fach wirksamer.

Die Experimente ergaben dosis- und expositionszeitabhängige Redu- zierungen der Gefäßdurchmesser mit besonderer Ausprägung in ter- minalen Arteriolen, Präcapillaren und Capillaren. Dabei waren die Durchmesserreduktionen bei der niedrigeren Dosierung von 0,1 nM mit ca. 5 - 20 % wesentlich geringer ausgeprägt als bei der höhe- ren (8 - 53 %). Im Bereich von Postcapillaren, kleinen Venolen und Sammelvenolen konnten nur leichte Gefäßdurchmesserreduzierun- gen beobachtet werden (Abb. 1).

Die Blutzellgeschwindigkeiten nahmen unter LTC$_4$-Applikation eben- falls deutlich ab (Abb. 2). Sämtliche mikrohämodynamischen Ver- änderungen erreichten ein Maximum nach ca. 30 - 40 min.

Nach einer Latenzzeit von 40 - 60 min konnten auch Austritte von FITC-Dextran unter LTC$_4$-Applikation im Konzentrationsbereich zwi- schen 1 und 5 nM gefunden werden. Dabei schienen insbesondere die postcapillären Venolen den Ort der erhöhten Permeabilität zu re- präsentieren.

Inhibitorische Effekte hinsichtlich der Erhöhung der Gefäßpermea- bilität mit Hilfe von FPL 55712 in Konzentrationen von 0,01 - 0,1 nM konnten deutlich nachgewiesen werden.

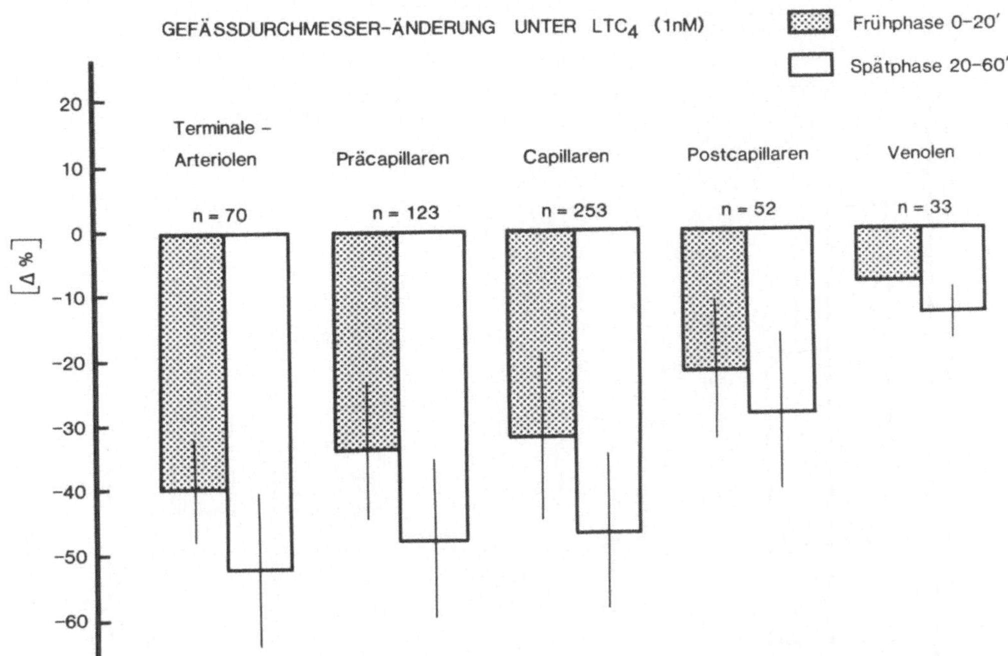

Abb. 1. Durchmesseränderungen in den konsekutiven Gefäßsegmenten der Mikrozirkulation des Hamsterhautmuskels bei Superfusion mit 1 nM LTC$_4$. Dargestellt sind prozentuale Änderungen im Vergleich zur Kontrollsituation während eines frühen (0 – 20 min) und eines späten (20 – 60 min) Beobachtungszeitraums. Es sind Mittelwerte ± Standardabweichungen wiedergegeben

Diskussion

Intravitalmikroskopische Untersuchungen der Wirkungen von kurzzeitig lokal appliziertem LTC$_4$ am Backentaschen-Modell anästhesierter Hamster zeigten früh einsetzende Verringerungen von Gefäßdurchmessern vor allem in terminalen Arteriolen und Gefäßpermeabilitätserhöhungen nach Abklingen dieser frühen Vasoconstriction. Alle hämodynamischen Veränderungen waren innerhalb von 10 min nach LTC$_4$-Applikation maximal ausgeprägt. Bestimmungen von Blutzellgeschwindigkeiten oder Blutflußberechnungen wurden in diesen Experimenten nicht durchgeführt (1).

Bei Superfusionszeiten von mehr als 60 min fanden wir zeit- und dosisabhängige Veränderungen der Mikrohämodynamik und der Gefäßpermeabilität. Durchwegs wurden dabei Reduzierungen von Gefäßdurchmessern und Blutfluß beobachtet. Das Maximum mikrohämodynamischer Veränderungen wurde nach 40 min, maximale Veränderungen der Gefäßpermeabilität erst nach 40 – 60 min gefunden. Unsere Ergebnisse legen den Schluß nahe, daß ein Nachlassen der vasoconstrictorischen Effekte wohl nicht als Voraussetzung für die Erhöhung der Gefäßpermeabilität anzusehen ist.

Die Lokalisation der erhöhten Gefäßwanddurchlässigkeit vor allem in den postcapillären Venolen (nachweisbar durch eine frühzeitige Fluorescenzzunahme im peri-venolären Gewebe) steht in Übereinstimmung mit den Ergebnissen anderer Untersucher (1).

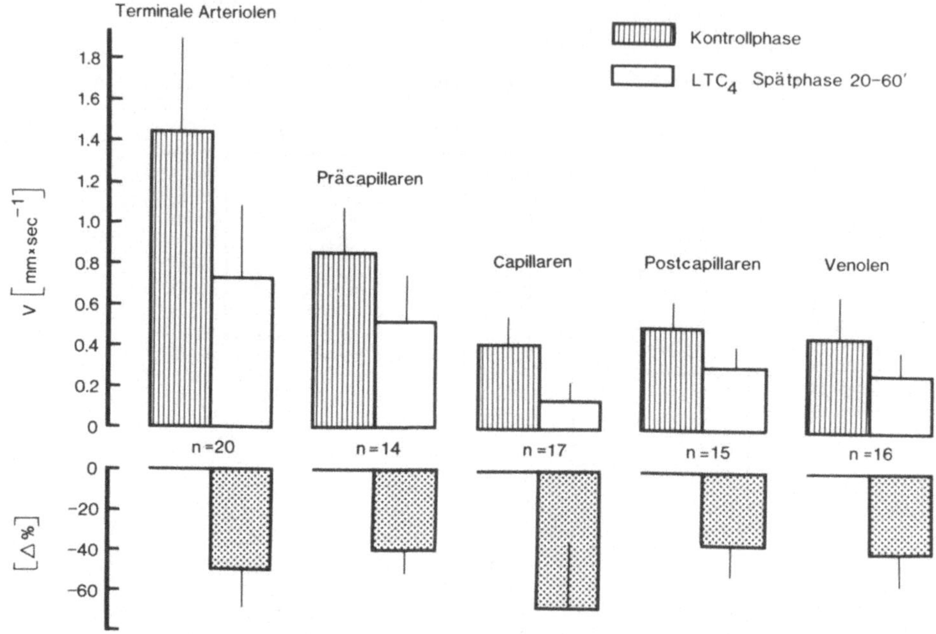

Abb. 2. Änderungen der Blutzellgeschwindigkeit unter 1 nM LTC₄ im Vergleich zur Kontrollphase. Dargestellt sind Absolutwerte ± Standardabweichungen in der oberen Bildhälfte, sowie prozentuale Veränderungen ± Standardabweichung in der unteren Bildhälfte. In allen Gefäßsegmenten war die Blutzellgeschwindigkeit unter LTC₄ hochsignifikant vermindert

Die gezeigten vasoconstrictorischen und permeabilitätssteigernden Effekte durch Leukotrien C_4 unterstützen die Vermutung, daß es in der Initialphase einer akuten Entzündung beteiligt sein könnte.

Zusammenfassung

Die Wirkungen von LTC_4 auf Mikrohämodynamik und Permeabilität wurden am Rückenhautkammermodell des syrischen Hamsters untersucht. Dabei wurde erstmals an wachen Versuchstieren gezeigt, daß LTC_4 ausgeprägte Veränderungen in der Mikrozirkulation der Hautmuskelgefäße induziert: LTC_4 reduziert die Gefäßdurchmesser in allen untersuchten Gefäßsegmenten, vermindert die Blutzellgeschwindigkeit und den Blutfluß, steigert die Permeabilität für Makromoleküle. Darüberhinaus ist dieses Modell nach unserer Auffassung gut geeignet, um propagierte Entzündungsmediatoren und deren Wirkungen in der Mikrozirkulation zu untersuchen und die Wirksamkeit inhibitorischer Substanzen zu prüfen.

Summary

The effects of leukotriene C_4 (LTC_4) on microvascular hemodynamics and permeability were investigated in the dorsal skin flap of awake Syrian golden hamsters. Vascular diameter, blood cell velocity and blood flow were found to be decreased by LTC_4 (0.1 and 1 nM) in all vascular segments investigated. Macromolecular permeability was increased in small venular vessels. Moreover, this model permits study of the microvascular effects of mediators of inflammation and the evaluation of anti-inflammatory potencies of inhibitory compounds.

Literatur

1. Dahlen SE, Björk J, Hedqvist P, Arfors KE, Hammarström S, Lindgren JA, Samuelsson B (1981) Leukotrienes promote plasma leakage and leukocyte adhesion in postcapillary venules: in-vivo effects with relevance to the acute inflammatory response. Proc Natl Acad Sci (USA) 78:3887
2. Ford-Hutchinson AW (1984) Leucotriene involvement in pathologic processes. J Clin Immun 3:437
3. Goetz A, Endrich B, Laprell C, Messmer K (1981) An experimental model for prolonged studies of the microcirculation. Bibl Anat 20:65

Dr. med. P. Conzen, Institut für Chirurgische Forschung der Ludwig-Maximilians-Universität, Klinikum Großhadern, Marchioninistraße 15, D-8000 München 70

40. Die Messung des intrathorakalen Blutvolumens als sensitiver Parameter zur Steuerung der Volumensubstitution bei Intensivpatienten

Intrathoracic Blood Volume is a Useful Guide for Volume Substitution in Intensive Care Patients

U. Pfeiffer[1], G. Aschenbrenner[1], E. Kolb[2], G. Blümel[1] und H.-G. Pfeiffer[2]

[1]Institut für Experimentelle Chirurgie
[2]Institut für Anästhesiologie der Technischen Universität München, Klinikum rechts der Isar

Fragestellung

Das adäquate zirkulierende Blutvolumen (ACBV) für einen Intensivpatienten weicht oft erheblich von dem unter Normalbedingungen gefundenen zirkulierenden Blutvolumen ab. Üblicherweise wird anhand der Messung von zentralvenösem (RAP) und, insbesondere, pulmonalcapillärem Verschlußdruck (PCWP) versucht, den Volumenstatus abzuschätzen und das ACBV einzustellen. Diese Vorgehensweise beruht auf folgenden Annahmen: 1. RAP reflektiert das Volumen im rechten Vorhof, und 2. PCWP reflektiert den Druck im linken Vorhof (LA) und dieser wiederum das LA-Volumen. Das LA-Volumen stellt zum einen via Frank-Starling-Mechanismus/Herzzeitvolumen (CO) eine Hauptdeterminante für die periphere Perfusion, zum anderen via Gauer-Henry-Reflex eine Hauptdeterminante der renalen Flüssigkeitsregulation dar (1). Zahlreiche Studien haben jedoch ergeben, daß zuverlässige Rückschlüsse zur Einstellung des ACBV durch RAP- oder PCWP-Messung besonders unter intensivmedizinischen Bedingungen nicht möglich sind (2, 3). Ziel dieser Studie war, anhand von hämodynamischen und Nierenfunktions-Parametern zu untersuchen, inwieweit sich die Messung des intrathorakalen Blutvolumens (IVV) zur Steuerung der Volumensubstitution bei septischen Intensivpatienten eignet.

Methodik

IVV ergibt sich als Nebenprodukt bei der Messung des extravasalen Lungenwassers mit der Thermo-Dye-Technik (4, COLD-System, PULSION, München); einfach ausgedrückt stellt es das Verteilungsvolumen des Indocyaningrün-Farbstoffes (ICG) zwischen rechtem Vorhof (Injektion) und Arteria Femoralis (Messung mit 5F Fiberoptik-Katheter) dar. IVV errechnet sich aus dem Produkt CO x MTT, wobei MTT = mittlere Durchgangszeit (ICG). IVV wird auf kg Körpergewicht bezogen. RAP und PCWP wurden mit der üblichen Technik registriert,

Chirurgisches Forum '86
f. experim. u. klinische Forschung
Hrsg.: H.-J. Streicher

wobei besonderes Augenmerk auf die genaue Nullpunkt-Bezugslage
der Druckaufnehmer gelegt wurde. Die Messungen wurden grundsätzlich in flacher Rückenlage durchgeführt. Außer RAP, PCWP, IVV
und CO wurden erfaßt bzw. berechnet: Herzfrequenz (HR), totaler
pulmonaler und systemischer Gefäßwiderstand (TPR, TSR). Zwei
Gruppen mit je 8 Patienten aus zwei Intensivstationen (ICU) wurden untersucht. Zum Zeitpunkt der Untersuchung war die Infusionstherapie auf ICU1 balanciert, während auf ICU2 ein restriktives
Infusionsregime bevorzugt wurde. Die Gruppen waren hinsichtlich
des Schweregrades der klinisch diagnostizierten Sepsis vergleichbar. Auch Körpergewicht, Körperoberfläche, PEEP-Höhe, waren am
Meß-Tag nicht signifikant unterschiedlich. Für den statistischen
Vergleich auf Unterschiede zwischen den Gruppen wurden die Mittelwerte aus vier über 24 h verteilten Einzelmessungen berechnet
und diese dem ungepaarten Wilcoxon-Test (Signifikanzniveau p <
0,05) unterworfen.

Zur Beurteilung der Nierenfunktion wurde die glomeruläre Filtrationsrate (GFR) aus den Kreatininkonzentrationen und die freie
Wasserclearance (C_{H_2O}) aus Urinausscheidung, Serum- und Urin-Os-
molalität berechnet. Bei 12 der insgesamt 16 Patienten konnte
ein intrarenales Nierenversagen ausgeschlossen werden. Zur Untersuchung eines Zusammenhangs zwischen IVV (4 Meßwerte über 24 h
gemittelt) und GFR respektive C_{H_2O} wurden lineare Regressionsana-
lysen durchgeführt.

Ergebnisse

RAP, PCWP, HR, TPR und TSR waren nicht signifikant unterschiedlich, doch zeigte sich eine signifikante Differenz zwischen ICU1/
ICU2 in Cardiac Index CI mit im Mittel 6,4 $1/m^2$ (ICU1)/4,6 $1/m^2$
(ICU2), sowie in IVV mit 36,1 ml/kg (ICU1)/24,6 ml/kg (ICU2),
als auch ein erheblicher Unterschied (doch nicht signifikant) in
der kumulativen Wasserbilanz am Tag vor den Messungen (Abb. 1,
2). Sowohl die GFR als auch C_{H_2O} des Kollektivs ICU1+ICU2 wiesen
mit r = 0,70 und r = 0,76 eine akzeptable Korrelation zu IVV auf.
RAP und PCWP korrelierten nicht (r < 0,35) mit GFR und C_{H_2O}.

Diskussion

RAP und PCWP spiegeln den in einem Gefäßsystem gemessenen Druck
wider, welcher schon unter statischen Bedingungen aus der Interaktion von intravasalem Volumen, extravasalem Druck, passiver
sowie aktiver (Tonus) Compliance des Gefäßsystems resultiert.
Noch komplexer wird der Zusammenhang zwischen Druck und Volumen
im dynamischen in-vivo Zustand. So steigen z.B. bei der Umstellung
eines Patienten von Spontanatmung auf Beatmung mit kontinuierlich positivem Atemwegsdruck (CPPV) RAP und PCWP in der Regel an,
obwohl ein gewisses Quantum Blut in das extrathorakale Gefäßsystem verschoben wurde. Als Folge dieser IVV-Abnahme sinkt CO
aufgrund schlechterer Kammerfüllung sowie die Urinausscheidung
infolge einer Ausschüttung an ADH, Aldosteron und Renin/Angio-
tensin (5). CO und die Urinausscheidung können wieder auf Ausgangswerte gebracht werden, indem das durch CPPV verminderte IVV
mittels Volumensubstitution wieder angehoben wird. Während der

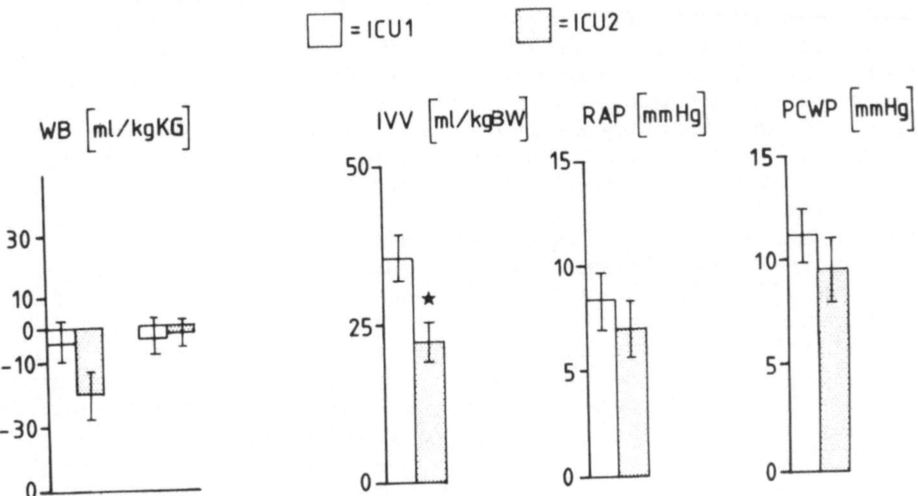

Abb. 1. *Vergleich zweier Patientenkollektive. ICU1 = balanciertes Infusions-regime; ICU2 = restriktives Infusionsregime: kumulative Wasserbilanz (WB) des vorausgehenden Tages (links), sowie des Meßtages (rechts), intrathorakales Blutvolumen (IVV), zentralvenöser Druck (RAP) und pulmonalcapillärer Ver-schlußdruck (PCWP), Mittelwerte ± Standardfehler*

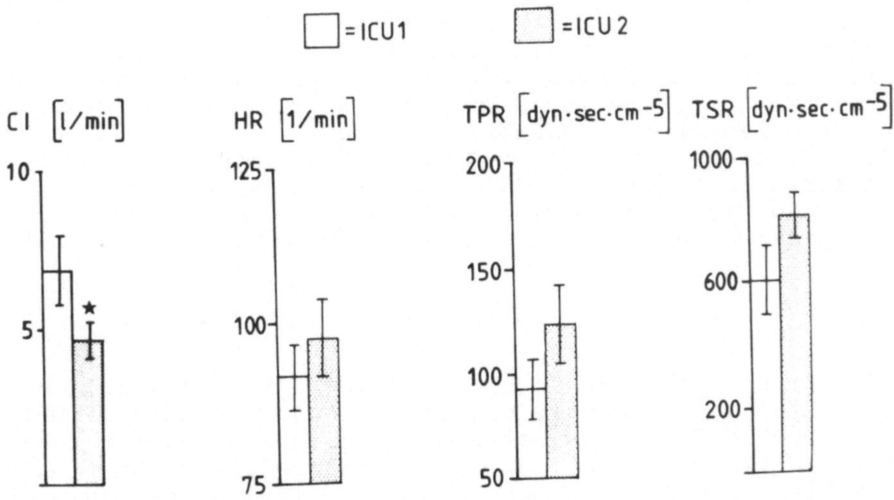

Abb. 2. *Vergleich zweier Patientenkollektive. ICU1 = balanciertes Infusions-regime; ICU2 = restriktives Infusionsregime: Cardiac Index (CI), Herzfrequenz (HR), totaler pulmonaler (TPR) und systemischer Gefäßwiderstand (TSR), Mit-telwerte ± Standardfehler*

gesamten Prozedur Spontanatmung – CPPV – Volumensubstitution steigen RAP und PCWP an. Demzufolge läßt sich ableiten, daß mit unter intensivmedizinischen Bedingungen gewonnenen RAP- und PCWP-Meßwerten nicht einfach auf das jeweilige ACBV geschlossen wer-

den kann. Die hier gewonnenen Resultate demonstrieren die Brauchbarkeit von IVV als Führungsgröße zur Einstellung des ACBV. IVV -
offensichtlich der Parameter mit dem nächsten Bezug zum zirkulierenden Blutvolumen - spiegelt den Unterschied der Therapieregime
zwischen den ICUs wider. Demzufolge muß das geringere CO bei
ICU2 durch das niedrigere IVV erklärt werden. Die unterschiedliche kumulative Wasserbilanz des dem Meßtag vorausgehenden Tages
ist als Ursache der IVV-Differenz anzusehen.

Auch der aus der Physiologie bekannte Zusammenhang - Dehnungsre-
ceptoren in Pulmonalvenen und LA regulieren die Flüssigkeitsaus-
scheidung (1) - läßt sich mit der Korrelation IVV/Nierenfunktion
bestätigen. Demzufolge kann IVV zur Differentialdiagnose zwischen
prä- und intra-/postrenalem Nierenversagen insofern herangezogen
werden, als bei Vorliegen eines normalen IVV (ca. 33 ml/kg) eine
prärenale Genese ausgeschlossen ist. Die IVV-Messung empfiehlt
sich somit als Führungsgröße bei der Volumensubstitution schwer
kranker Patienten.

Zusammenfassung

Ziel der Studie war, die Eignung des zentralvenösen Druckes
(RAP), des pulmonalcapillären Verschlußdruckes (PCWP) und des
intrathorakalen Blutvolumens (IVV) als Führungsgröße zur Volumensubstitution zu untersuchen. Die Meßwerte zweier Gruppen (je n
= 8) septischer Intensivpatienten, welche einem balancierten bzw.
restriktiven Infusionsregime unterworfen waren, wurden verglichen.
Es zeigte sich, daß IVV als einziger der drei Parameter einen
signifikanten Unterschied zwischen den Gruppen aufwies, somit
RAP und PCWP weit überlegen war. IVV wies auch eine akzeptable
Korrelation zur freien Wasserclearance (r = 0,76) und zur glome-
rulären Filtrationsrate (r = 0,70) auf, wogegen RAP und PCWP
nicht korrelierten (r < 0,35). Es wurde abgeleitet, daß unter
intensivmedizinischen Bedingungen mittels IVV die Volumensubstitution präziser als mit RAP und PCWP durchgeführt werden kann.

Summary

Dye dilution intrathoracic blood volume (IVV) did, but central
venous (RAP) and pulmonary capillary wedge pressure (PCWP) did
not, reflect differences between two groups of septic intensive
care patients (N=8 each), one on a balanced, the other on a
restrictive infusion regimen. Moreover, IVV correlated with free
water clearance (R=0.76) and glomerular filtration rate (R=0.70),
while RAP and PCWP did not (R<0.35). Thus IVV compared to RAP and
PCWP more accurately reflects the volume status of severely ill
patients.

Literatur

1. Gauer OH et al (1961) Prog Cardiovasc Dis 4:1
2. Zarins C et al (1977) J Surg Res 23:348

3. Shippy CR et al (1984) Crit Care Med 12:107
4. Pfeiffer U et al (1984) Beitr Anaesth u Intensivmed 6:81
5. Finsterer U (1981) INA 29:39

Gefördert von der Deutschen Forschungsgemeinschaft, DFG Pf 159/1-2

Dr. U. Pfeiffer, Institut für Experimentelle Chirurgie der Technischen Universität, Klinikum rechts der Isar, Ismaninger Str. 22, D-8000 München 80

41. Bronchoalveoläre Lavage (BAL) beim ARDS: Proteinkonzentrationsänderungen am Beispiel des Immunglobulin G bei Polytraumatisierten

Alterations in Protein Concentrations on Bronchoalveolar Lavage in ARDS: Immunoglobulin G in Multiple Trauma

E. Kreuzfelder, E. Kuwert, Th. Koka, U. Obertacke und H.-O. Keinecke

Institut für Med. Virologie und Immunologie, Universitätsklinikum Essen, Hufelandstraße 55, D-4300 Essen 1

(Manuskript nicht termingerecht eingegangen)

Chirurgisches Forum '86
f. experim. u. klinische Forschung
Hrsg.: H.-J. Streicher
© Springer-Verlag Berlin Heidelberg 1986

42. Zum Pathomechanismus des ARDS: Blut- und BAL-Protein/Harnstoff-Relationen bei Patienten mit multiplem Trauma*

Pathomechanisms of Acute Respiratory Distress Syndrome: Blood and Bronchoalveolar Lavage Protein/Urea Ratios in Patients with Multiple Trauma

A. Dwenger[1], G. Regel[2], Th. Joka[3] und G. Schweitzer[1]

[1]Abteilung für Klinische Biochemie der Medizinischen Hochschule Hannover
[2]Unfallchirurgische Klinik der Medizinischen Hochschule Hannover
[3]Abteilung Unfallchirurgie des Universitätsklinikums Essen

Zielsetzung

Techniken zur bronchoalveolären Lavage werden zur Charakterisierung von Komponenten des Entzündungs- und Immunsystems im unteren Respirationstrakt bei destruktiven, infektiösen, neoplastischen und interstitiellen Erkrankungen angewandt. Die Untersuchung der BAL-Flüssigkeit dient dazu, Zusammensetzung, Konzentrationen und Funktionen löslicher und cellulärer BAL-Bestandteile für diagnostische, prognostische und therapeutische Zwecke zu ermitteln sowie pathogenetische Zusammenhänge zu erkennen (1).

Derzeitige Vorstellungen zur Pathogenese des posttraumatischen progressiven Lungenversagens (ARDS) sehen in den von stimulierten polymorphkernigen Leukocyten freigesetzten lysosomalen Proteinasen, Arachidonsäure-Metaboliten und reaktiven O_2-Radikalen die Hauptinitiatoren des Permeabilitätsschadens (2). Um diesen prospektiv beobachten zu können, wurden in seriellen Lavagen bei polytraumatisierten Patienten mit ARDS-Prädispositionen BAL-Komponenten gemessen, die als Permeabilitätsmarker ('Typ I-Proteine' wie Albumin und a_1-Proteinaseninhibitor, die vasculären Ursprungs sind und per Diffusion die Blut/Luft-Schranke durchdringen) und als zusätzliche Indikatoren für das Ausmaß des Lungenschadens ('Typ II-Proteine' wie Lactatdehydrogenase, N-Acetyl-glucosaminidase und Elastase, die von mobilen Zellen wie Granulocyten, Makrophagen und Lymphocyten per Phagocytose und/oder Lysis freigesetzt werden) dienen können. Mit Hilfe des Harnstoffs als interner Bezugssubstanz sollte geprüft werden, ob derartige Marker-Proteine von prognostischem und/oder diagnostischem Wert sind und ob sie Pathogenese-Mechanismen erkennen lassen.

*Gefördert durch die Deutsche Forschungsgemeinschaft, Projekt II B 6

Chirurgisches Forum '86
f. experim. u. klinische Forschung
Hrsg.: H.-J. Streicher
© Springer-Verlag Berlin Heidelberg 1986

Methodik

Bei 7 polytraumatisierten Patienten mit definiertem Verletzungs-
grad (PTS > 30) und 4 Patienten vor operativer Metallentfernung
als Kontrollen wurden in zweitägigen Abständen venöses Blut und
BAL-Flüssigkeit (jeweils mit Natriumcitrat als Gerinnungshemmer)
gewonnen, wobei unter Verwendung eines fiberoptischen Bronchoskops
(Olympus BF Typ 1 T 10) in wedge-Position Bronchien und Alveolen
distal der 4. Ordnung des rechten Mittellappens (bzw. Lingula)
mit 40 ml steriler physiologischer Kochsalzlösung gespült wurden. Nach Zentrifugation von Blut und BAL-Flüssigkeit wurden in
den zellfreien Überständen folgende Parameter bestimmt:

Harnstoff (mg/dl), enzymatisch-photometrisch mit der Testkombination 'Harnstoff S' (Boehringer-Mannheim, FRG)
a_1-Proteinaseninhibitor (a_1PI) und a_2-Makroglobulin (a_2M)(mg/dl),
immunologisch-nephelometrisch (Immuno Diagnostika GmbH, Heidelberg, FRG)
Albumin (d/l), photometrisch mit Bromkresolgrün
totales Protein (g/l), photometrisch mit Biuret-Reagenz
Lactatdehydrogenase (LDH) (U/l), enzymatisch-photometrisch mit
der Testkombination 'LDH opt.' (Boehringer-Mannheim, FRG)
β-N-Acetyl-glucosaminidase (NAG) (mU/l), enzymatisch-spektral-
fluorimetrisch mit 4-Methylumbelliferyl-N-acetyl-β-D-glucosaminid
als Substrat
Elastase (Ela) (µg/l), enzymimmunologisch als Ela-a_1PI-Komplex
mit der Testkombination 'PMN Elastase' (E. Merck-Darmstadt, FRG)

Ergebnisse

Im Vergleich zur Kontrollgruppe sind die in der BAL-Flüssigkeit
gemessenen Protein-Konzentrationen bei den Patienten bis auf ein
Vielfaches erhöht. Da dieses nicht für die Harnstoff-Konzentrationen gilt, wird der Harnstoff als interne Bezugsgröße für alle
weiteren Parameter verwendet und es wird aus den numerischen Werten der in ihren jeweiligen Dimensionen gemessenen Protein-Konzentrationen und den entsprechenden Harnstoff-Konzentrationen ein
Quotient gebildet.

Abbildung 1 zeigt diese Protein/Harnstoff-Quotienten für Plasma
und zeitgleiche BAL-Flüssigkeit bei den 4 Kontrollen als schraf-
fierten Bereich ($\bar{x} \pm$ s), bei den 7 Patienten mit insgesamt 22
Lavagen als Einzelwerte und arithmetisches Mittel (waagerechter
Strich). Zu einem intravasal-alveolären Vergleich der Quotienten
können die Zahlen aus Tabelle 1 verwendet werden, in der Quotien-
ten-Mittelwerte angegeben sind. Hierbei lassen sich zwei Gruppen
von Proteinen unterscheiden: 1. Proteine, deren Quotienten in
BAL unterschiedlich, aber grundsätzlich kleiner sind als in Plasma
und die das Ausmaß der Protein-Extravasation markieren wie Alb,
a_1PI und mit Einschränkungen a_2M und totales Protein und 2. Proteine, die vorwiegend aus den in die Alveole eingewanderten Zellen freigesetzt werden, deren Quotienten in BAL daher ungleich
viel höher sind als in Plasma, wie LDH, NAG und Ela und die ein
Äquivalent für das Ausmaß des proteolytischen, hydrolytischen
und oxidativen Schadenspotentials darstellen.

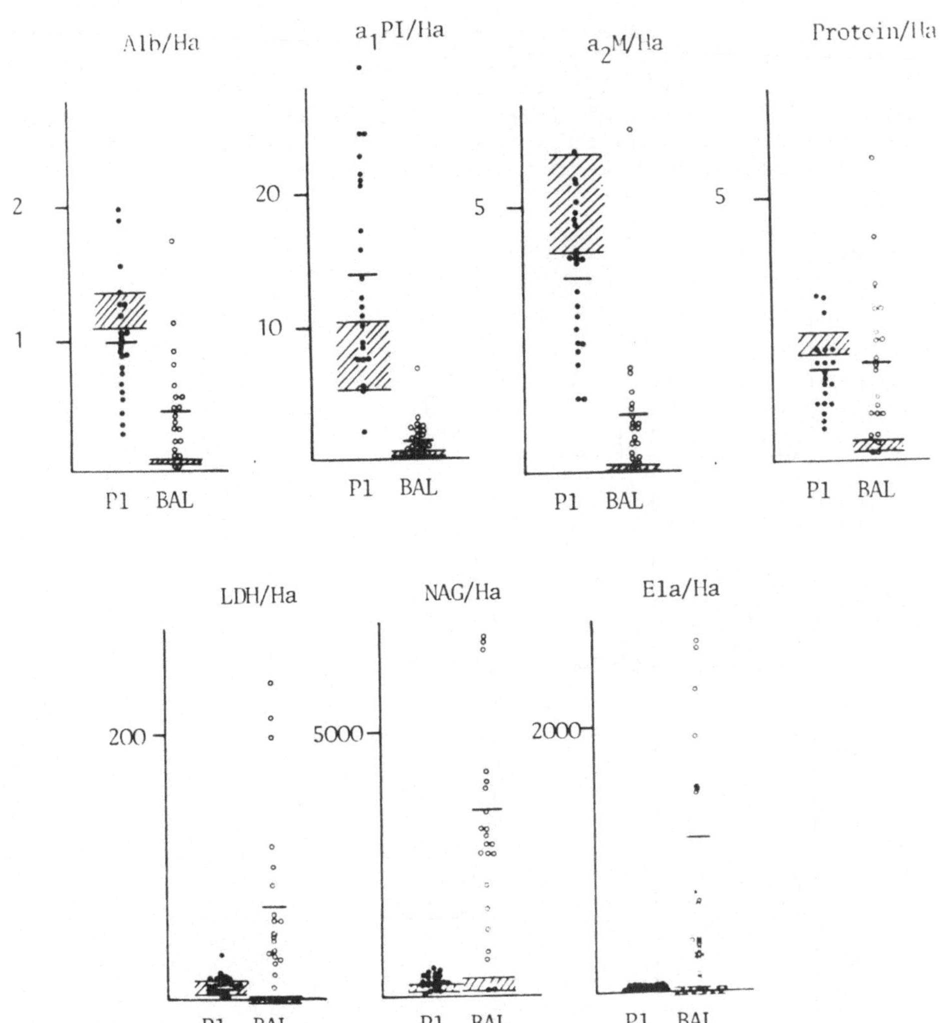

Abb. 1. Protein/Harnstoff-Quotienten in BAL-Flüssigkeit (BAL) und Plasma (Pl) für polytraumatisierte Patienten (n = 7) und Kontrollen (n = 4). ― = arithmetisches Mittel der Patienten-Einzelwerte ($\overline{X}$ bei n = 22); ▨ = Normalbereich für Kontrollen ($\overline{X} \pm s$; n = 4)

Tabelle 1. Mittlere Protein/Harnstoff-Quotienten in BAL-Flüssigkeit und Plasma für polytraumatisierte Patienten (n = 7) und Kontrollen (n = 4)

	Alb/Ha	a_1Pl/Ha	a_2M/Ha	Protein/Ha	LDH/Ha	NAG/Ha	Ela/Ha
Patienten							
Plasma (n=22)	0,99	14,0	3,7	1,73	12,2	319	14,3
BAL (n=22)	0,44	1,56	1,14	1,85	67	3496	1166
Kontrollen							
Plasma (n=4)	1,23	7,77	5,1	2,2	10,3	189	3,1
BAL (n=4)	0,08	0,22	0,07	0,27	0	222	15

Anhand der individuellen zeitlichen Verläufe der Protein/Harn-
stoff-Quotienten in BAL kann exemplarisch für 3 Patienten gezeigt werden, daß 'Typ I-' und 'Typ II-Protein'/Harnstoff-Quo-
tienten weitgehend parallel verlaufen (Abb. 2), d.h. daß Permeabilitätsstörung und zugrundeliegende Schadens-Initiatoren und
-Mechanismen positiv korreliert sind.

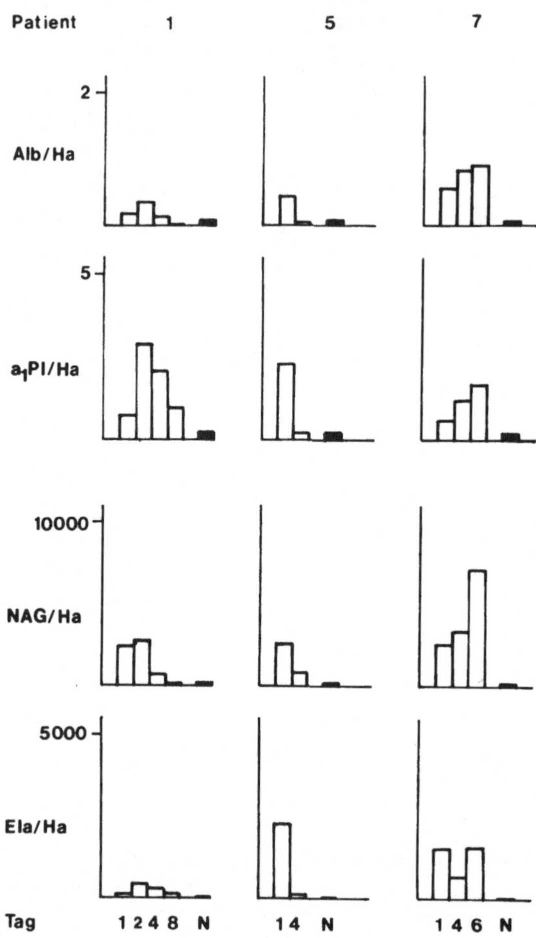

*Abb. 2. Posttraumatischer Verlauf von Protein/Harnstoff-Quotienten in BAL-
Flüssigkeit für 3 polytraumatisierte Patienten. — = Mittelwert für Kontrollen ($\overline{X}$ bei n = 4)*

Zusammenfassung

Durch simultane quantitative Bestimmung von Harnstoff und Proteinen in BAL-Flüssigkeit und Plasma polytraumatisierter Patienten läßt sich anhand eines Vergleichs der Albumin/Harnstoff- und
a_1-Proteinaseninhibitor/Harnstoff-Quotienten das Ausmaß der mo-
mentan vorliegenden Permeabilitätsstörung erkennen. Sie steht
mit den β-N-acetyl-glucosaminidase/Harnstoff- und Elastase/Harn-
stoff-Quotienten in direktem pathogenetischen Zusammenhang, so

daß deren Höhe als zusätzliches Maß für den Schweregrad einer
Lungenschädigung angesehen werden kann. Bei serieller Messung
kann auf diese Weise aus Veränderungen der Quotienten auf Progredienz oder Reparatur des Lungenschadens geschlossen werden.

Summary

Acute increases of lung microvascular permeability can be recog-
nized by a comparison of simultaneously determined albumin/urea
and a_1-proteinase inhibitor/urea ratios in bronchoalveolar lavage
fluid and plasma of patients with multiple trauma. The protein/
urea ratios of mediators of lung injury like β-N-acetyl-
glucosaminidase and elastase exhibited an analogous behavior,
implying them to be additional indicators of the extent of struc-
tural alterations and lung tissue damage. Furthermore, amelior-
ation and deterioration of the lung situation may be predicted
from directional alterations of serially measured protein/urea
ratios.

Literatur

1. Hunninghake GW, Gadek JE, Kawanami O, Ferrans VJ, Crystal RG
   (1979) Inflammatory and Immune Processes in the Human Lung in
   Health und Disease: Evaluation by Bronchoalveolar Lavage. Am
   J Pathol 97:149-206
2. Worthen GS, Henson PM (1983) Mechanisms of Acute Lung Injury.
   Clin Lab Med 3:601-617

Dr. A. Dwenger, Abteilung für Klinische Biochemie der Medizinischen Hochschule Hannover, Konstanty-Gutschow-Straße 8, D-3000
Hannover 61

43. Klinisch-experimentelle Untersuchungen zum oxidativen Membranschaden nach schwerem Trauma*

Oxidative Membrane-Damage in Severe Trauma: A Clinical-Experimental Study

M. L. Nerlich[1], J. Seidel[2], G. Regel[1], A. G. Nerlich[3] und J. A. Sturm[1]

[1]Unfallchirurgische Klinik der Medizinischen Hochschule Hannover
[2]Abteilung Immunologie, Zentrum Innere Medizin der Medizinischen Hochschule Hannover
[3]Pathologisches Institut der Ludwig-Maximilians-Universität München

Einleitung

Beim pulmonalen Permeabilitätsschaden nach schwerem Trauma und nach Sepsis wird der unkontrollierten Reaktion von O_2-Radikalen, gebildet von aktivierten polymorphkernigen neutrophilen Leukocyten (PMNL) eine wesentliche Schädigung der Zellmembran zugesprochen (2). Der Nachweis von Lipidperoxiden, ein Produkt des oxidativen Membranschadens, ist bislang im Lungengewebe nach schwerem Trauma noch nicht erfolgt. Die kausale Beteiligung der PMNL mit O_2-Radikal-Produktion ist nicht erwiesen. Es war daher unser Ziel, zum einen den oxidativen Membranschaden an der Lunge nach schwerem Trauma durch gesteigerte Lipidperoxidation nachzuweisen und zum anderen die Fähigkeit der kausal beteiligten Zellen, der PMNL, Sauerstoffradikale zu generieren, zu überprüfen.

Material und Methodik

1. Lipidperoxidation: Die Peroxidation von Membranlipiden wurde durch die Messung von Malondialdehyd (MDA) im fotometrischen Test im Gewebshomogenat durch Thiobarbitursäuretest festgestellt (1). Bei drei schwerverletzten Patienten, die 18 - 48 h nach Trauma verstarben, und bei acht schwerverletzten Patienten, die 13 - 29 Tage nach Trauma an sekundärer Sepsis und Lungenversagen verstarben, wurde kurzfristig nach dem Tode bei einer frühen Teilsektion Lungengewebe entnommen und tiefgefroren. Als Kontrolle diente gleichermaßen entnommenes Lungengewebe von 5 lungengesunden, akut verstorbenen, altersgleichen Patienten. Des weiteren wurde bei einem Patienten mit einer akuten KCN-Vergiftung ebenfalls Lungengewebe aufbereitet.

---

*Mit Unterstützung der Deutschen Forschungsgemeinschaft STU 115/1

Chirurgisches Forum '86
f. experim. u. klinische Forschung
Hrsg.: H.-J. Streicher
© Springer-Verlag Berlin Heidelberg 1986

2. PMNL-Funktionen: Bei 29 Polytraumen mit definiertem Verletzungsmuster wurden sequentiell bei Aufnahme sowie nach 24 h, 4, 8 und 12 Tagen nach Trauma folgende Funktionen von peripheren Blut-PMNL bestimmt: die Generation von H_2O_2, Superoxid-Anion und der Myeloperoxidase (MPO)-Gehalt (fotometrische Tests); des weiteren wurde die Phagocytose und das bakterielle Killing von 3 Testkeimen, Staphylococcus aureus, Pseudomonas aeruginosa und Candida tropicalis in vitro bestimmt. Das Ergebnis wurde als Phagocytose- bzw. Killing-Index (PI = Log Ausgangskeimzahl - Log extracelluläre Lebendkeimzahl, KI = Log Ausgangskeimzahl - Log Gesamtlebendkeimzahl) ausgedrückt. *Statistik:* Signifikante Unterschiede wurden bei $p < 0,05$ angenommen, es wurde der ungebundene T-Test für Mittelwertvergleiche verwendet.

Ergebnisse

1. Lipidperoxidation: Im Lungengewebe von lungengesunden Patienten betrug der MDA-Spiegel 46 $\pm$ 14,8 Nanomol/g Trockengewicht, bei frühverstorbenen Polytraumapatienten lag der MDA-Spiegel bei 157,6 $\pm$ 16,2 Nanomol/g ($p < 0,05$) und bei später (13. - 29. Tag) verstorbenen Polytraumen 189,4 $\pm$ 42,3 Nanomol/g Trockengewicht (Abb. 1). Bei dem Patienten nach KCN-Vergiftung lag der MDA-Wert bei 329,4 Nanomol/g Trockengewicht.

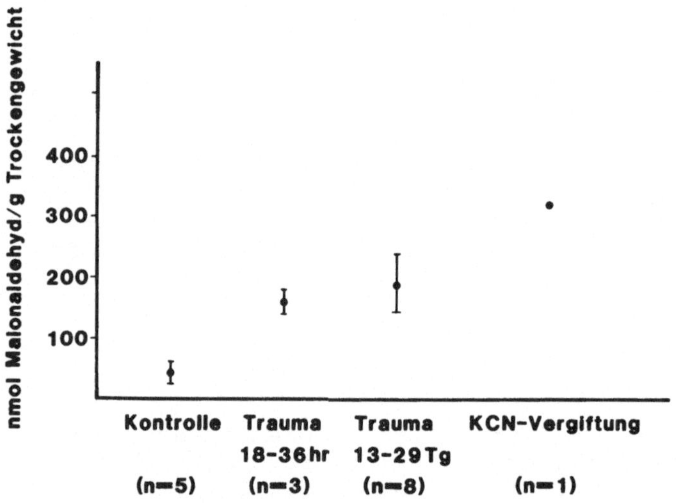

Abb. 1. Lipidperoxidation im Lungengewebe

2. PMNL-Funktionen: O_2-, H_2O_2 oder Veränderungen des maßgeblichen Enzyms Myeloperoxidase zeigten keine signifikanten Unterschiede im Verlauf nach Polytrauma (Tabelle 1). Die Phygocytosefähigkeit gegenüber Pseudomonas aeruginosa war insgesamt am stabilsten und am wenigsten reduziert. Bei Staphylococcus aureus war eine signifikante Reduktion der Phagocytosefähigkeit am 8. Tag nachweisbar (Abb. 2). Das bakterielle Killing war von Pseudomonas aeruginosa ebenfalls am wenigsten im Zeitverlauf beeinträchtigt. Der Killing-Index von Candida tropicalis zeigt einen signifikanten An-

Tabelle 1. Superoxid-Anion-(O_2-) und Hydrogenperoxid (H_2O_2)-Produktion und Myeloperoxidase-(MPO)aktivität von Leukocyten (PMNL) überlebender (ÜL) und verstorbener (VS) Polytraumapatienten

	O_2- nmol/min/10 Zellen		H_2O_2 n Mol/min/10 Zellen		MPO nMol/min/10 Zellen	
	ÜL (n = 14)	VS (n = 12)	ÜL (n = 14)	VS (n = 11)	ÜL (n = 10)	VS (n = 8)
Aufnahme	263,1 ± 65,7	326,3 ± 142,5	53,5 ± 18,7	73,6 ± 31,4	78,1 ± 26,5	80,5 ± 14,8
24 h	328,8 ± 92,9	281,2 ± 68,9	50,3 ± 23,4	45,1 ± 26,3	78,6 ± 22,9	77,2 ± 14,2
4. Tg.	346,1 ± 98,9	309,8 ± 45,6	38,7 ± 19,1	30,3 ± 14,5	68,5 ± 27,0	52,8 ± 20,2
8. Tg.	278,3 ± 88,9	243,4 ± 47,5	57,5 ± 26,1	48,0 ± 20,1	65,4 ± 17,4	73,3 ± 22,1
12. Tg.	243,6 ± 55,2	256,5 ± 18,1	54,0 ± 16,1	63,3 ± 16,0	72,0 ± 28,4	62,1 ± 8,42
nach Trauma						

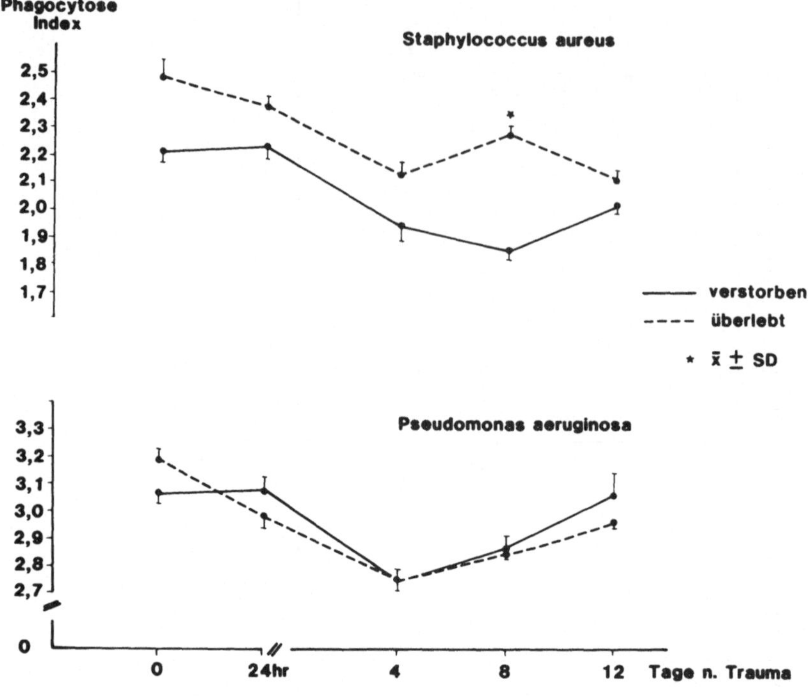

Abb. 2. In vitro Phagocytose von PMNL

stieg der Killing-Kapazität zum 24-Stunden-Zeitpunkt, der sich
zum 4. Tag hin deutlich verschlechterte (Abb. 3).

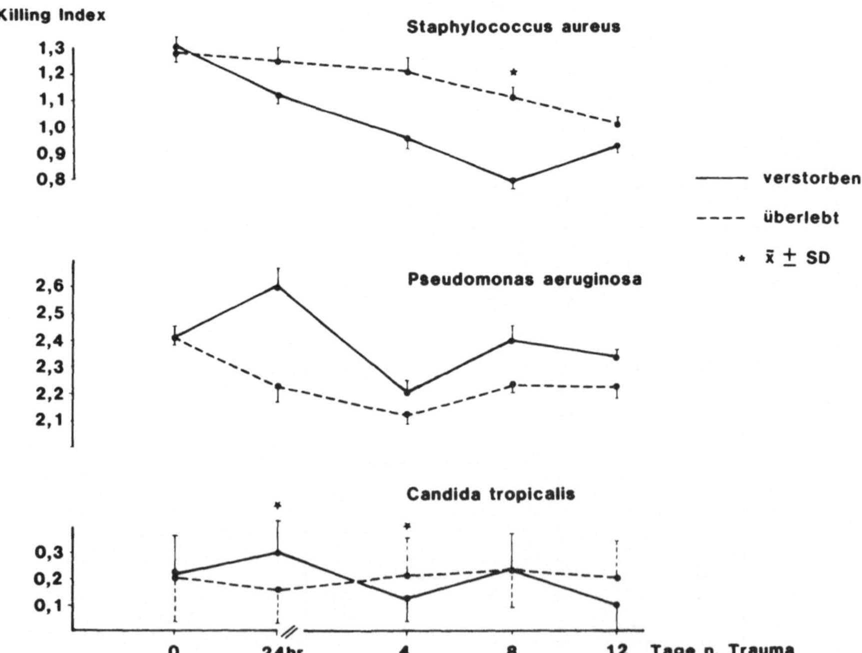

Abb. 3. Bakterielles Killing von 3 Testkeimen in vitro

Diskussion

Der Nachweis der Peroxidation von Membranlipiden im Gewebshomogenat mittels Malondialdehydbestimmung zeigt auf über das dreifache der Norm erhöhte Werte bereits 24 h nach schwerem Trauma. Der extrem hohe Wert von 329,4 Nanomol/g Trockengewicht bei dem Patienten mit KCN-Vergiftung stellt eine weitere Kontrolle des Ergebnisses dar. Durch den Stop des Elektronentransfers in den Mitochondrien entstehen freie Radikale. Enttäuschend ist insgesamt die Bestimmung von O_2-, H_2O_2 und der Myeloperoxidase im peripheren Blut. Obwohl dies für eine fehlende Beteiligung der PMNL sprechen könnte, ist eine reduzierte Sensitivität der Teste im peripheren Blut wahrscheinlicher, nachdem das Hauptgeschehen sich im Interstitium der Lunge abspielt. Ein sehr interessantes Ergebnis ist der signifikant erhöhte Killing-Index bei Candida tropicalis 24 h nach dem Trauma bei den Verstorbenen. Während alle anderen Funktionen der übrigen Testkeime zu diesem Zeitpunkt bereits supprimiert sind und sich dies im weiteren Verlauf noch stärker ausprägt, ist ein biphasischer Verlauf bei der Candidacidie nachweisbar. Nach 4 Tagen ist auch hier die allgemein bestehende Suppression der PMNL-Funktionen erkennbar. Das besondere an der Candidacidie ist, daß sie der einzige Killing-Mechanismus ist, der von der Sauerstoffradikalbildung vollständig abhängig ist (3), was bei den anderen Keimen nicht der Fall ist. Die vorübergehend gesteigerte Candidacidie ist ein Zeichen für die Überaktivierbarkeit der peripheren PMNL 24 h nach Trauma bei den später versterbenden Patienten.

Zusammenfassung

Bereits 24 h nach schwerem Trauma kann eine signifikant gesteigerte Lipidperoxidation von Zellmembranen im Lungengewebe nachgewiesen werden. Bei Analyse von PMNL-Funktionstests war die In-vitro-Phagocytose und das bakterielle Killing von Pseudomonas aeruginosa und Staphylococcus aureus bei Polytraumapatienten lang anhaltend supprimiert. Für den O_2 Radikal-abhängigen Killingmechanismus der Candidacidie bestand eine Überaktivierbarkeit 24 h nach schwerem Trauma bei den später versterbenden Patienten. Der Freisetzung von Sauerstoffradikalen aus PMNL scheint nach schwerem Trauma bereits früh eine pathogenetisch bedeutsame Rolle zuzukommen.

Summary

Lipid peroxidation in lungs of polytraumatized patients dying 24 h (N=3) or 13 - 29 days (N=8) after trauma was significantly increased from 46 nmol/g dry weight (five control lungs) to 157.6 nmol/g d.w. (early trauma death) and 189.4 nmol/g d.w. (late trauma death). Superoxide anion, hydrogen peroxide, and myeloperoxidase measurements in leukocytes (PMNL) of trauma patients at admission and at 1, 4, 8, and 12 days post trauma showed no significant difference between survivors and nonsurvivors. In vitro phagocytosis and bacterial killing of *Staphylococcus aureus* and *Pseudomonas aeruginosa* was constantly suppressed, but a significant increase in killing capacity for *Candida tropicalis* at

24 h after trauma was noted. As *Candida* killing is completely
O_2-radical dependent, oxidative membrane damage seems to be caused
by activated leukocytes.

<u>Literatur</u>

1. Chow CK, Tappel AL (1973) An enzymatic protective mechanism
   against lipid peroxidation damage to lungs of ozone exposed
   rats. Lipids 7:518-524
2. McCord JM, Fridovich I (1978) The biology and pathology of
   oxygen radicals. Ann Intern Med 89:122-127
3. Cohen MS et al (1981) Fungal infection in chronic granulomatous
   disease. Am J Med 71:59-66

Dr. med. M.N. Nerlich, Unfallchirurgische Klinik, Medizinische
Hochschule, Konstanty-Gutschow-Str. 8, D-3000 Hannover 61

44. Sklerotherapie von Ösophagusvaricen, Einfluß von Polidocanol auf die Lungenfunktion, Thrombocytenaggregation und den Prostaglandinstoffwechsel

Sclerotherapy of Oesophagusvarices, Influence of Polidocanol on Pulmonary Function, Platelet Aggregation and Prostaglandine Metabolism

H.-G. Rau[1], E. Thies[1], V. Lange[1] und W. Klingler[2]

[1]Klinik für Chirurgie der Medizinischen Universität zu Lübeck
 (Direktor: Prof. Dr. F.W. Schildberg)
[2]Institut für Biochemische Endokrinologie (Direktor: Prof. Dr.
 Knuppen)

Einleitung

Nach Sklerosierung von blutenden Ösophagusvaricen mit hohen Dosen
Polidocanol wurden pulmonale Veränderungen im Sinne eines ARDS
beobachtet (1). In unserem Krankengut (N = 98) sahen wir dieses
Phänomen bei 4 Patienten.

Fragestellung

Finden sich in der Frühphase nach Sklerotherapie Veränderungen des
Prostaglandinstoffwechsels und der Thrombocytenaggregation, die
die beobachtete Verschlechterung des pulmonalen Gasaustausches
bewirken könnten?

Material und Methoden

Untersucht wurden bei 27 Patienten mit Ösophagusvaricen Blutgase,
6 Keto PG $F_1\alpha$ (Prostacyclin), Thromboxan B_2 und die Thrombocytenaggregation (spontan, Adrenalin und kollageninduziert). Die Blutproben wurden nach Einführen des Endoskopes sowie 5, 10 und 30
min nach Sklerosierung entnommen. Alle Patienten wiesen Ösophagusvaricen auf und wurden in folgende Gruppen eingeteilt:

1. Notfallmäßige Sklerosierung   n = 9 ●

2. Elektive Sklerosierung   n = 6 ◐

3. Kontrollendoskopie ohne Sklerosierung   n = 10 ○

Durchschnittlich wurde Gruppe 1 mit 32 ml und Gruppe 2 mit 34
ml 1 %igem Polidocanol sklerosiert. Als statistisches Verfahren
wurde der U-Test verwendet. Die Thrombocytenaggregation wurde

Chirurgisches Forum '86
f. experim. u. klinische Forschung
Hrsg.: H.-J. Streicher

nach BREDDIN bestimmt. 6 Keto PF $F_1\alpha$ (Prostacyclin) und Thromboxan B_2 wurden radioimmunologisch (Testbestecke der Firma Amersham Buchler, Braunschweig) nach säulenchromatographischer Aufreinigung mit Sephadex LH-20 bestimmt.

Ergebnisse

5 und 10 min nach Sklerotherapie akut blutender Ösophagusvaricen fanden wir einen signifikanten Abfall des Sauerstoffpartialdrukkes (p = 0,01) (Tabelle 1, Abb. 1).

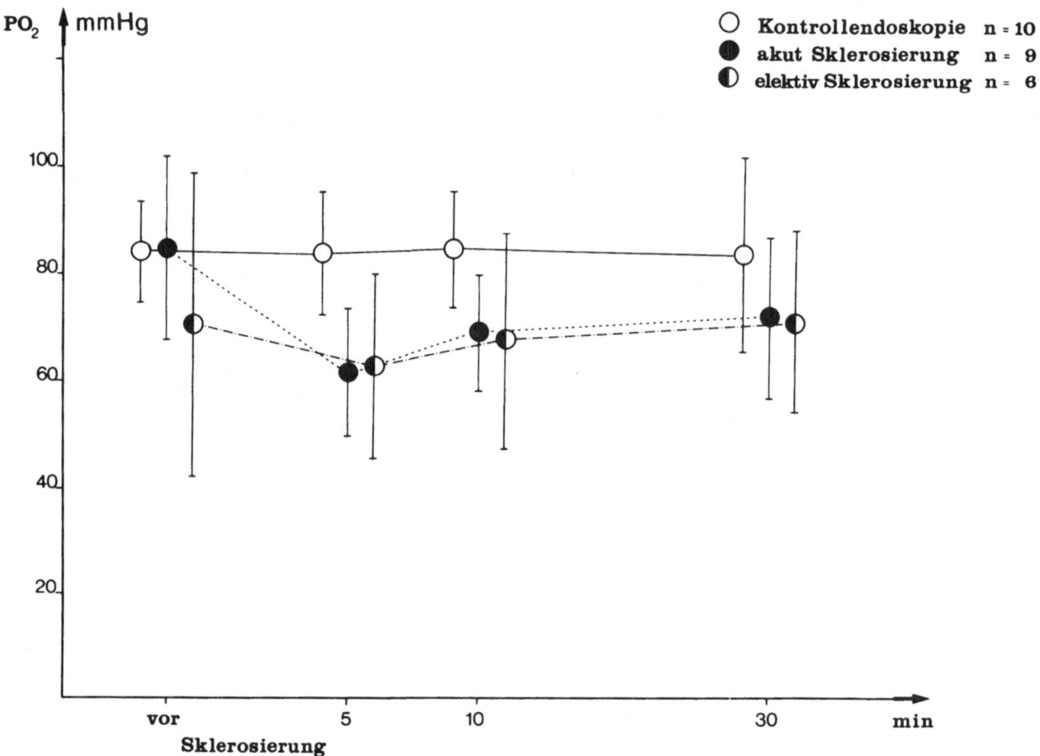

Abb. 1. Mittelwerte und Standardabweichungen der Sauerstoffpartialdrucke (pO$_2$) akut und elektiv sklerosierter Patienten im Vergleich zur Kontrollgruppe

10 min nach Sklerosierung akut blutender Ösophagusvaricen findet sich ein signifikanter Anstieg des 6 Keto PG $F_1\alpha$ im Vergleich zur Kontrollgruppe (p = 0,01) (Tabelle 2, Abb. 2).

Signifikante Unterschiede von Thromboxan B_2 bei akut und elektiv sklerosierten Patienten fanden sich im Vergleich zur Kontrollgruppe nicht, ebenso ließen sich bei der vergleichenden Auswertung der Thrombocytenaggregation keine signifikanten Unterschiede zwischen den Gruppen erkennen.

Tabelle 1. Mittelwerte und Standardabweichung der Sauerstoffpartialdrucke (PO_2) akut und elektiv sklerosierter Patienten im Vergleich zur Kontrollgruppe

PO_2 mm Hg	vor $x \pm s$	Sign. p 0,01	5 min $x \pm s$	Sign. p 0,01	10 min. $x \pm s$	Sign. p 0,01	30 min $x \pm s$	Sign. p 0,01
akut	85,75±17,7	-	62,91±12,66	+	68,71±11,4	+	73,99±15,13	-
elektiv	71,53±29,3	-	63,8 ±17,08	-	68,23±21,5	-	71,1 ±17,67	-
kontr.	83,98±13,7		83,96±12,63		84,20±11,91		83,37±17,57	

Tabelle 2. Mittelwerte und Standardabweichung der 6 Keto PG $F_1\alpha$ akut und elektiv sklerosierter Patienten im Vergleich zur Kontrollgruppe

6 Keto PG $F_1\alpha$	vor $x \pm s$	Sign. p 0,01	5 min $x \pm s$	Sign. p 0,01	10 min $x \pm s$	Sign. p 0,01	30 min $x \pm s$	Sign. p 0,01
akut	183,02±84,51	-	196,11±100,47	-	315,51±213,72	+	181,33±87,09	-
elektiv	121,97±29,12	-	109,40±17,51	-	117,17±32,86	-	128,50±46,23	-
kontr.	137,56±78,06		120,31±38,12		110,44±38,47		107,98±30,04	

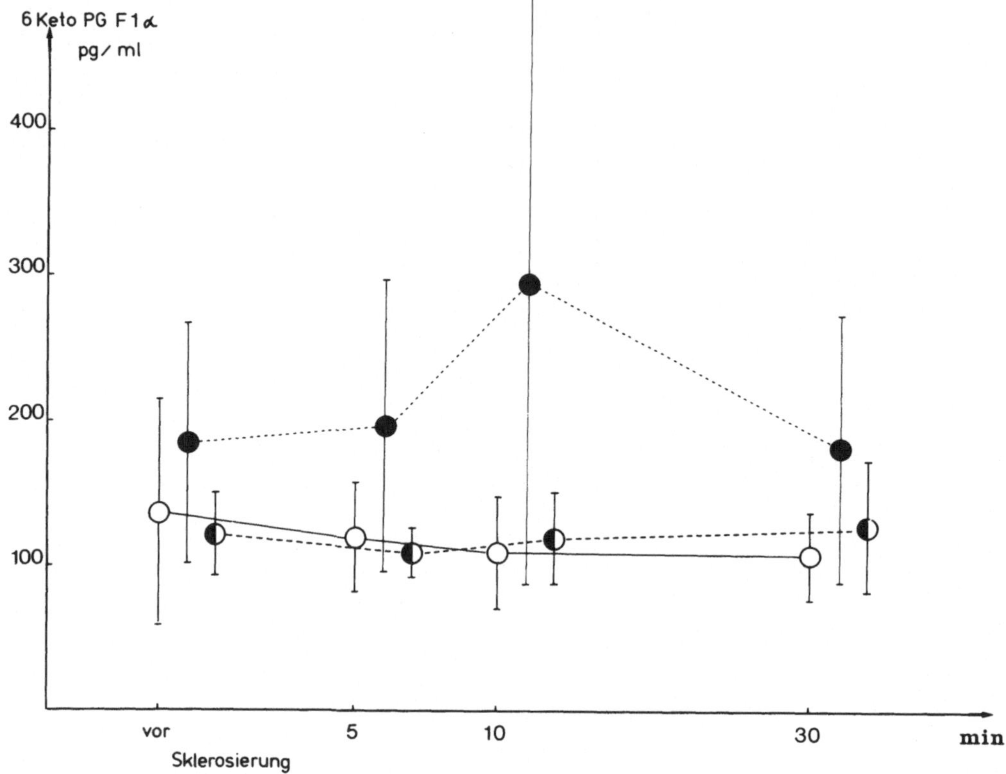

Abb. 2. Mittelwert und Standardabweichung der 6 Keto PG F$_1$α akut und elektiv sklerosierter Patienten im Vergleich zur Kontrollgruppe

Zusammenfassung

Bei der Slkerotherapie von Ösophagusvaricen fanden wir lediglich in der Gruppe mit Akutblutung einen signifikanten Abfall des Sauerstoffpartialdruckes, mit der gleichen Deutlichkeit ließ sich ein Anstieg des Prostacyclins in dieser Gruppe nachweisen. Diese Beobachtungen korrelieren mit tierexperimentellen Untersuchungen, bei denen nach Endotoxin-Injektion vergleichbare, pulmonale Veränderungen auftraten, so daß ein derartiger Mechanismus vorstellbar ist. Denkbar ist jedoch auch, daß die pulmonalen Veränderungen als Folge einer kardialen Wirkung des Polidocanols aufzufassen sind, da wir in einer früheren experimentellen Arbeit einen negativ-inotropen, negativ-chronotropen und negativ-dromotropen Effekt des Medikamentes festgestellt haben. Zur Klärung des Mechanismus sind weitere experimentelle Arbeiten erforderlich.

Summary

In sclerotherapy of patients with esophageal varices, we found a significant drop in O$_2$ partial pressure only in the group experiencing acute hemorrhage. An equally pronounced rise in prostacyclins could be observed in the same group. This observation correlates with results of animal studies where endotoxin injections caused comparable pulmonary changes, so that such a mechanism is conceivable. It is also possible, however, that pulmonary changes are to be interpreted as a cardial side effect of polidocanol, since in previous experimental studies we observed a negative inotropic and negativ dromotropic effect of this agent. Further experiments will be necessary to elucidate this mechanism.

<u>Literatur</u>

1. Sivak MV (1985) Sklerotherapie: Stand 1985. Internist 26:32-42
2. Monroe P, Morrow CF, Millen F, Fairman RP, Glauser FL (1983) Acute respiratory failure after sodium morrhuate esophageal sclerotherapy. Gastroenterology 85:693-699
3. Demling RH, Smith M, Gunther R, Gee M, Flynn J (1981) The effect of prostacyclin infusion on endotoxin-induced lung injury. Surgery 80:257-263
4. Thies E, Lange V, Iven H (1982) Tierexperimentelle Untersuchung zur kardialen Wirkung des Varizensklerosierungsmittels Polidocanol (Äthoxysklerol). In: Weller S (Hrsg) Chir. Forum '82 für experimentelle u. klinische Forschung. Springer, Berlin Heidelberg New York, S 313-316

Dr. med. H.-G. Rau, Medizinische Universität zu Lübeck, Klinik für Chirurgie, Ratzeburger Allee 160, D-2400 Lübeck 1

45. Günstiger Einfluß einer neuen, MTC-haltigen Fettemulsion auf den postoperativen Energie- und Proteinstoffwechsel*

Favorable Influence of a New Lipid Emulsion Containing Medium-Chain Triglycerides on Postoperative Energy and Protein Metabolism

D. Löhlein[1], H. Canzler[2] und R. Pichlmayr[1]

[1]Klinik für Abdominal- und Transplantationschirurgie Hannover
[2]Arbeitsgruppe Klinische Diätetik, Medizinische Hochschule Hannover

Einleitung

Mittelkettige Triglyceride (MCT) sind halbsynthetische Fette der Kettenlänge C_6 - C_{12}, die sich in mehreren Eigenschaften grundsätzlich von langkettigen Triglyceriden (LCT; Kettenlänge C > 12) unterscheiden: im Blut werden sie nur zu einem geringen Anteil an Albumin gebunden und ihre Verwertung erfolgt rasch und nahezu ausschließlich in der Leber. Hierbei erfolgt die Oxydation der freigesetzten Fettsäuren Carnithin-unabhängig und vollständig, so daß keine Accumulation oder Lipidneosynthese erfolgt (BACH 1982). Somit stellen die mittelkettigen Triglyceride ein rasch verfügbares Energiesubstrat dar, welches besonders in Situationen mit gesteigerter Fettsäurenverwertung, wie z.B. in der akuten postoperativen Phase, von Vorteil sein könnte.

Methodik

Insgesamt wurden 21 Patienten vor und nach totaler Gastrektomie mit Splenektomie und Lymphadenektomie untersucht. Alle Patienten erhielten ab OP-Ende bis zum 6. postoperativen Tag eine standardisierte parenterale Ernährung, wobei ab 1. p.op. Tag 1,5 g Aminosäuren + 3,5 g Kohlenhydrate + 1,5 g Fett pro kg Körpergewicht und Tag verabreicht wurden. Dabei erhielten 10 Patienten (LCT-Gruppe) eine konventionelle Fettemulsion (Lipofundin, Firma B. Braun Melsungen), während 11 Patienten eine Fett-Lösung mit 50 % MCT und 50 % LCT (Lipofundin MCT, Fa. W. Braun, Melsungen) erhielten (MCT/LCT-Gruppe).

Präoperativ, am 2., 4., 6. und 10. postop. Tag jeweils morgens um 8 Uhr wurden folgende Parameter untersucht: Plasmalipide und Ketonkörper, verschiedene Plasmaproteine sowie die Gerinnungsfak-

---

*Gefördert von der Deutschen Forschungsgemeinschaft, DFG Pf 159/1-2

Chirurgisches Forum '86
f. experim. u. klinische Forschung
Hrsg.: H.-J. Streicher
© Springer-Verlag Berlin Heidelberg 1986

toren V und XIII sowie Antithrombin III. Im 24-Stunden-Urin wurden
Harnstoff-N, Gesamt-N und C-Peptid bestimmt.

Zusätzlich wurden Plasmalipide und Ketonkörper jeweils am 2. und
4. p.op. Tag gegen Ende der Fettinfusion (20 Uhr) sowie nach
weiteren 12 h (8 Uhr morgens des nächsten Tages) gemessen. Die
statistische Auswertung erfolgte mittels des T-Tests für unpaare
Stichproben.

Ergebnisse

Das Verhalten von Ketonkörpern, freien Fettsäuren und Triglyceriden im Plasma sowie von C-Peptid im 24-Stunden-Urin während des
2. und 4. p.op. Tages sind in Tabelle 1 aufgeführt. Von den Parametern des Proteinstoffwechsels zeigte die Stickstoffbilanz
(Abb. 1) am 2. und 4. p.op. Tag eine signifikante Besserung, die
am 2. p.op. Tag mit + 5,4 g etwa doppelt so hoch wie am 4. p.op.
Tag mit + 2,5 g zu verzeichnen war. Bei den verschiedenen bestimmten Plasmaproteinen ergaben sich nur tendenzielle Verbes-
serungen der Plasmaspiegel: Transferrin 2. p.op. Tag sowie 6.
p.op. Tag; Cholinestherase 2. p.op. Tag sowie für die Aktivität
des Faktors V am 4. p.op. Tag, am 6. p.op. Tag, am 10. p.op. Tag

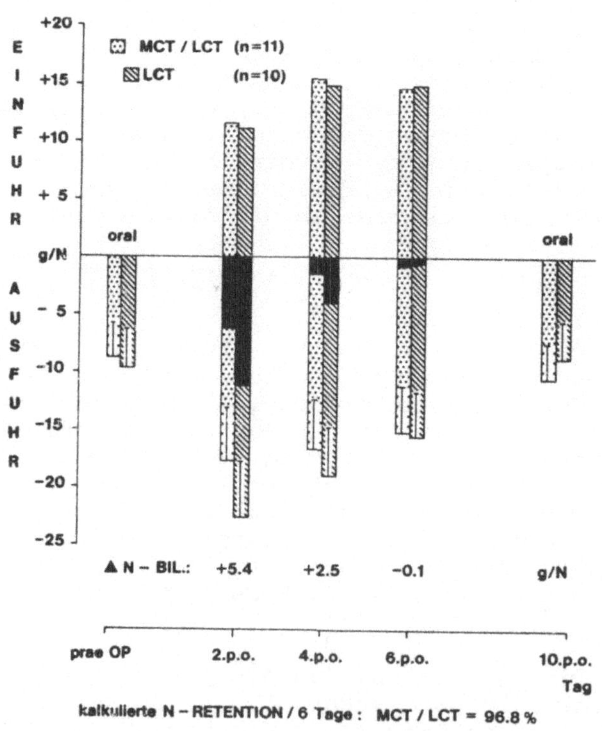

*Abb. 1. Stickstoff-Bilanz und Stickstoffretentionsraten bei MCT/LCT- bzw.
alleiniger LCT-Zufuhr während postoperativer parenteraler Ernährung*

Tabelle 1. Parameter des Energiestoffwechsels vor, gegen Ende und 12 Stunden nach MCT/LCT-
bzw. alleiniger LCT-Zufuhr während postoperativer parenteraler Ernährung

Gruppe	Zeit	Acetacetat (µmol/l)		OH-Butyrat (µmol/l)		Freie Fettsäuren (mval/l)		Triglyceride (mg/dl)		C-Peptid (µmol/24 h)	
	p.o.Tag	2.	4.	2.	4.	2.	4.	2.	4.	2.	4.
MCT/LCT	8^{00}	33 ± 12	36 ± 12	58 ± 20	55 ± 14	0,097 ±0,04	0,152[a] ±0,07	132 ± 64	158[a] ± 53	141,3[a] ± 34,5	152,7[a] ±32,3
	20^{00}	105[a] ± 26	107[a] ± 59	209[a] ± 46	195[a] ± 46	0,093 ±0,04	0,168 ±0,05	280[a] ± 88	212 ± 80		
	8^{00} (n.T.)	32 ± 11	29 ± 12	64 ± 22	104[a] ± 36	0,094 ±0,04	0,144 ±0,05	156[a] ± 61	120 ± 52		
LCT	8^{00}	48 ± 16	49 ± 16	64 ± 20	61 ± 17	0,088 ±0,06	0,094 ±0,03	122 ± 67	110 ± 40	99,2 ± 46,1	93,9 ± 42,9
	20^{00}	85 ± 12	77 ± 14	124 ± 35	106 ± 24	0,093 ±0,04	0,105 ±0,04	151 ± 73	211 ± 79		
	8^{00} (n.T.)	48 ± 19	40 ± 12	64 ± 22	58 ± 18	0,103 ±0,03	0,101 ±0,04	102 ± 32	162 ± 55		

(n.T. = nächster Tag)   [a] p 0,05; MCT/LCT vs LCT

und Faktor XIII am 10. p.op. Tag. Die übrigen Proteine wie Albumin, Präalbumin, Retinol-bindendes Protein, oder Haptoglobin und Alpha-1-Antitrypsin, sowie Antithrombin III zeigten keine signifikanten Unterschiede in ihrem Verlauf.

Diskussion

Entsprechend den Erfahrungen bei gesunden Versuchspersonen (SAILER 1976; REINAUER 1981) zeigten unsere Ergebnisse, daß es in der postoperativen Phase bei MCT-Zufuhr ebenfalls zu einem signifikanten Anstieg der Ketonkörper kommt. Somit erfolgt auch unter postoperativen Bedingungen und bei gleichzeitiger - wenn auch relativ niedrig dosierter (200 - 250 g/Tag) Kohlenhydratzufuhr - eine rasche Oxydation der durch MCT-Zufuhr angebotenen freien Fettsäuren in der Leber. Dabei scheint die Utilisation der anfallenden Ketonkörper, wie auch der angebotenen freien Fettsäuren am 2. p.op. Tag günstiger zu sein, als in der späteren postoperativen Phase, wie der mangelnde Abfall der Ketonkörper bzw. die erhöhten Plasmaspiegel der freien Fettsäuren am 4. p.op. Tag belegen. Auch das inverse Verhalten der Plasmatriglyceride sowie die deutlichere Verbesserung der Stickstoffbilanz am 2. gegenüber dem 4. p.op. Tag könnte für einen derartigen Defekt sprechen.

Hinsichtlich der Verbesserung der postoperativen Stickstoffbilanzen ist zu berücksichtigen, daß es offensichtlich ausgelöst durch die Hyperketonämie zu einer signifikanten Insulinstimulierung kommt. Allerdings weist diese nach eigenen, vorhergehenden Untersuchungen (LÖHLEIN 1985) nur einen relativ begrenzten Effekt auf die postoperativen Stickstoffbilanzen auf. Auch die tendenzielle Verbesserung bei einigen visceral synthetisierten Plasmaproteinen spricht eher dafür, daß die Verbesserung im Proteinstoffwechsel zumindest zu einem großen Anteil auf eine rasche und vermehrte Utilisation der anfallenden Ketonkörper - vorzugsweise in der Leber - zurückzuführen ist.

Zusammenfassung

In der vorgelegten Untersuchung konnte gezeigt werden, daß die Zufuhr von MCT-Fetten im Gegensatz zu einer alleinigen LCT-Gabe im Rahmen einer postoperativen parenteralen Ernährung zu einer deutlichen Verbesserung des Energie- und auch Proteinstoffwechsels führt. Dieser Effekt scheint in der unmittelbar postoperativen Phase (2. p.op. Tag) ausgeprägter zu sein, als zu einem späteren Zeitpunkt (4. p.op. Tag). Dies bestätigt die theoretische Vermutung, daß parenteral applizierte MCT-Fette vor allem in Situationen mit gesteigerter Fettsäurenoxydation klinische Vorteile aufweisen können. Zur exakten Differenzierung der Substrat-Effekte sind jedoch noch weitere Untersuchungen notwendig.

Summary

The study presented shows that the infusion of MCT lipids during postoperative parenteral nutrition, in contrast to LCT supplementation alone, can lead to an improvement in energy and protein metabolism. This effect was found to be more pronounced in the immediate postoperative period (2nd p.o. day) than later (4th p.o. day). Thus, our observations confirm the theoretical speculation that parenterally supplied MCT lipids have clinical advantages particularly in those situations characterized by increased oxidation of free fatty acids. However, for clear differentiation of special substrate effects, further investigations are necessary.

Literatur

1. Gauer OH, Henry JP, Sieker HO (1961) Cardiac receptors and fluid volume control. Prog Cardiovasc Dis 4:1
2. Zarins C, Virgilio R, Smith D, Peters RM (1977) The effect of vascular volume on positive end-expiratory pressure induced cardiac output depression and wedge-left atrial pressure discrepancy. J Surg Res 23:348
3. Shippy CR, Apple PL, Shoemaker WC (1984) Reliability of clinical monitoring to assess blood volume in critically ill patients. Crit Care Med 12:107
4. Pfeiffer U, Zimmermann G (1984) Fehlermöglichkeiten und Grenzen der Lungenwasserbestimmung mit der Thermo-Dye-Technik. In: Bergmann H et al (eds) Lungenwasserbestimmung, Teil II, Klinische Bedeutung. Beitr Anaesth Intensivmed 6:81
5. Finsterer U (1981) Nierenfunktion während Langzeitbeatmung. In: Lawin P, Wisdorf R (eds) Nierenfunktion während Anaesthesie und Intensivbehandlung. INA 29:39

Prof. Dr. D. Löhlein, Klinik für Abdominal- und Transplantationschirurgie, Konstanty-Gutschow-Str. 8, D-3000 Hannover 61

46. Computerunterstützte Vorhersage von pseudoallergischen Reaktionen auf Blutersatzmittel (Haemaccel)

Computer-Aided Prediction of Pseudoallergic Reactions to Plasma Substitutes (Haemaccel)

Ch. Ohmann[1], W. Lorenz[1], M. Ennis[1], Yang Qin[1] und B. Schöning[2]

[1]Abteilung für Theoretische Chirurgie, Zentrum für Operative Medizin I, Universität Marburg
[2]Abteilung für Anästhesie, Orthopädische Klinik, Universität Heidelberg

Pseudoallergische Reaktionen auf Blutersatzmittel werden in der Klinik immer häufiger beobachtet (Incidenzen bis zu 30 %, (1)). Obwohl viele prädisponierende Faktoren für diese Reaktionen vermutet werden, ist eine zuverlässige Vorhersage dieses immer wieder lebensbedrohlichen Ereignisses zum heutigen Zeitpunkt nicht möglich. Der Grund hierfür liegt darin, daß weder *einzelne* anamnestische Faktoren (z.B. Allergieanamnese, Geschlecht) noch In vivo- und In vitro-Tests (z.B. Hauttest, Histaminfreisetzung aus basophilen Leukocyten) als nützlich und zuverlässig für eine Vorhersage nachgewiesen werden konnten (2). Außerdem wurde der gemeinsame Einfluß *vieler* Risikofaktoren nicht systematisch und mit geeigneten Modellen untersucht. Ziel der vorliegenden Studie war es daher, unter Verwendung von Methoden der medizinischen Entscheidungsfindung für mehrere Variablen (computerunterstützte Prognose mit dem Bayes-Theorem), den einzelnen Patienten mit besonders hohem Risiko für eine pseudoallergische Reaktion aufgrund anamnestischer Daten zu identifizieren.

Patienten und Methode

Grundlage der Untersuchung bildete eine Datensammlung von 581 orthopädischen Patienten, die in einer prospektiven klinischen Studie auf pseudoallergische Reaktionen nach Gabe von altem, nicht mehr im Handel befindlichen Haemaccel untersucht worden (1). Bei diesen Patienten wurden unmittelbar vor Infusionsbeginn mit Haemaccel 22 in der Literatur diskutierte Risikofaktoren erhoben und prospektiv dokumentiert (Tabelle 1). Die Klassifikation von pseudoallergischen Reaktionen erfolgte aufgrund klinischer Symptomatik und einem Test (Plasmahistaminspiegel) in die drei Gruppen: keine Reaktion, Hautreaktion (z.B. Erythem, Urticaria; Plasmahistamin < 1 ng/ml) und systemische Reaktion (z.B. Tachykardie, Hypotension; Plasmahistamin ≧ 1 ng/ml) (1).

Als Modell der computerunterstützten Vorhersage wurde das Bayes-Theorem unter Voraussetzung der Unabhängigkeit der Variablen (Ri-

Chirurgisches Forum '86
f. experim. u. klinische Forschung
Hrsg.: H.-J. Streicher
© Springer-Verlag Berlin Heidelberg 1986

Tabelle 1. Vermutete und untersuchte Risikofaktoren für eine
pseudoallergische Reaktion auf Haemaccel

spezifisch[a]	allgemein[b]
Allergieanamnese	Adipositas
Alter	Diabetes
Arzneimittelcharge	Lebererkrankung
diastolischer Blutdruck	neurologische Erkrankung
systolischer Blutdruck	Nierenerkrankung
Geschlecht	septische Komplikation bei
Herzerkrankung	Tumorerkrankung
Kreislauferkrankung	Schilddrüsenerkrankung
Lungenerkrankung	Querschnittslähmung
Monat	
Narkoserisikoindex[c]	
Plasmahistamin	
Pulsrate	
Tageszeit	

[a] In der Literatur diskutierter Risikofaktor für eine pseudoallergische Reaktion.
[b] Allgemeiner Risikofaktor für einen Narkosezwischenfall.
[c] Spezifischer Risikofaktor *und* ein allgemeines Maß des Narkose-
risikos.

sikofaktoren) in den Gruppen (Schweregraden) verwendet (3, 4). Die
bedingten Wahrscheinlichkeiten P(R/D) (R = Risikofaktor, D =
Schweregrad) wurden folgendermaßen geschätzt:

$$P(R/D) = \frac{(\text{Zahl der Pat. mit Schweregrad D und Risikofaktor R}) + 1/c}{(\text{Zahl der Pat. mit Schweregrad D}) + 1}$$

wobei c die Anzahl der Ausprägungen des Risikofaktors R angibt
(5).

Mit Hilfe des Bayes-Theorems werden aus den geschätzten bedingten
Wahrscheinlichkeiten P(R/D) und den vorgegebenen A-priori-Wahrscheinlichkeiten P(D) beim individuellen Patienten die gewünschten A-posteriori-Wahrscheinlichkeiten $P(D/R_1,...,R_n)$ für das Auftreten einer Reaktion (bzw. eines bestimmten Schweregrades) unter Voraussetzung der erhobenen Risikofaktoren $R_1,...,R_n$ berechnet (3). Als computerunterstützte Vorhersage wurde der Schweregrad mit der größten A-posteriori-Wahrscheinlichkeit genommen.
Diese Vorhersage wurde mit der tatsächlichen klinischen Diagnose
verglichen.

Die Fähigkeit des computerunterstützten Modells, pseudoallergische
Reaktionen vorherzusagen, wurde mit Hilfe einer Klassifikations-
matrix überprüft (5). Im Falle von 2 Gruppen (keine Reaktion und
Hautreaktion, systemische Reaktion) wurde der Einfluß verschiede-

ner Schwellenwerte auf die Ergebnisse der computerunterstützten Prognose anhand einer ROC-Kurve (receiver operating characteristic curve, (4)) untersucht. Sämtliche Berechnungen erfolgten mit eigenen BASIC-Programmen auf einem IBM PC-XT.

Ergebnisse

In Tabelle 2 sind die computerunterstützten Vorhersagen den tatsächlichen klinischen Diagnosen gegenübergestellt. Bei einer Gesamtrichtigkeit der computerunterstützten Vorhersage von 40 % konnten von den 29 tatsächlich aufgetretenen systemischen Reaktionen 25 durch das computerunterstützte Modell vorhergesagt werden (Richtigkeit 86 %). Dabei wurde in insgesamt 222 Fällen eine systemische Reaktion durch das computerunterstützte Modell vermutet (positiver Vorhersagewert 11 %). Bei 14 der 29 Patienten mit systemischen Reaktionen erreichte die nach dem Bayes-Theorem berechnete Wahrscheinlichkeit für eine systemische Reaktion einen Wert von über 0,80. Damit lassen sich bei geeigneter Definition des Risikos beim Einzelpatienten (Wahrscheinlichkeit für eine systemische Reaktion > 0,80) ca. 50 % der schweren Reaktionen bei einem positiven Vorhersagewert von ca. 25 % (14 von 52 Patienten) vorhersagen.

Aufgrund der ungenügenden Diskriminierung der Gruppen ohne Reaktion und mit Hautreaktion durch das computerunterstützte Modell (s. Tabelle 2) wurden diese beiden Gruppen zusammengefaßt (n =

Tabelle 2. Vergleich der computerunterstützten Vorhersage* und der klinischen Diagnose von pseudoallergischen Reaktionen auf Haemaccel mit Hilfe der Klassifikationsmatrix

		Klinische Diagnose			
		keine Reaktion	keine Reaktion	systemische Reaktion	Summe
Computervorhersage	keine Reaktion	146	35	3	184
	Haut-Reaktion	114	60	1	175
	systemische Reaktion	143	54	25	222
	Summe	403	149	29	581
	Richtigkeit (%)	36	40	86	40

* Bayes-Theorem unter Voraussetzungen der bedingten Unabhängigkeit der einzelnen Faktoren. Gleiche vorgegebene A-priori-Wahrscheinlichkeiten (P(keine Reaktion)=P(Hautreaktion)=P(systemisch)=0,33) und Benutzung aller 22 vermuteten Risikofaktoren

238

552) und in einer neuen Analyse der Gruppe der systemischen Reaktion gegenübergestellt (n = 29). In Abb. 1 sind die Ergebnisse
in Form einer ROC-Kurve basierend auf verschiedenen Schwellenwerten dargestellt (5). Dabei zeigt sich, daß bei einer geforder-
ten Sensibilität von 80 % bei geeignetem Schwellenwert eine
Spezifität von ca. 80 % möglich ist. Reduziert man die geforderte
Sensibilität auf 50 %, so steigt die Spezifität auf ca. 95 %.
Dies entspricht einer Gesamtrichtigkeit von über 90 % bei einem
positiven Vorhersagewert für eine systemische Reaktion von ca.
30 %. Vergleicht man die beiden Ansätze (3 Schweregrade versus 2
Schweregrade), so ergeben sich hinsichtlich der Vorhersage der
schwerwiegenden systemischen Reaktionen keine bedeutsamen Unterschiede.

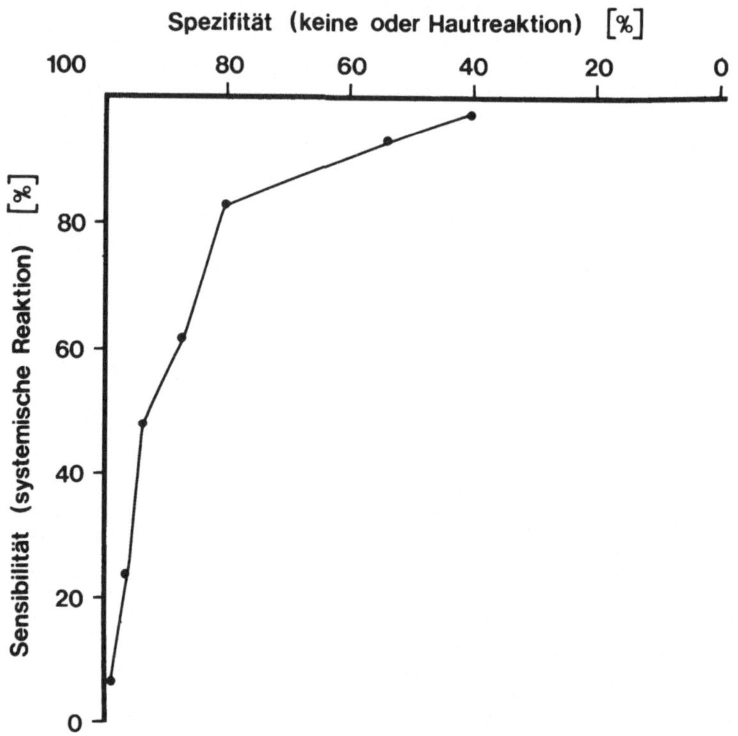

*Abb. 1. ROC-Kurve der computerunterstützten Vorhersage mit dem Bayes-Theorem
basierend auf verschiedenen Schwellenwerten. Die A-priori-Wahrscheinlichkeit
für eine systemische Reaktion wurde mit P(systemisch)=0,05 vorgegeben. Die
Sensibilität wurde als Anteil richtig vorhergesagter systemischer Reaktionen
und die Spezifität als richtig vorhergesagter Anteil in der zusammengefaßten
Gruppe keine Reaktion und Hautreaktion berechnet. Bei Festlegung eines Schwel-
lenwertes A (0<A<1) werden alle Patienten mit einer A-posteriori-Wahrscheinlichkeit für eine systemische Reaktion größer als A der Gruppe "systemisch"
zugeordnet. Die ROC-Kurve wurde mit folgenden Schwellenwerten konstruiert:
A=0,5; 0,4; 0,3; 0,2; 0,15; 0,05; 0,025*

Diskussion

Im Gegensatz zum chirurgischen Alltag, bei dem viele verschiedene Arzneimittel/Blutersatzmittel gegeben werden, die einzeln oder in Kombination eine allergische/pseudoallergische Reaktion hervorrufen können, wurden in dieser Studie Patienten vor und nach Gabe eines *einzigen* Blutersatzmittels (Haemaccel) untersucht (1). Damit wurde das Problem der Vorhersage pseudoallergischer Reaktionen durch das Fehlen von Wechselwirkungen verschiedener Arzneimittel entscheidend vereinfacht.

Bei nur 2 der 22 untersuchten Einzelfaktoren konnten signifikante Unterschiede zwischen den verschiedenen Schweregraden gefunden werden (p < 0,05 im χ^2-Test bei den Faktoren Puls, Geschlecht (5)). Diese Untersuchung zeigt, daß trotz der wenig aussagekräftigen Einzelfaktoren eine relativ gute Differenzierung zwischen schweren Reaktionen und Hautreaktionen/keine Reaktionen möglich ist, wenn das Problem mehrdimensional betrachtet wird. Zwar ist eine zuverlässige Vorhersage *aller* systemischen Reaktionen nicht möglich, aber die Identifikation von Untergruppen mit besonders hohem Risiko kann geleistet werden. Die hierzu benötigten Methoden sind einfach, leicht verständlich (computerunterstützte Vorhersage mit dem Bayes Theorem (3)) und lassen sich ohne Schwierigkeiten auf einem Personalcomputer realisieren. Damit sind die methodischen Voraussetzungen zu einer *gezielten* Prämedikation wirklich gefährdeter Patienten mittels H_1-,H_2-Receptorenantagonisten gegeben.

Zusammenfassung

Auf der Grundlage einer Datensammlung von 581 orthopädischen Patienten, die in einer prospektiven klinischen Studie auf pseudoallergische Reaktionen nach Gabe von Haemaccel (nicht mehr im Handel befindlich) untersucht wurden, wurde ein computerunterstütztes Modell zur Vorhersage pseudoallergischer Reaktionen entwickelt. 22 vermutete Risikofaktoren gingen in die Analyse ein, die mit Hilfe des Bayes-Theorems durchgeführt wurde. Die Ergebnisse dieser Studie zeigen, daß zwar eine zuverlässige Vorhersage aller systemischen Reaktionen nicht möglich ist, daß aber die Identifikation von Patientengruppen mit besonders hohem Risiko möglich ist. Damit ist die Voraussetzung zu einer gezielten Prämedikation gegeben.

Summary

A computer-aided model for the prediction of pseudoallergic reactions was developed using prospective data collected from 581 patients in a controlled clinical trial examining pseudoallergic reactions to the plasma substitute Haemaccel (no longer commercially available). The analysis of 22 proposed risk factors was performed using the Bayes theorem. Although it was not possible to positively identify all the systemic reactions, subgroups with an especially high risk could be identified. These patients can then receive suitable premedication.

Literatur

1. Lorenz W, Doenicke A, Schöning B, Ohmann Ch, Grote B, Neugebauer E (1982) Definition and classification of the histamine-
   release response to drugs in anaesthesia and surgery: Studies
   in the conscious human subject. Klin Wochenschr 60:896-913
2. Laxenaire MC (ed) (1985) Prévention des réactions anaphylac-
   toides perianaesthesiques. Ann Fr Anesth Reanim 4:99-244
3. Hall GH (1967) The clinical application of Bayes' theorem.
   Lancet 2:555-557
4. Weinstein MC, Fineberg HV (1980) Clinical decision analysis.
   Saunders, Philadelphia London Toronto
5. Ohmann Ch, Lorenz W, Ennis M, Qin Yang, Zaczyk R, Schöning B
   (1985) Computer-aided predictions of pseudoallergic reactions
   to plasma substitutes: A model using Haemaccel. In: Jesdinsky
   HJ, Trampisch HJ (Hrsg) Prognose- und Entscheidungsfindung in
   der Medizin. Springer, Berlin Heidelberg New York Tokyo, S
   410-420

Dr. Ch. Ohmann, Zentrum für Operative Medizin I, Abteilung für
Theoretische Chirurgie, Klinikum Lahnberge, Baldingerstraße, D-
3550 Marburg

47. Histaminkonzentration in Nebenschilddrüsentumoren und Plasma mit Untersuchungen zur Mastzelldichte beim primären und sekundären Hyperparathyreoidismus*

Histamine Concentration in Parathyroid Tumors and Plasma Combined with the Evaluation of Mast Cell Density in Primary and Secondary Hyperparathyroidism

P. K. Wagner[1], Christiane Thoenes[1], H. J. Rumpelt[2], H. J. Reimann[3] und M. Rothmund[1]

[1]Chirurgische Klinik (Leiter: Prof. Dr. Th. Junginger),
[2]Pathologisches Institut (Dir.: Prof. Dr. W. Thoenes) der Johannes Gutenberg-Universität Mainz,
[3]II. Med. Klinik rechts der Isar (Dir.: Prof. Dr. M. Classen), München

Aus in vitro-Untersuchungen von menschlichen Epithelkörperchentumoren ist bekannt, daß diese über Histaminreceptoren verfügen. An Einzelzellsuspensionen stimuliert Histamin die Freisetzung von Parathormonen (PTH), während die H_1- bzw. H_2-Receptorantagonisten Promethazin und Cimetidin die basale und histaminstimulierte PTH-Sekretion konzentrationsabhängig supprimieren (2, 4). Da die bisherigen Therapieversuche mit Cimetidin beim Hyperparathyreoidismus (HPT) zu widersprüchlichen Ergebnissen führten (5), ist es umstritten, ob diesen in vitro-Befunden eine pathogenetische Bedeutung bei der Nebenschilddrüsenüberfunktion zukommt.

Material und Methodik

Zur weiteren Abklärung dieser Frage haben wir in einer prospektiven Studie bei jeweils 15 Patienten mit primärem bzw. sekundärem HPT die Histaminkonzentrationen fluorometrisch (3) in 0,2 g schweren Partikeln der exstirpierten Nebenschilddrüsentumoren bestimmt. Feingeweblich handelte es sich beim primären HPT um Hauptzelladenome, beim sekundären HPT um Hauptzellhyperplasien. An histologischen Schnitten der Epithelkörperchentumoren wie an routinemäßig entnommenen Probeexcisionen von supprimierten Nebenschilddrüsen beim primären HPT wurde nach Giemsa-Färbung die Mastzelldichte lichtmikroskopisch bestimmt. Die Gewebemenge bei der Probeexcision aus normalen Nebenschilddrüsen war zu klein, um hier zusätzlich Histaminspiegel zu bestimmen. Weiteres normales

*Mit Unterstützung der Deutschen Forschungsgemeinschaft (Ro 519/2)

Chirurgisches Forum '86
f. experim. u. klinische Forschung
Hrsg.: H.-J. Streicher
© Springer-Verlag Berlin Heidelberg 1986

Nebenschilddrüsengewebe wurde aus ethischen Gründen wegen der
Gefahr eines persistierenden postoperativen Hyperparathyreoidismus nicht entnommen. Diese Ergebnisse werden mit den entsprechenden, aus der Literatur (3) bekannten Befunden der Magencorpus-
schleimhaut von Ulcus duodeni-Patienten verglichen. Hier ist
die pathogenetische Bedeutung von Histamin unumstritten und wird
therapeutisch genutzt.

Zusätzlich wurden bei unseren Patienten die Plasmahistaminkonzentrationen einen Tag prä- sowie 3 - 4 Tage postoperativ fluorometrisch bestimmt.

Ergebnisse

Die Histaminkonzentrationen in den Hauptzelladenomen lagen zwischen 3 und 22 µg/g (Median: 4,8), in den hyperplastischen Drü-
sen zwischen 2,8 und 31 µg/g (Median: 5,8; Abb. 1). Die Mastzelldichte in den exstirpierten Tumoren betrug beim primären HPT zwischen 0,06 und 0,008 (Median: 0,03), beim sekundären HPT zwischen 0,09 und 0,002 (Median: 0,02) Mastzellen/120 Hauptzellen.
Diese Werte unterscheiden sich, wie auch die Gewebshistaminkonzentrationen, bei beiden Krankheitsbildern nicht voneinander. In
den supprimierten Nebenschilddrüsen war die Mastzelldichte dage-

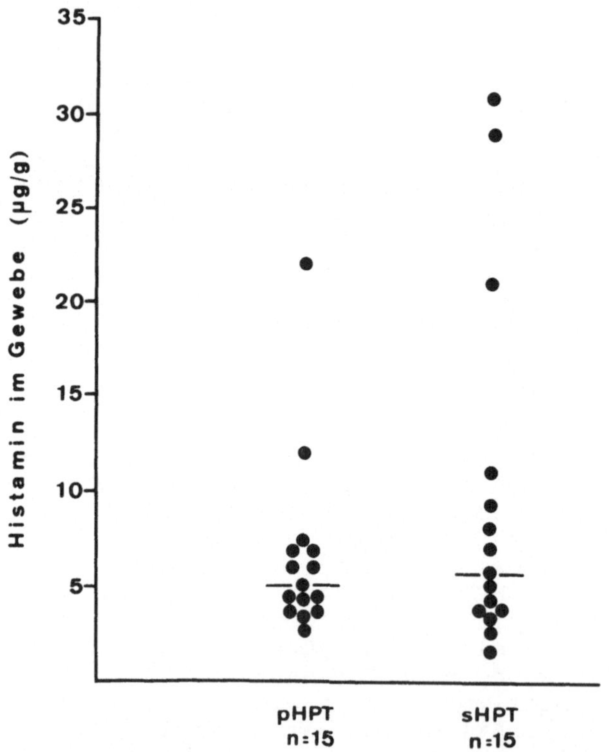

Abb. 1. Gewebshistaminkonzentrationen in Hauptzelladenomen und hyperplastischen Epithelkörperchen bei jeweils 15 Patienten mit primärem bzw. sekundärem
HPT

gen etwa zehnmal höher, sie variierte zwischen 0,5 und 0,04
(Median: 0,2) Mastzellen/120 Hauptzellen. Die Plasmahistaminspiegel lagen präoperativ bei allen Patienten im Normbereich, beim
primären HPT zwischen 0,4 und 0,1 ng/g (Median: 0,2) und beim
sekundären HPT zwischen 0,4 und 0,1 ng/g (Median: 0,3). Postoperativ war ein signifikanter Abfall nachweisbar ($p < 0,01$, Wilcoxon-Test; Abb. 2).

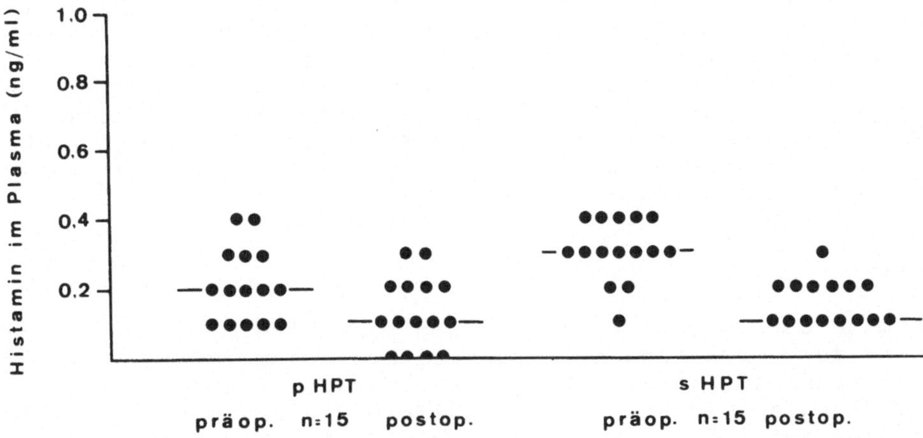

Abb. 2. Plasmahistaminkonzentrationen bei jeweils 15 Patienten mit primärem
bzw. sekundärem HPT prä- und postoperativ

Diskussion

Die Histaminkonzentrationen der Nebenschilddrüsentumoren sind
vergleichbar mit den entsprechenden Werten der Magencorpusschleim-
haut beim Ulcus duodeni. Die wesentlich höhere Mastzelldichte
der supprimierten im Vergleich zu den hormonell überaktiven Nebenschilddrüsen findet ebenfalls eine Parallele beim Ulcus duodeni,
wo Mastzelldichte und Histamingehalt nach SPV oder unter Cimeti-
dinmedikation, also unter Suppressionsbedingungen signifikant
höher liegen als bei unbehandelten Patienten (3). Die höheren
Gewebshistaminkonzentrationen bzw. Mastzelldichten werden als
Folge der verminderten Histaminfreisetzung angesehen (3). Demgegenüber können bei unseren Patienten die postoperativ erniedrigten
Plasmahistaminspiegel auf eine Verminderung der Histaminfreisetzung zurückzuführen sein, da die Nebenschilddrüsentumoren als
mögliches Substrat einer gesteigerten Histaminfreisetzung exstirpiert wurden. Die dargestellten Ergebnisse lassen somit vermuten,
daß Histamin, ähnlich wie für das Ulcus duodeni bekannt, auch
beim HPT über eine vermehrte PTH-Sekretion eine pathogenetische
Bedeutung zukommt.

Der Wirkungsmechanismus von Histamin bei der Parathormonfreisetzung ist aus in vitro-Untersuchungen bekannt. Histamin stimuliert in den Nebenschilddrüsen die Adenylcyclase. Hieraus resultiert eine vermehrte Bildung von cAMP, das über H_1- und H_2-Recep-

toren die PTH-Freisetzung stimuliert. Ein entsprechender Mechanismus ist auch in vivo beim HPT denkbar, wenn endogen aus den Mastzellen freigesetztes Histamin über eine Interaktion mit seinen Receptoren eine Hypersekretion von PTH verursacht.

Zusammenfassung

Bei jeweils 15 Patienten mit primärem bzw. sekundärem HPT wurden die Histaminkonzentrationen in den exstirpierten Nebenschilddrüsentumoren bestimmt, sie betrugen zwischen 3 und 22 (Median: 4,8) bzw. 2,8 und 31 (Median: 5,8) µg/g. Die Plasmahistaminkonzentrationen waren präoperativ im Normbereich, fielen postoperativ jedoch signifikant ab. Die Mastzelldichte war in supprimierten Nebenschilddrüsen bei Patienten mit primärem HPT etwa zehnmal so hoch wie in den hormonell überaktiven Tumoren. Diese Befunde lassen eine pathogenetische Bedeutung von Histamin beim Hyperparathyreoidismus vermuten.

Summary

Histamine concentrations in excised parathyroid tumors of patients with primary or secondary hyperparathyroidism (HPT) (15 per group) were determined. Tissue concentrations were found to be between 3 and 22 µg/g (median: 4.8) in primary HPT and between 2.8 and 31 µg/g (median: 5.8) in secondary HPT. Plasma histamine concentrations were normal preoperatively, but a significant decrease was noted after operation. Mast cell density in the suppressed parathyroid glands of patients with primary HPT was about 10 times higher than in the parathyroid tumors. This findings indicate a pathogenetic role of histamine in HPT.

Literatur

1. Abboud HE, Zimmermann D, Edis AJ, Heath H, Dousa TP (1981) Histamine and human parathyroid adenoma: effect of adenosine 3',5'-monophosphate accumulation in vitro. J Clin Endocrinol Metab 53:276-281
2. Brown EM (1980) Histamine receptors on dispersed parathyroid cells from pathological human parathyroid tissue. J Clin Endocrinol Metab 51:1325-1329
3. Lorenz W, Troidl H, Barth H, Rodhe H (1978) Histamin, Magensekretion und peptisches Ulkus: ein Versuch zur Erklärung spezieller Problem- und Irrtumsursachen bei klinisch-biochemischen Untersuchungen. Excerpta Medica 6-40
4. Wagner PK, Krause U, Rothmund M (1983) Effekt von Cimetidin und Promethazin auf die basale und histaminstimulierte Parathormonfreisetzung aus menschlichem Nebenschilddrüsengewebe in vitro. In: Langenbecks Arch Chir. Springer, Berlin Heidelberg New York Tokyo, S 279-284
5. Windeck R, Benker G, Hoff AG, Reinwein D (1981) Medikamentöse Behandlung des Hyperparathyreoidismus mit Cimetidin? Dtsch Med Wochenschr 106:1433-1435

Priv.-Doz. Dr. P.K. Wagner, Chirurgische Universitätsklinik, D-6500 Mainz 1

48. Immunhistochemischer Nachweis thyreoideastimulierender Immunglobuline bei autonomen Schilddrüsenadenomen

Immunohistochemical Staining of Thyroid-Stimulating Immunoglobulins in Autonomous Adenomas of the Thyroid

Ch. Sellschopp[1], M. Derwahl[2], H. Schaube[1] und H. Hamelmann[1]

[1]Chirurgische Universitätsklinik Kiel, Abt. Allgem. Chirurgie
 (Direktor: Prof. Dr. H. Hamelmann)
[2]I. Medizinische Universitätsklinik Kiel

Verschiedene Befunde deuten darauf hin, daß die für die immunogenen Hyperthyreosen pathogenetisch bedeutsamen schilddrüsenstimulierenden Immunglobuline (TSI) in den lympho-plasmacellulären
Infiltraten der Schilddrüse selbst gebildet werden (4). Lympho-
plasmacelluläre Infiltrate werden aber nicht nur bei der Basedow-
Hyperthyreose, bei der die autoimmune Pathogenese unstreitig ist,
gefunden. Sie kommen in nahezu gleicher Ausprägung auch in eu-
thyreoten und hyperthyreoten autonomen Knotenstrumen vor (3), und
es ist bisher nicht geklärt, ob diese Befunde auch hier als Ausdruck einer autoimmunen Pathogenese zu werten sind. Der fast regelmäßig fehlende Nachweis von Autoantikörpern im Serum solcher
Patienten schließt das Vorliegen einer Autoimmunerkrankung nicht
aus, denn meßbare Serumspiegel sind erst bei einem Überfließen
dieser Immunglobuline aus dem Zielorgan zu erwarten (2). Zur Klärung dieser Frage ist deshalb der Nachweis von Autoantikörpern
in den lympho-plasmacellulären Infiltraten der Schilddrüse selbst
notwendig. Dieser Nachweis ist bisher jedoch nicht gelungen.

Ziel der vorliegenden Arbeit war es deshalb, die lympho-plasmacellulären Infiltrate von Schilddrüsen mit autonomen Adenomen
im Hinblick auf die Synthese von Autoantikörpern zu untersuchen.

Material und Methoden

Es wurden die Operationspräparate von 30 Patienten mit autonomen
Schilddrüsenadenomen (heißer Knoten mit Suppression des umgebenden Gewebes im 99mTc Szintigramm), die sich einer subtotalen
Schilddrüsenresektion an unserer Klinik unterzogen hatten, untersucht.

Die formalinfixierten und in Paraffin eingebetteten Schilddrüsen-
schnitte wurden nach Entparaffinisierung und Rehydrierung mit
einer TSH-Receptor-enthaltenden Membranpräparation aus Schweineschilddrüsen (pTSH-R) (Fa. Henning, Berlin, FRG) inkubiert. An
die auf dem Schilddrüsengewebe gebundenen pTSH-R wurden Antikör-

Chirurgisches Forum '86
f. experim. u. klinische Forschung
Hrsg.: H.-J. Streicher
© Springer-Verlag Berlin Heidelberg 1986

per vom Kaninchen gegen diese Membranpräparation gekoppelt, die
zuvor durch Immunisierung von Kaninchen mit pTSH-R gewonnen
worden waren. Entsprechend der von STERNBERGER (5) angegebenen
Technik wurde daran über einen Brückenantikörper (Antiserum von
der Ziege gegen Kaninchen-IgG, Behringwerke, Frankfurt, FRG)
ein Komplex aus Peroxydase und Antiperoxydase vom Kaninchen
(Dakopatts, Kopenhagen, Dänemark) gebunden. Die Schnitte wurden entwickelt mit der Peroxydase-vermittelten Farbstoffreaktion
von 3'3 Diaminobenzidintetrahydrochlorid (DAB) mit H_2O_2. Angeschlossen wurde eine Kernfärbung mit Hämatoxylin.

Zur Negativkontrolle wurden die Reaktionsschritte der Inkubation
mit pTSH-R oder seinem Antikörper ausgelassen. In weiteren Experimenten wurde pTSH-R vor Anwendung auf den Schnitten mit Basedow-Serum (TRAK-assay 62 %) vorinkubiert. Dies geschah unter der
Vorstellung, vor der Färbung die Bindungsstellen der Membranpräparation für TSI, also die TSH-Receptoren, mit TSI zu besetzen.
Schließlich wurde pTSH-R in gleicher Weise mit normalem Human-
serum oder mit Hashimoto-Serum (MAK-Titer: 1:1280) präinkubiert.
Außerdem wurde die vollständige Farbreaktion an lymphatischem
Gewebe (Tonsillen) von nicht erkrankten Patienten durchgeführt.

Ergebnisse

23 (30) autonome Adenome zeigten um den hormonproduzierenden
Knoten herum eine deutliche lympho-plasmacelluläre Infiltration.
12 (23) der nachgewiesenen entzündlichen Infiltrate enthielten
Plasmazellen, deren Cytoplasma eine deutlich positive Farbreaktion zeigte.

Negativkontrollen unter Auslassung von entweder pTSH-R oder seinem Antikörper führten zu keiner nennenswerten Anfärbung. Auch
die Anwendung der kompletten Färbeprozedur auf menschliche Tonsillen zeigte bis auf einen geringen Bindegewebshintergrund
keine Färbung.

Die Präinkubation der pTSH-R mit Basedow-Serum führte zu einer
deutlichen Verminderung der Farbintensität der zuvor an Serien-
schnitten angefärbten Plasmazellen. Eine solche Hemmung der
Farbreaktion war nicht zu erzielen, wenn pTSH-R in gleicher Weise
mit normalem menschlichen Serum oder mit einem Serum, das einen
hohen Titer von mikrosomalen Antikörpern enthielt, vorbehandelt
wurde.

Diskussion

Die Anfärbbarkeit der Plasmazellen in mehr als der Hälfte der
entzündlichen Infiltrate bei autonomen Schilddrüsenadenomen beruht auf der Bindung der pTSH-R an die von diesen Zellen synthetisierten Immunglobuline. Im Gegensatz zu normalem menschlichem
Serum oder Serum von Hashimoto-Kranken enthält das Serum von
Basedow-Kranken einen Faktor, der die Farbreaktion deutlich ab-
schwächt, wenn die TSH-receptorhaltige Membranpräparation mit
diesem Serum vorbehandelt wird. Mit großer Wahrscheinlichkeit
entspricht dieser Faktor der nachgewiesenen TSH-verdrängenden Ak-

tivität. Die TSH-Receptoren der Membranpräparation werden also vor ihrer Anwendung auf den Schilddrüsenschnitten mit TSH-verdrängenden Antikörpern besetzt, so daß an gleicher Stelle keine Bindung mehr mit den von den Plasmazellen produzierten Immunglobulinen stattfinden kann. Es ist deshalb wahrscheinlich, daß die von den Plasmazellen in der Schilddrüse synthetisierten Immunglobuline Autoantikörpern entsprechen, die eine Bindung mit TSH-receptorbezogenen Strukturen der Membranpräparation eingehen. Wenn auch mit rein morphologischen Techniken die stimulierende Eigenschaft dieser Autoantikörper nicht nachgewiesen werden kann, so halten wir es doch für wahrscheinlich, daß diese Autoantikörper schilddrüsenstimulierenden Immunglobulinen entsprechen.

In Übereinstimmung mit anderen Autoren (1) fanden wir lymphoplasmacelluläre Infiltrate vorwiegend im Bereich der Umgebung autonomer Adenome. Der Nachweis von Autoantikörper-produzierenden Plasmazellen in diesen Infiltraten ist ein starker Hinweis darauf, daß auch bei zumindest einem Teil der autonomen Adenome Autoimmunphänomene pathogenetisch bedeutsam sind. Wir glauben deshalb, daß die strenge Zuordnung der Schilddrüsenautonomie zu den nicht immunogenen Hyperthyreosen nicht aufrechtzuerhalten sind.

Bei der Enucleation autonomer Adenome werden die in der Umgebung des heißen Knotens lokalisierten entzündlichen Infiltrate mit Autoantikörper-produzierenden Plasmazellen zurückgelassen, so daß mit einer erhöhten Rezidivrate zu rechnen ist. Aufgrund unserer Befunde empfehlen wir deshalb, an Stelle einer Enucleation eine Resektion dieser Knoten mit einem gewissen Sicherheitsabstand durchzuführen.

Zusammenfassung

Mit einer modifizierten PAP-Technik nach STERNBERGER unter Nutzung von TSH-receptorhaltigen Membranpräparationen aus Schweineschilddrüsen wurden in OP-Präparaten von autonomen Schilddrüsenadenomen Plasmazellen dargestellt, die TSH-receptorbezogene Autoantikörper produzieren.

Der Nachweis dieser Autoantikörper in entzündlichen Infiltraten von mehr als der Hälfte der autonomen Adenome deutet darauf hin, daß die strenge Zuordnung dieser Erkrankung zu den nicht immunogenen Hyperthyreosen nicht aufrechtzuerhalten ist.

Aufgrund unserer Ergebnisse halten wir die Enucleation singulärer autonomer Adenome, bei der perinoduläre Infiltrate mit TSI-produzierenden Plasmazellen zurückbleiben, nicht für ausreichend.

Summary

Plasma cells producing thyroid-stimulating immunoglobulins (TSI) were immunostained in thyroid specimens of autonomous adenomas with a modified PAP technique according to STERNBERGER, taking advantage of the well-established capacity of TSI to bind to porcine TSH-receptor-containing membrane preparations. The proof

of autoantibody-producing plasma cells within more than half of
the inflammatory infiltrates surrounding hot (hormone-producing)
nodules indicates that there might also be autoimmune pathogene-
sis in some autonomous adenomas. Our observations suggest that
the enucleation of hot nodules leaving autoantibody-producing infiltrates is not sufficient.

Literatur

1. Grubeck-Loebenstein B, Kassal H, Waldhäusl W,(1985) Distribution and significance of lymphocytic infiltrates in auto-
   nomously functioning thyroid nodules. Acta Endocrinol (Copenh)
   108 (Suppl) 267:81-82
2. Hensen J, Kotulla P, Finke R, Badenhoop K, Koppenhagen K,
   Meinhold H, Schleusner H (1984) 10 years experience with con-
   secutive measurement of thyrotrophin binding inhibiting antibodies (TBIAb). J Endocrinol Invest 7:215-221
3. Lawerenz JU, Badenhoop K, Jautzke G, Baur R, Kotulla P,
   Schleusner H (1984) Histological and immunohistochemical investigation of the inflammatory infiltrate in euthyroid goiter,
   hyperthyroid autonomous goiter and Graves' disease. In: Doniach
   D, Schleusner H, Weinheimer B (eds) Current topics in thyroid
   autoimmunity. Thieme, Stuttgart New York, S 209-212
4. McLachlan SM, Dickinson AM, Malcolm A, Farndon JR, Young E,
   Proctor SJ, Rees Smith B (1983) Thyroid autoantibody synthesis
   by cultures of thyroid on peripheral blood lymphocytes I:
   Lymphocyte markers and response to pokeweed mitogen. Clin Exp
   Immunol 52:45-53
5. Sternberger LA (1979) Immunocytochemistry, 2nd edn. J. Wiley,
   New York

Dr. Ch. Sellschopp, Chirurgische Univ.-Klinik, Abt. Allgem.
Chirurgie, Hospitalstraße 40, D-2300 Kiel 1

49. Der Einfluß von TSH auf thyreoidale DNA-Synthese: Grundlage der Wachstumsstimulation und therapeutischer Suppression*

Influence of TSH on Thyroidal DNA-Synthesis: Basis of Proliferation and Therapeutic Suppressive Therapy

R. Koob, P. E. Goretzki, S. Reddingius, D. Branscheid und H.-D. Röher

Zentrum für Operative Medizin I, Klinik für Allgemeinchirurgie, der Philipps-Universität Marburg (Leiter: Prof. Dr. med. H.-D. Röher)

Nach Operationen differenzierter Schilddrüsentumore wird routinemäßig eine TSH-Suppression durchgeführt, um das Rezidivrisiko zu vermindern. Grundlage dieser Therapie ist die Auffassung, daß TSH das Schilddrüsenwachstum stimuliert (1).

Dieser Stimulationseffekt ist in jüngster Zeit in Frage gestellt worden. WESTERMARK et al. (2) fanden z.B. in vier von ihnen untersuchten Monolayerkulturen humaner Thyreocyten einen inhibierenden Einfluß von TSH auf die DNA-Synthese der Zellen. GÄRTNER et al. (3) arbeiteten mit Schweineschilddrüsenfollikeln und beobachteten hier einen ähnlichen Effekt. 3'-, 5'-Dideoxyadenosin (DDA), ein Inhibitor der Adenylat-Cyclase (AC) wirkte in diesem System als Wachstumsstimulator und reduzierte die durch TSH bedingte Inhibierung der DNA-Synthese. Daraus folgerten die Autoren, daß cAMP das Schilddrüsenwachstum negativ kontrolliert.

Diese experimentellen Ergebnisse widersprechen jedoch der klinischen Erfahrung einer eindeutigen Verringerung der Rezidivraten durch konsequente TSH-Suppressionstherapie.

Ziel unserer Untersuchung war es deshalb, die Bedeutung von TSH als möglichem Wachstumsfaktor von Thyreocyten an einer größeren Zahl menschlicher Schilddrüsengewebsproben zu untersuchen und dabei insbesondere die Rolle des cAMPs in diesem System zu prüfen.

Material und Methode

Kultur von Thyreocyten

Nach operativer Resektion des Schilddrüsengewebes wurden Zellkulturen, wie von RAPOPORT (4) beschrieben, etabliert und propagiert.

---

*Gefördert durch die DFG, SFB 215 A5

Chirurgisches Forum '86
f. experim. u. klinische Forschung
Hrsg.: H.-J. Streicher
© Springer-Verlag Berlin Heidelberg 1986

Als Modifikation dieser Methode benutzten wir Medien mit D-Valin, um ein mögliches Fibroblastenwachstum zu unterdrücken.

Messung der Thymidin-Einbaurate

Zellen wurden in einer Dichte von 25.000 Thyreocyten pro cm^2 in 24-Loch-Platten ausgesät und als Monolayer etabliert. Die Stimulationsversuche wurden in DMEM-Ham's E12 Medium durchgeführt, welches zusätzlich die Stimulationssubstanzen TSH, DDA, dBcAMP und 0,5 µCi 3H-Thymidin enthielt. Nach 24-stündiger Inkubation wurde das Medium abgesaugt, die Monolayerkulturen 2 x mit 1 ml PBS gewaschen und in Zellen mit 1 ml 10%iger Trichloracetessigsäure (TCA) lysiert. Der unlösliche Rückstand wurde in 0,5 ml 0,2 Mol NaOH gelöst, die Proteinmenge pro Loch bestimmt und die Radioaktivität gezählt.

Messung der cAMP-Synthese in Thyreocyten

Thyreocyten wurden in 24-Loch-Platten bis zu einer Dichte von ca. 80 % Konfluenz propagiert. Die Stimulation der cAMP-Produktion wurde im wesentlichen, wie von KASAGI et al. (5) beschrieben, durchgeführt. cAMP wurde mittels eines Radioligandenassays gemessen.

Messung der Adenylat-Cyclase-Aktivität in Membranfraktionen

Die 8000 x G-Membranfraktion von Schilddrüsengeweben wurde, wie von CLARK (6) beschrieben, gewonnen und nachfolgend auf ihre AC-Aktivität mit der Methode von SALOMON (7) untersucht.

Ergebnisse

In Monolayerkulturen von normalen Schilddrüsengeweben (n = 9), Adenomen (n = 4), differenzierten (n = 4) und anaplastischen (n = 3) Carcinomen bewirkt TSH eine deutliche Zunahme des Thymidin-Einbaus im TCA-präzipitierbaren Material (Tabelle 1). Diese Wirkung ist konzentrationsabhängig und erreicht den halbmaximalen Effekt bei 50 - 300 mU/ml. In Normalgeweben und Adenomen steigert TSH (500 mU/ml) die 3H-Thymidin-Einbaurate 3- bis 9-fach. Die Kulturen eines papillären und eines anaplastischen Carcinoms zeigten hingegen keine TSH-abhängige Stimulation der DNA-Synthese (Tabelle 1). In allen untersuchten Geweben bewirkten Dibutyryl-cAMP (100 µMOL) und Forskolin (10 µMol) keine signifikante Änderung des 3H-Thymidin-Einbaus.

TSH steigert die celluläre cAMP-Produktion in Thyreocyten 4- bis 8-fach. Der halbmaximale Effekt wird bereits bei Konzentrationen von ca. 0,3 mU/ml erreicht. Bei der Verwendung der 8000xG-Membranfraktion von Thyreocyten stimuliert TSH die AC 2- bis 4-fach und der halbmaximale Effekt tritt erst bei 1 - 3 mU/ml ein. DDA führt dosisabhängig (0,1 - 200 µMol) zu einer 3- bis 5-fachen Steigerung des Thymidineinbaus (halbmaximale Stimulation bei ca. 10 µMol) (Abb. 1). Die Bildung von cAMP in den Zellen wird durch

Tabelle 1. Stimulation der 3H-Thymidineinbaurate in Thyreocyten
(Kontrolle = 100 %)

normal Gewebe	TSH (100 mU/ml)	TSH (500 mU/ml)	TSH (1 U/ml)
1	nb	121	nb
2	144	316	nb
3	135	nb	440
4	nb	nb	564
5	nb	nb	328
6	128	412	373
7	309	995	nb
8	400	650	nb
9	352	734	nb
Adenome			
1	nb	908	nb
2	142	258	325
3	579	683	690
4	669	849	875
diff. Tumore			
1	322	nb	nb
2	nb	nb	639
3	nb	nb	272
4	nb	nb	453
anapl. Tumore			
1	nb	225	nb
2	nb	nb	42
3	nb	nb	507

DDA (210 µMol) nicht signifikant unterdrückt und die AC wird
von 210 µMol nur zu 20 % inhibiert (Abb. 2).

Die Stimulationswirkungen von TSH und DDA auf die DNA-Synthese
sind nicht additiv, während die synchrone Inkubation von Thyreocyten mit DDA (100 µMol) und TSH (250 mU/ml) die celluläre cAMP-
Produktion im Vergleich zu nur mit TSH behandelten Zellen um
60 % inhibiert (Abb. 2).

Diskussion

Unsere Ergebnisse zeigen in 18 von 20 untersuchten menschlichen
Thyreocytenkulturen einen stimulierenden Einfluß von TSH auf die
Thymidin-Einbaurate in das TCA-präzipitierbare Material der Zellen. Dies steht im Gegensatz zu den Ergebnissen von WESTERMARK
et al. (2), welche einen inhibierenden Effekt von TSH auf die
DNA-Synthese beschrieben. Dies war in keinem unserer Fälle zu beobachten. Ein wesentlicher methodischer Unterschied beider Versuchsansätze liegt in der FKS-Konzentration der Medien. Wir
führten unsere Versuche in 10 %igem FKS durch, während WESTERMARK
et al. Medien mit 1 %igem FKS verwendet. Die Möglichkeit einer
synergetischen Wechselwirkung von TSH mit einem Serumbestandteil
ist nicht auszuschließen und wird von uns gegenwärtig untersucht.

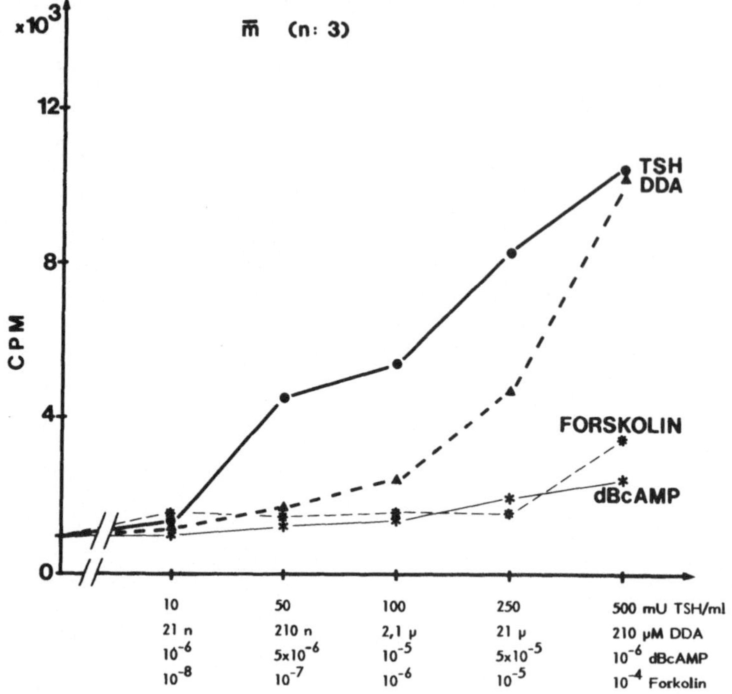

Abb. 1. Thyroidea-Stimulierendes-Hormon (TSH), welches in Thyreocyten eine Stimulation der Adenylat-Cyclase (AC) bewirkt, steigert auch den 3H-Thymidineinbau in diesen Zellen (50 - 500 mU/ml). Der AC-Inhibitor Dideoxyadenosin hat ebenfalls einen stimulierenden Einfluß auf den 3H-Thymidineinbau von Thyreocyten (0,21 - 210 µMol/l), wohingegen das membrangängige Cyclo-Adenosin-Monophosphat Dibutyryl-Cyclo-AMP und der Adenylat-Cyclase Stimulator Forskolin bis zu einer Konzentration von 10⁻⁶ und 10⁻⁴ Mol/l keinen Einfluß auf den 3H-Thymidineinbau der Thyreocyten aufweisen

Die Wachstumsregulierung von Thyreocytenkulturen geschieht unabhängig vom cAMP-System. Dibutyryl-cAMP hat keinen signifikanten Einfluß auf die Zellproliferation und den Thymidineinbau. Unsere Beobachtungen, daß zur Stimulation der DNA-Synthese mehr als 200-fach höhere Konzentrationen von TSH benötigt werden als zur maximalen Stimulierung der cAMP-Produktion, stimmen mit den Ergebnissen, die in FRTL-Zellen, einer definierten Schilddrüsentumorzelle der Ratte gefunden wurden, überein (8). Die Dissoziation der Dosiswirkungsbeziehungen von TSH auf die cAMP-Stimulation und die DNA-Syntheserate unterstützen zusätzlich die These, daß die TSH-induzierte Zellproliferation einem cAMP-unabhängigen Regulationsmechanismus unterliegt. Die Grundlagen der durch DDA verursachten Erhöhung des Thymidineinbaus ist z.Zt. noch unklar. Dieser Effekt kann sicherlich nicht durch eine Inhibierung der AC erklärt werden, da eine Erhöhung der Thymidineinbaurate schon bei DDA-Konzentrationen meßbar ist, die die celluläre cAMP-Konzentration nicht wesentlich beeinflussen.

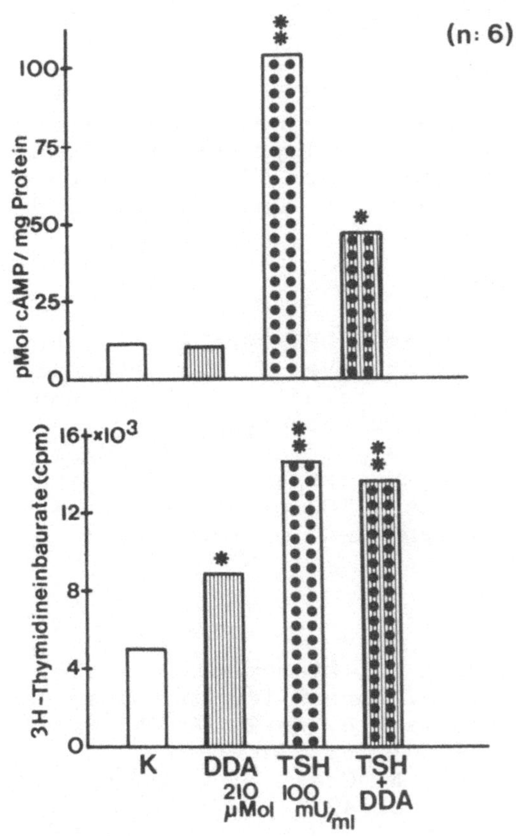

Abb. 2. Dideoxyadenosin (DDA) (210 µMol) hat keinen Einfluß auf die basale cAMP-Produktion und stimuliert den Thymidineinbau (p ≦ 0,05) in menschlichen Thyreocyten. TSH (100 mU/ml) stimuliert sowohl die Cyclo-AMP-Produktion wie auch den Thymidineinbau der Thyreocyten (p ≦ 0,01). Bei gleichzeitiger Gabe von TSH und DDA wird die TSH-induzierte Stimulation der cAMP-Produktion gehemmt (p ≦ 0,05). TSH und DDA zeigen keinen additiven Effekt bei der Stimulation des Thymidineinbaus in das TCA präzipitierbare Material der Zellen

Folgerung

Aus unseren vorläufigen Ergebnissen schließen wir, daß TSH einen Wachstumsstimulator für die menschlichen Thyreocyten darstellt. Für ein Abrücken von der postoperativen TSH-regulierenden Hormonbehandlung gibt es bis zur endgültigen Klärung der widersprüchlichen experimentellen Ergebnisse somit keinen Anlaß.

Zusammenfassung

In Monolayerkulturen humaner Thyreocyten (Normalgewebe (n = 9), Adenome (n = 4), differenzierte Carcinome (n = 4), undifferenzierte Carcinome (n = 3)) bewirkt TSH eine Steigerung der DNA-Synthese. Dieser Effekt kann durch das membrangängige cAMP-Analog Dibutyryl-cAMP nicht imitiert werden. Es besteht eine Differenz zwischen den TSH-Dosen, welche die celluläre cAMP-Synthese stimulieren und denen, die zu einer Erhöhung des Thymidin-Einbaus führen.

Dies deutet auf einen cAMP unabhängigen Wachstumseffekt von TSH für menschliche Thyreocyten hin, und bestätigt die Notwendigkeit der postoperativen TSH-Regulation zur Rezidivprophylaxe nach Operationen differenzierter Schilddrüsentumore.

Summary

TSH stimulated DNA synthesis in human thyrocytes, growing as monolayer cultures (normal thyroid (N = 9), thyroid adenoma (N = 4), differentiated (N 0 4) and undifferentiated (N = 3) thyroid cancer). This effect, however, cannot be imitated by cAMP, and there is a significant difference in TSH dosages stimulating adenylate cyclase and 3H-thymidine incorporation. We therefore conclude that TSH presents a growth stimulator for human thyrocytes independent of the adenylate cyclase system.

Literatur

1. DeGroot LJ, Standbury JB (1975) The Thyroid and its Diseases, 4th edn. John Wiley and Sons, New York
2. Westermark B, Karlsson FA, Walinger O (1979) Proc Natl Acad Sci (USA) 76:2022
3. Gärtner R, Greil W, Demharter R, Horn K (1985) Mol Cell Endocrinol 42:145
4. Rapoport B (1976) Endocrinol 98:1189
5. Kasagi K et al (1982) J Clin Endocrinol Metab 54:108
6. Clark OH, Gerend PL, Goretzki P, Nissenson RA (1983) J Clin Endocrinol Metab 57:140
7. Salomon Y (1979) Adv Cyclic Nucl Res 10:35
8. Valente WA et al (1983) Endocrinol 112:71

Dr. R. Koob, Zentrum für Operative Medizin I, Klinik für Allgemen-chirurgie der Philipps-Universität, D-3550 Marburg

50. Der Einfluß der Vagotomie und Scheinfütterung auf die Neurotensinfreisetzung beim Menschen

The Influence of Vagotomy and Sham Feeding on the Release of Neurotensin in Humans

R. Nustede, B. Heidrich, A. Schafmayer und H.-J. Peiper

Klinik für Allgemeinchirurgie der Universität Göttingen

Einleitung

Bei dem aus 13 Aminosäuren bestehenden ilealen Peptidhormon Neurotensin (NT) (Abb. 1) werden mannigfaltige Wirkungen im gastrointestinalen Funktionsablauf diskutiert.

Für den pathophysiologischen Entstehungszusammenhang der Ulcuskrankheit ist dabei besonders die säurehemmende Wirkung dieses

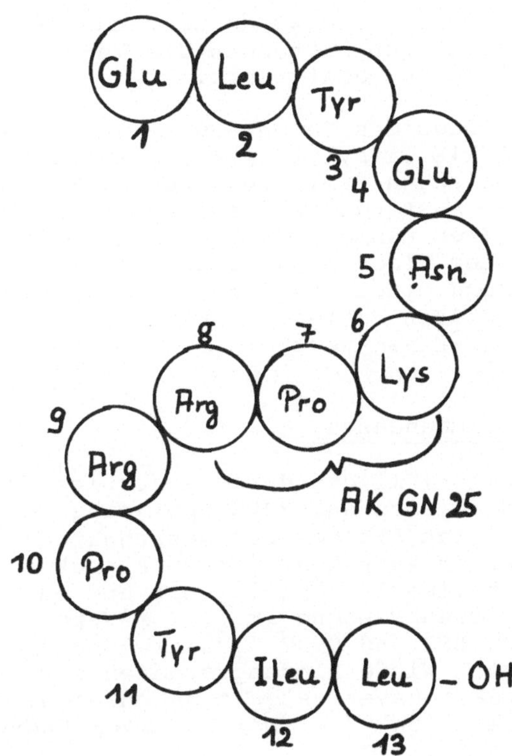

Abb. 1. *Aminosäuresequenz von Neurotensin – Bindungsstelle des Antikörpers GN 25*

Chirurgisches Forum '86
f. experim. u. klinische Forschung
Hrsg.: H.-J. Streicher
© Springer-Verlag Berlin Heidelberg 1986

Hormons interessant, die von einer intakten Innervation des Magens abhängen soll (1, 2). Nicht nur aufgrund dieser Beobachtung ist die Wechselbeziehung zwischen neuralen Strukturen und Wirkungen von Neurotensin (NT) am Magen zu einer wichtigen Fragestellung geworden, sondern auch der Bezug der intakten vagalen Innervation zur endogenen Freisetzung dieses Hormons ist nicht eindeutig geklärt.

Wir untersuchten daher zunächst, ob durch Scheinfütterung zu stimulierende, neurale Mechanismen an der endogenen NT-Freisetzung beteiligt sind. Des weiteren sollte geklärt werden, welche Auswirkung die selektiv proximale Vagotomie (SPV) auf die postprandialen Sekretionscharacteristika des Hormons hat.

Die NT-Plasmaspiegel sind mittels eines neu entwickelten, spezifischen und sensitiven Radioimmunoassays (RIA) bestimmt worden.

Methode

Bei 10 gesunden männlichen Freiwilligen wurden nach Einführen von doppellumigen Magensonden (Nasal) folgende Untersuchungen durchgeführt:

1. Ermittlung der Basalsekretion des Magens über 30 min (kontinuierliche Aspiration des Mageninhaltes mit anschließender Titration des Sekretes unter Verwendung von 0,1 NaCl und Phenolrot).
2. 10-minütige Scheinfütterung nach der Methode von MEYER et al. (3).
3. Anschließend wurde während weiterer 80 min wie bisher in 10-minütigen Abständen die Magensekretion bezüglich Volumen und Acidität analysiert.

Aus liegenden Venenverweilkanülen erfolgte die Blutentnahme (500 KIE Trasylol/ml Blut, 20 IE Heparin/ml Blut) zur radioimmunologischen Ermittlung der NT-Plasmawerte in ebenfalls 10-minütigen Abständen während des gesamten Untersuchungsganges. Des weiteren nahmen 10 männliche Patienten mit histologisch verifiziertem Ulcus duodeni sowohl vor als auch vier Monate nach Durchführung einer SPV eine standardisierte Mahlzeit zu sich. Auch bei diesen Patienten erfolgte die Blutentnahme zur Bestimmung der NT-Plasmawerte in den genannten Abständen.

Radioimmunoassay

Jeweils 1 ml des durch sofortige Zentrifugation (10 min bei 4 Grad Celsius und 3000 upm) erhaltenen Plasmas wurde mit 2 ml absoluten Alkohol zur Ausschaltung unspezifischer Plasmainterferenzen extrahiert, nach erneuter Zentrifugation (15 min wie beschrieben) lyophilisiert und unmittelbar vor der radioimmunologischen Messung im 0,02 M Veronalpuffer (unter Zusatz von 0,2 % BSA und 0,02 % NaN_3) - pH 8,0 rekonstruiert. Die durchgeführten Wiederfindungsstudien zur Ermittlung eines möglichen Extraktionsverlustes ergaben Wiederfindungsraten von durchschnittlich 90 %. Der in einer Endverdünnung von 1:120 000 ein-

gesetzte Antikörper (GN 25) wies keinerlei Kreuzreaktionen mit
anderen bekannten gastrointestinalen Peptiden (wie beispiels-
weise Sekretin, Motilin, VIP, Glukagon, Gastrin, GIP, CCK, PHI
und PP) auf. Die Bindungsstellen des Antikörpers wurden in der
Mitte des Peptidhormons lokalisiert, so daß neben der 100 % Bindung an das gesamte Hormon eine Bindung sowohl an NT 1-8 als
auch an NT 1-11 erfolgte. Kurze aminoterminale (NT-1-6) und
carboxyterminale Bruchstücke des Peptidhormons wurden vom Antikörper nicht gebunden. Bei einer unspezifischen Bindung von 1 %
und einer spezifischen Bindung von durchschnittlich 35 % konnte
die in Abb. 2 wiedergegebene Standardkurve für die Ermittlung
der NT-Plasmawerte gewonnen werden.

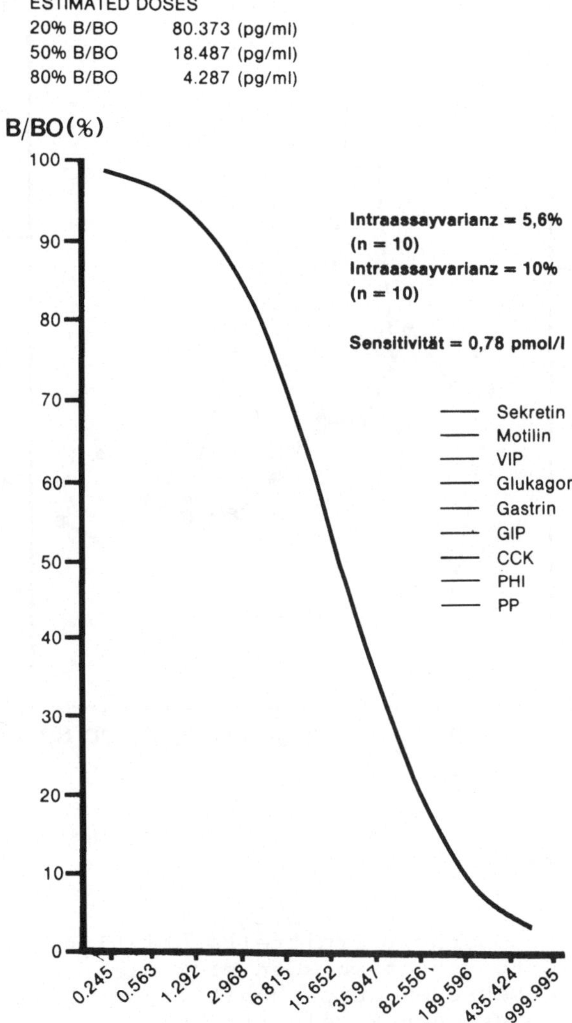

Abb. 2. Standardkurve – Neurotensin. Austestung der Kreuzreaktivität

Ergebnisse

Während 10 min nach Abschluß der Scheinfütterung die Säuremenge
im jeweils gesammelten Magensekret von durchschnittlich 0,46
mVal H^+ auf 6,50 mVal H^+ anstieg, fielen die radioimmunologisch
bestimmten NT-Durchschnittswerte im Plasma von 11,8 pg/ml auf
4,2 pg/ml ab (Abb. 3).

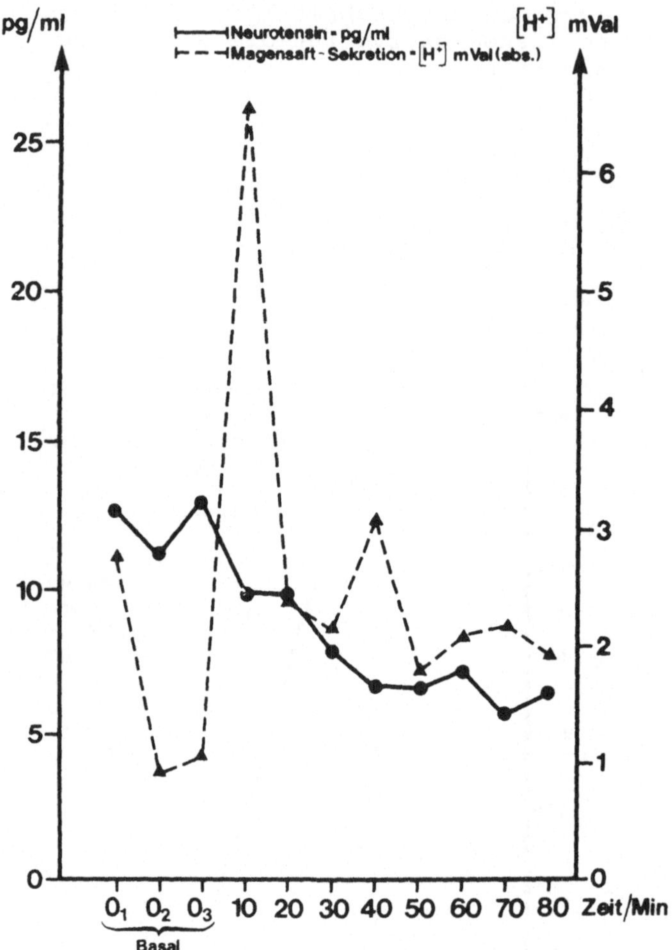

Abb. 3. Scheinfütterung: Einfluß der neuralen Komponente auf die Neurotensin-freisetzung (n = 10)

Die präoperativ ermittelten NT-Plasmawerte der fünf untersuchten
Patienten unterschieden sich nicht signifikant von den postoperativ gemessenen durchschnittlichen Plasmawerten: präoperativ lagen
die gemessenen Basalwerte bei 9,3 pg/ml. Nach Nahrungsstimulation
stiegen die NT-Plasmawerte auf 53,0 pg/ml nach 30 min und 36
pg/ml nach 120 min. Nach Durchführung einer SPV änderten sich die
durchschnittlichen basalen (8,9 pg/ml) und postprandialen (49,8
pg/ml bzw. 38,9 pg/ml) NT-Konzentrationen im Plasma nicht signifikant.

Diskussion

Die Bedeutung des Peptidhormons Neurotensin für die Regulation
der gastralen Säuresekretion und für die Pathogenese der Ulcuskrankheit ist auf der Grundlage unterschiedlicher Untersuchungsergebnisse nicht eindeutig geklärt. Ursächlich könnten dafür sowohl Speciesunterschiede als auch unterschiedliche radioimmuno-
logische Methoden sein, die jeweils zur Hormonbestimmung verwendet wurden (1). Die von uns mit einer sensiblen (Sensitivität von
0,78 pmol/l) und spezifischen Methodik im extrahierten menschlichen Plasma gemessenen NT-Konzentrationen lassen unter einem
zeitlichen Gesichtspunkt die Beteiligung eines vornehmlich distal
im terminalen Ileum lokalisierten Peptidhormons an der Regulation
der eher proximalen gastralen Säuresekretion möglich erscheinen.
Ein recht früher Anstieg der postprandialen NT-Plasmawerte konnte
nach bereits 30 min verzeichnet werden. Dieser schnelle Hormon-
anstieg wurde jedoch nicht von zentral-neuralen, durch Scheinfütterung stimulierbaren Mechanismen verursacht, da die gastrale
Säuresekretion durch die Scheinfütterung stimuliert wurde, und die
Hormonkonzentrationen im basalen Bereich verblieben. Die im peripheren Plasma gemessenen NT-Konzentrationen gaben keinerlei Hinweis auf eine Wechselbeziehung zwischen den von uns untersuchten
neuralen Mechanismen und der endogenen Freisetzung des Hormons.
Für die säurereduzierende Vagotomie konnte daher keine endokrin
vermittelte Beteiligung des Neurotensin bestätigt werden. Der
säurehemmende Einfluß des Peptids könnte daher andere, möglicherweise parakrine Mechanismen betreffen.

Zusammenfassung

Die Wirkungsweise von Neurotensin auf die neural vermittelte gastrale Säuresekretion ist noch nicht geklärt. Wir untersuchten
daher den Einfluß neuraler Mechanismen auf die Freisetzung des
Peptids. Die Hormonbestimmungen wurden mittels eines neuen, spezifischen und sensitiven RIA vorgenommen. Durch eine Scheinfütterung stimulierbare und vagale Einflüsse hatten keinerlei Einfluß auf die NT-Freisetzung, und die Durchführung einer SPV
führte ebenso zu keiner Änderung basaler und postprandialer NT-
Konzentrationen im peripheren Plasma.

Summary

The mechanisms of action of neurotensin on the neurally mediated
gastric acid secretion is still unknown. Therefore we examined
the influence of neural structures on the release of the peptide.
The measurements were performed using a new specific and sensitive
RIA. The vagal influence stimulated by sham feeding did not affect
the release of neurotensin, and SPV failed to alter basal and
postprandial neurotensin concentrations in peripheral plasma
samples.

Literatur

1. Reinecke M (1985) Neurotensin. Progr Histochem Cytochem 16,1:
   20-23

2. Eysselein VE (1984) Neurotensin - Was ist gesichert über seine Rolle als Hormon im Magen-Darmtrakt? Kli Wo 62:523-530
3. Mayer G, Arnold R, Feurle G, Fuchs K, Ketterer H, Trach NS, Creutzfeldt W (1974) Influence of feeding and sham feeding upon serum gastrin and gastric acid secretion in control subjects and duodenal ulcer patients. Scand J Gastroent 9:703-710

Dr. R. Nustede, Klinik und Poliklinik für Allgemeinchirurgie der Georg-August-Universität, Robert-Koch-Str. 40, D-3400 Göttingen

51. Gastrinfreisetzung durch Mediatoren immunkompetenter Zellen

Gastrin Release by Mediators of Immunocompetent Cells

E. Pratschke[1], R. Teichmann[1], J. Grab[2], C. Hammer[2] und W. Brendel[2]

[1] Chirurgische Klinik und Poliklinik
[2] Institut für Chirurgische Forschung der Universität München,
Klinikum Großhadern

Der sensibilisierte Organismus erkennt mit Hilfe immunkompetenter
Zellen bereits im Antrum enteral aufgenommene Antigene. Dadurch
erfolgt eine Stimulation gastraler Funktionen mit signifikanter
Zunahme der Mucosadurchblutung, der Schleimproduktion und der
Gastrinfreisetzung (1). Morphologisch wird dabei im Antrum eine
Mastzelldegranulation beobachtet und als Ausdruck einer durch T-
Lymphocyten vermittelten Antigenerkennung eine zunehmende Expres-
sion von Klasse-II-Transplantationsantigenen auf der Oberfläche
immunkompetenter und Epithelzellen. In einer kaskadenartigen
Reaktion werden bei Antigenerkennungsprozessen bekanntlich unter
Beteiligung von Makrophagen und T-Lymphocyten aus letzteren im
Gewebe Mediatoren wie Interleucin 2 (Il-2) und γ-Interferon
(γ-IFN) freigesetzt (2).

Da Mediatoren der Mucosamastzelle des Magens, wie gezeigt werden
konnte, die Gastrinfreisetzung hemmen (3), war es Ziel der vorliegenden Untersuchungen zu zeigen, ob die aus T-Lymphocyten stammenden Mediatoren Il-2 und γ-IFN Gastrin freisetzen können, und ob
diese Lymphokine für die beobachtete Expression von Klasse-II-Antigenen auf immunkompetenten und Mucosazellen verantwortlich sind.

Methodik

Die Untersuchungen wurden am bereits an gleicher Stelle vorgestellten Modell (3) der isolierten Antrumgefäßperfusion in vitro
durchgeführt. In einer Perfusionskammer mit gepufferter und be-
gaster Ringerlösung wurden Hundeantren über den Truncus coeliacus
nach Ligatur aller nicht zum Antrum führenden Arterien mit einer
angereicherten Krebs-Ringer-Puffer-Lösung (pH 7,38, Temp. 37° C,
isoosmolar, Begasung mit 95 % O_2 und 5 % CO_2) über 60 min volu-
menkonstant perfundiert (0,3 ml/g x min). Das venöse Effluat wurde nach Ligatur aller nicht vom Antrum stammenden Venen durch
Kanülierung der Vena portae in Abständen von 1 min zur radioimmunologischen Gastrinbestimmung gesammelt. Nach Äquilibrierung mit
Pufferperfusion für 10 min wurde die zu testende Substanz dem
Perfusat von der 10. - 20. min des Versuches zugegeben. Unter-

Chirurgisches Forum '86
f. experim. u. klinische Forschung
Hrsg.: H.-J. Streicher
© Springer-Verlag Berlin Heidelberg 1986

sucht wurden: 1) Il-2 (n = 7) (100000 E/10 min)[1] und 2) γ-IFN
(n = 4) (100 µg/10 min)[2].

Während der Perfusion wurden in 10-minütigen Abständen endoskopisch Biopsien aus dem Antrum durch einen mit der Kammer·von außen kommunizierenden Rohrstutzen mit dem darauf ligierten Pylorus entnommen und Gefrierschnitte zur Immunfluorescenz angelegt. Diese wurden mit monoklonalen Antikörpern[3] beschichtet, die gegen bestimmte Klasse-II-Antigene, hier Makrophagenoberflächenstrukturen gerichtet sind. Die Klasse-II-Strukturen wurden dann mit einem FITC[4]-konjugierten, zweiten Antikörper, der, spezifisch gegen den monoklonalen ersten gerichtet war, unter dem Immunfluorescenzmikroskop sichtbar gemacht.

Ergebnisse

Die Perfusion mit Il-2 führte zu einem signifikanten Gastrinanstieg von 66 + 16 auf 305 + 110 pg/ml und einem raschen Gastrinabfall nach Absetzen der Il-2-Zufuhr (Abb. 1). Die Perfusion mit

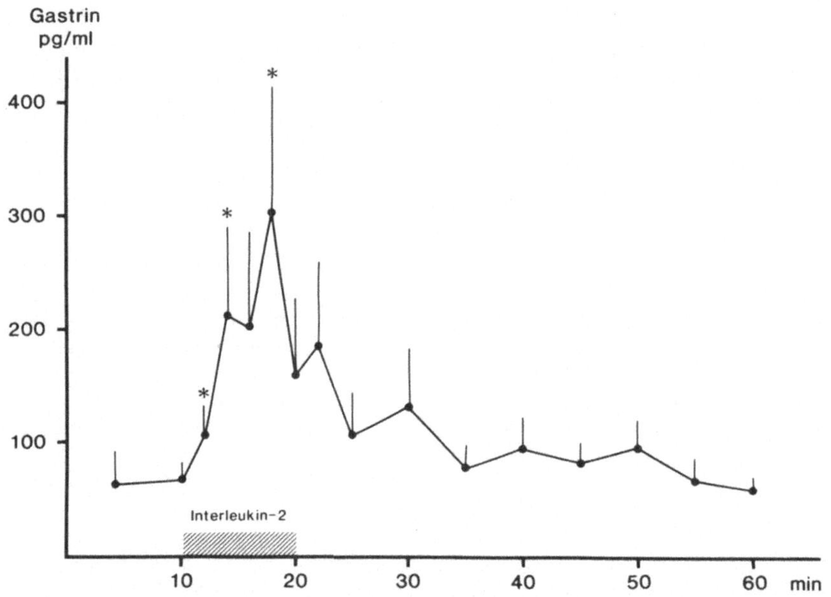

*Abb. 1. Verlauf der Gastrinfreisetzung in pg/ml + SEM bei der Perfusion mit Interleucin 2 (n = 7) (im Raster Intervall der Mediatorzugabe). *p ≤ 0,05*

---

[1] Gentechnologisch hergestelltes Il-2, Med. Klinik der Universität Innsbruck
[2] Gentechnologisch hergestelltes mcab-IFN-γ, Fa. Zahn und Berthold, Biberach, BRD
[3] Kieler Antikörper KiM1/KiM8, Fa. Behring, Marburg, BRD
[4] Fluorescein-isothio-cyanat (= FITC)

γ-IFN induzierte ebenfalls einen signifikanten Gastrinanstieg
von 51 + 27 auf 650 $\pm$ 234 pg/ml im venösen Effluat mit einem raschen Abfall nach Beendigung der γ-IFN-Zufuhr auf Ausgangswerte
(Abb. 2). Während der Perfusion mit Il-2 wurden keine mit den
verwandten, monoklonalen Antikörpern erfaßbaren Klasse-II-Antigene exprimiert. Dagegen kam es während der Perfusion mit γ-IFN
zur Expression von Klasse-II-Strukturen auf fast allen Epithelzellen in den lumennahen zwei Dritteln der antralen Drüsenschläuche, auf vereinzelten intraepithelialen Lymphocyten in der
Tiefe der Drüsenschläuche und auf Makrophagen im subepithelialen
Bindegewebe. Diese Expression von Klasse-II-Antigenen konnte
schwach bereits 30 min nach Beginn der γ-IFN-Exposition und voll
ausgeprägt nach 60 min beobachtet werden.

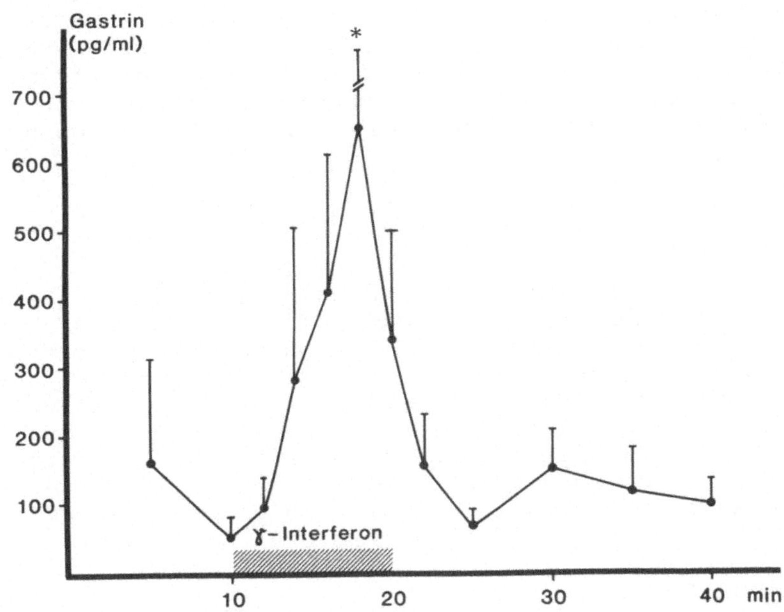

*Abb. 2. Verlauf der Gastrinfreisetzung in pg/ml + SEM bei der Perfusion mit
γ-Interferon (n = 4) (im Raster Intervall der Mediatorzugabe). *p $\leq$ 0,05*

Diskussion

Il-2 und γ-IFN stellen zwei Lymphokine dar, die einerseits bei
Antigenerkennungsprozessen im Gewebe freigesetzt werden und von
denen andererseits erstmals gezeigt werden konnte, daß sie Gastrin
freisetzen können. Mit antraler γ-IFN-Gefäßperfusion kann in
vitro die bei Antigenerkennungsprozessen im Antrum mit Stimulation gastraler Funktionen in vivo beobachtete Expression von
Klasse-II-Strukturen identisch nachvollzogen werden. Die für die
antigeninduzierte Gastrinfreisetzung im Antrum verantwortlichen
Lymphokine dürften somit γ-IFN, möglicherweise Il-2 sein. Da
γ-IFN an Lymphocyten durch eine Zunahme des intracellulären

c-GMP-Gehaltes[5] wirkt (4) und auch die Gastrinfreisetzung u.a.
über eine Zunahme des intracellulären c-GMP-Gehaltes der G-Zelle
zustande kommt, könnte die Wirkung der Lymphokine auf einer Stimulation eines "Second-messenger-Systems" der Gastrinfreisetzung
beruhen. Wie gezeigt werden konnte, greift auch der Nervus vagus in dieses Antigenerkennungssystem mit Stimulation gastraler
Funktionen modulierend ein (5). Deshalb könnten eine Vielzahl
aus der Klinik bekannter Postvagotomie- und Postgastrektomie-
syndrome zumindest teilweise durch eine gestörte oder fehlende
T-Zell-vermittelte, antrale Antigenerkennung mit folgender
Stimulation gastraler Funktionen verursacht sein.

Zusammenfassung

Hundeantren wurden in vitro isoliert gefäßperfundiert. Der Per-
fusions-Puffer-Lösung wurden die Lymphokine Interleucin 2 (Il-2)
und γ-Interferon (γ-IFN) zugegeben. Il-2 und γ-IFN führen zu einer signifikanten Gastrinfreisetzung. Mit γ-IFN-Perfusion der
Antren kann in vitro die bei immunologischer Stimulation gastraler Funktionen in vivo beobachtete Expression von Klasse-II-
Antigenen auf immunkompetenten und Epithelzellen nachvollzogen
werden.

Summary

Isolated canine antra were vascularly perfused in vitro with an
enriched Krebs buffer solution. The influence of interleukin 2
(Il-2) and γ-interferon (γ-IFN) on gastrin secretion and on expression of class II antigens on immunocompetent antral cells
was tested by adding these lymphokines to the perfusion solution.
Il-2 and γ-IFN cause a significant gastrin release. γ-IFN, but
not Il-2, leads to an expression of class II antigens on immunocompetent and epithelial cells in vitro, identical to the expression after immunologic stimulation of gastric functions in vivo.

Literatur

1. Teichmann RK, Andress HJ, Liebich H, Seifert J, Brendel W
   (1984) Die Bedeutung immunkompetenter Zellen im Antrum bei der
   Stimulation von Verdauungsprozessen. In: Langenbecks Arch
   Chir (Suppl). Springer, Berlin Heidelberg New York Tokyo,
   S 151
2. Pichler WJ, Emmendörfer A, Peter HH, Deicher HRG, Fontana A,
   De Weck AL (1985) Analyse von T-Zell-Subpopulationen. Patho-
   physiologisches Konzept und Bedeutung für die Klinik. Schweiz
   Med Wochenschr 115:534
3. Pratschke E, Teichmann RK, Grab J, Tutert E, Brendel W
   (1985) Der Einfluß von Mastzellprodukten auf die Gastrinfrei-
   setzung. In: Langenbecks Arch Chir (Suppl). Springer, Berlin
   Heidelberg New York Tokyo, S 295

---

[5]Cyclisches Guanosinmonophosphat (= c-GMP)

4. Pratschke E, Teichmann RK, Tutert E, Grab J, Enders G, Brendel W (1985) Influence of the vagal nerve on immunologically mediated gastrin release. Eur Surg Res 17:1, 36
5. Blalock JE, Stanton JD (1980) Common pathways of interferon and hormonal action. Nature 283:406

Dr. med. E. Pratschke, Chirurgische Klinik und Poliklinik der Universität München, Klinikum Großhadern, Marchioninistraße 15, D-8000 München 70

52. Veränderungen der bakteriellen Darmflora beim mechanischen Dünndarmileus und ihre Auswirkungen

Alteration of Bacterial Microflora in Small-Bowel Obstructions and Its Effect on Gut Fluid Contents

R. Roscher, H. Meyer und H. G. Beger

Klinik für Allgemeine Chirurgie (Ärztl. Dir.: Prof. Dr. H.G. Beger) und Labor f. Gnotobiotik und mikrobielle Diagnostik (Leiter: Dr. H. Meyer) der ZTVA der Universität Ulm

Ileusexperimente an keimfreien Tieren (4) weisen darauf hin, daß die Veränderungen der bakteriellen Besiedlung des Ileusdünndarms und nicht eine mechanische Druckbelastung der Mucosa als entscheidender Auslöser der Ileuspathophysiologie anzusehen sind.

Ziel dieser Untersuchungen war deshalb die Analyse der qualitativen und quantitativen Darmkeimbesiedlung beim mechanischen Dünndarmileus im individuellen Vorher-Nachher-Vergleich und im Vergleich zur individuellen Flüssigkeitsansammlung im Magen-Darmtrakt.

Methoden

Bei 18 deutschen Landschweinen (19 + 2 kg) wurde nach Legen eines zentralvenösen Katheters und Laparotomie im distalen Ileum (150 cm proximal der Bauhinschen Klappe) mittels Durchtrennung, Tabaksbeutelnahtverschluß und Adaptation der Enden ein tiefer Dünndarmileus gesetzt. Postoperativ wurden die Tiere in Einzelkäfigen bei Infusionstherapie (Elektrolyt-Sorbitlösung, 80 ml/kg KG/24 h) und oralem Nahrungsangebot von Pellets und Wasser ad lib. 6 Tage postoperativ beobachtet. Intraoperativ und am 7. postoperativen Tag bei Beendigung des Experiments wurden Darminhaltsproben vom oberen Jejunum (20 cm distal des Treitzschen Bandes) und unteren Ileum (150 cm proximal der Bauhinschen Klappe) durch Nadelaspiration (aus dem Normaldarm durch Ausspülen eines ausgeklemmten Segments mit Ringerlösung, aus dem Ileusdarm nativ) gewonnen. 1 ml Probenflüssigkeit wurde sofort in Thioglycollat-Bouillon (Oxoid) unterschichtet und in bakteriologischen Routineverfahren weiterverarbeitet: aerobe und anaerobe Keime wurden durch Verdünnungsreihen bis 10^{-9}/ml quantitativ bestimmt und qualitativ differenziert (nach COWAN und STEEL für Aerobier und nach ELLNER für Anaerobier). Bei 11 scheinoperierten Kontrolltieren wurde ein analoges Versuchsprotokoll eingehalten. Bei allen Tieren wurde bei Versuchsende der Flüssigkeitsgehalt im Dünndarm und Magen mit einem Meßzylinder bestimmt. Zur Prüfung der Paardifferenzen abhängiger und unabhängiger Stichproben wurde der Wilcoxon-Test verwendet.

Chirurgisches Forum '86
f. experim. u. klinische Forschung
Hrsg.: H.-J. Streicher
© Springer-Verlag Berlin Heidelberg 1986

Ergebnisse

Das Jejunum der Schweine erwies sich *bei der Schein- bzw. Ileus-operation* als nur gering oder gar nicht keimbesiedelt. Das am häufigsten nachgewiesene Bacterium war E. coli bei 12 von 29 Tieren. 11 verschiedene andere aerobe Keime wurden vereinzelt angezüchtet, Anaerobier konnten nur selten nachgewiesen werden (4/29). Bei der quantitativen Bestimmung lag die Konzentration der Colibakterien als Hauptkeime bei maximal 10^7/ml, die anderer Bakterien höchstens bei 10^5/ml. Der Medianwert der Colikeime betrug allerdings 0/ml, d.h. in den meisten Fällen konnte im oberen Jejunum der im Versuch eingesetzten Schweine kein Coliwachstum nachgewiesen werden (Abb. 1). Im Ileum der Versuchstiere wurden im Ausgangsbefund konstant Colikeime nachgewiesen. Das Spektrum der übrigen, nicht konstant nachweisbaren Aerobier war nur geringfügig breiter als im Jejunum, Anaerobier wurden wie im Jejunum nur selten angezüchtet. Die Keimkonzentrationen der fast regelmäßig nachweisbaren Coli lagen im Median bei 10^4/ml, die der übrigen Keime zwischen 10^1 und 10^6/ml.

Bei Versuchsende waren bei den Kontrolltieren im Anaerobierspektrum keine qualitativen und quantitativen Änderungen erkennbar. Das Spektrum der Aerobier war leicht verbreitert, jedoch ohne wesentliche quantitativen Unterschiede. Am häufigsten wurden E. coli nachgewiesen: im Ileum blieb die Quantität im Median gleich, im Jejunum wurden sie etwas häufiger (7/11 gegenüber 5/11) und in leicht höherer Konzentration (Medianwert 2×10^2/ml gegenüber 0/ml) im Vergleich zum Ausgangsbefund beobachtet. Diese Differenz der Keimkonzentration war statistisch jedoch nicht signifikant (p < 1,5). Bei allen Tieren mit Ileus wurden am 7. Tag nach Darmverschluß im Jejunum und im Ileum E. coli nachgewiesen. Die übrigen Aerobier können nur als fakultative Begleitkeime charakterisiert werden. Häufigste Art bei 13 verschiedenen nachgewiesenen Species waren Enterokokken (bei 7 von 18 Tieren). In der qualitativen Gesamtzahl traten die übrigen aeroben Keime kaum häufiger auf als vor dem Darmverschluß (13/18 gegenüber 11/18). Eindrucksvoll war neben der im Vordergrund stehenden Zunahme der Colikeime noch die starke qualitative und quantitative Zunahme der Aerobier von 2 Species bei 2 Tieren im Ausgangsspektrum auf 15 Species bei 13 Tieren im Ileusdarm mit div. Bacteroidesstämmen als führende Art. Quantitativ nahm die Colikeimzahl im vorher kaum oder nicht besiedelten Jejunum um 4×10^7, also auf das Vierzigmillionenfache des Ausgangswerts, zu (Abb. 1). Im Ileum vermehrten sich die Coli um das 10^4-fache (Abb. 1). Die Endkonzentration der Colibakterien von 4×10^7/ml im Median im Jejunum und 2×10^8/ml im Ileum bedeutete auch eine Aufhebung des vorher vorhandenen Konzentrationsgefälles. Beim statistischen Vergleich der Colikonzentrationen waren diese im Ileusdarm sowohl beim verbundenen Test gegenüber den Ausgangswerten bei den Tieren mit Ileus (p < 0,01) als auch im unverbundenen Test gegenüber den Endwerten der Kontrolltiere (p < 0,01) signifikant erhöht. Die Quantität der übrigen Aerobier im Ileusdarm lag auch um 10^2-10^5/ml höher als vor Darmverschluß. Bei den Anaerobiern wurden durchwegs sehr hohe Keimkonzentrationen im Bereich von 10^7-10^8/ml gefunden.

Bei der Messung der Flüssigkeitsfüllung des Darmes bei Versuchsende waren bei den Kontrolltieren stets nur geringe Flüssigkeits-

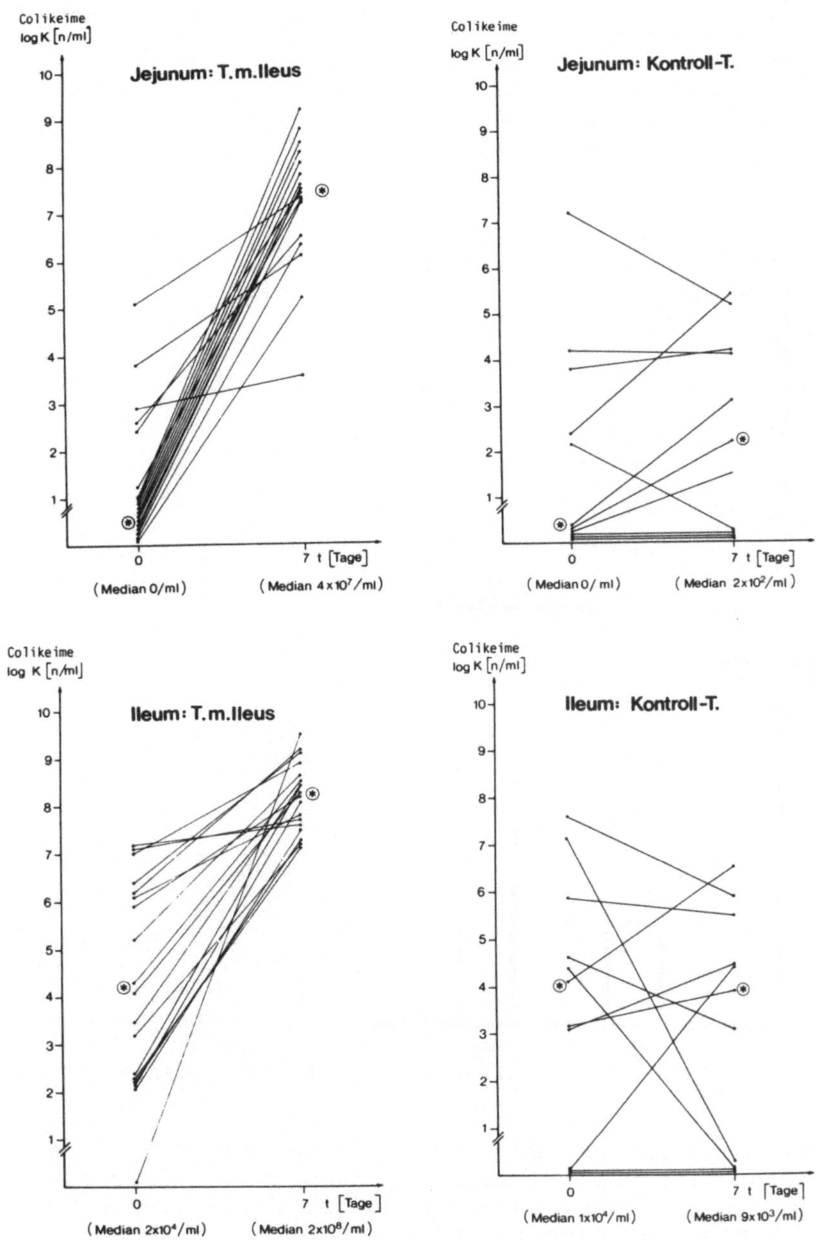

Abb. 1. Anzahl der Colibakterien pro ml Darminhalt im oberen Jejunum und unteren Ileum bei Schweinen vor und am 7. Tag nach Anlegen eines tiefen Dünndarmileus (n = 18) bzw. vor und am 7. Tag nach Scheinoperation (n = 11) im Vergleich der Individualverläufe

mengen im Dünndarm (200 ml) vorhanden. Der Flüssigkeitsinhalt im Magen schwankte stark (von 100 - 700 ml). Bei den Schweinen mit Ileus konnten nach makroskopischem Aspekt zwei Gruppen unterschieden werden: Tiere mit starker ("s"-) und schwächerer ("w"-) Distension und Flüssigkeitsfüllung des Dünndarms und Magens. Bei den w-Tieren waren im Mittel 430 + 140 ml Flüssigkeit im Magen und 870 + 170 ml im Dünndarm. Bei den s-Tieren waren es im Vergleich dazu 1980 + 1370 ml im Magen (entsprechend der fünffachen Menge) und 2310 + 61 ml (entsprechend der zweieinhalbfachen Menge) im Dünndarm (Abb. 2).

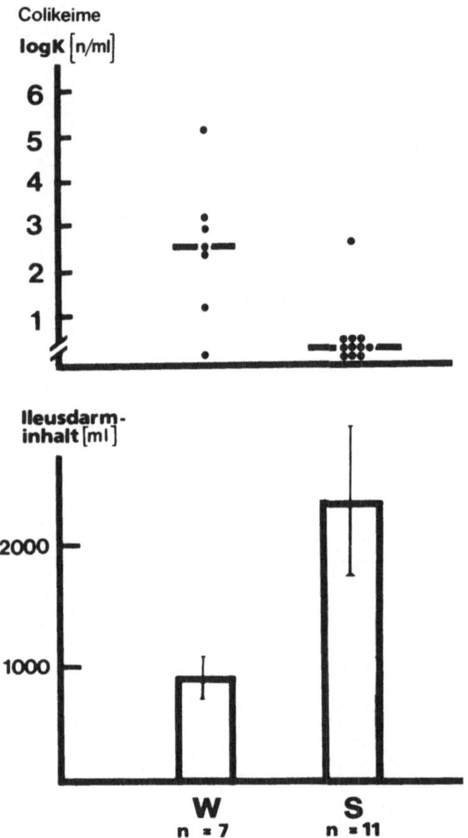

Abb. 2. Quantitative Colikeimbesiedlung im Jejunum der schwach reagierenden ("w"-) und stark reagierenden ("s"-) Tiere mit Ileus vor Dünndarmverschluß (oberer Teil der Abbildung) im Vergleich mit den jeweiligen Flüssigkeitsmengen im Ileusdünndarm am 7. Tag nach Darmverschluß (unterer Teil der Abbildung)

Beim Vergleich der Bakterienbefunde innerhalb dieser beiden Gruppen von Tieren mit Ileus fand sich in den Colikonzentrationen kein signifikanter Unterschied bei Versuchsende, wohl aber bei den Colikonzentrationen im Jejunum bei Versuchsbeginn (p < 0,01). Zu diesem Zeitpunkt war bei den w-Tieren schon eine Colikeimbesiedlung des Jejunums und damit des Gesamtdünndarms vorhanden (Abb. 2). Im Gegensatz dazu war bei den s-Tieren nur der untere Dünndarm keimbesiedelt.

Diskussion

Das Ausgangsspektrum der Bakterien im Dünndarm der Versuchstiere erwies sich sowohl quantitativ als auch qualitativ als ähnlich dem des Menschen (3). Während sich im Darm der Kontrolltiere keine

signifikante Änderung der Bakterienbesiedlung nachweisen ließ,
breitete sich im gesamten Ileusdünndarm eine fäkulente Flora mit
Betonung der gramnegativen, endotoxinbildenden Colibakterien aus.
Diese Bakterien nahmen dabei unter Aufhebung des natürlichen
Konzentrationsgefälles im Ileusdarm stark zu: im Jejunum im Median auf das Vierzigmillionenfache, im Ileum auf das Zehntausend-
fache der Ausgangswerte. Ursache dieser Bakterienüberwucherung
dürfte der fehlende Selbstreinigungseffekt des Darmes durch den
Ausfall der ausschließlich propulsiv wirkenden Dünndarmperistal-
tik sein. Aus Ileusexperimenten an keimfreien Tieren (4) wird
wahrscheinlich, daß diese Bakterienanhäufungen, insbesondere
des regelhaft auftretenden Hauptkeimes E. coli die pathophysiologischen Veränderungen des Ileusdarmes direkt, durch Abbau- oder
Stoffwechselprodukte oder durch Liberierung von Mediatorsubstanzen bedingen. Dabei sind insbesondere für die Auslösung einer
pathologischen Sekretion für Colibakterien verschiedene Mechanismen über Toxine und Mediatorsubstanzen möglich (2). Bei gleichen
Colikonzentrationen im Ileusdarm war die individuelle Distension
und Flüssigkeitsansammlung umgekehrt proportional zur Coliaus-
gangsbesiedlung im Dünndarm. Das könnte ein Hinweis darauf sein,
daß auch immunologische Mechanismen einen bedeutenden Einfluß auf
die Ausprägung des Ileuszustandes nehmen können, daß etwa durch
eine vorbestehende Mucosaimmunisierung die pathologische Sekre-
tionssteigerung vermindert wird (1).

Zusammenfassung

Bei 18 Schweinen mit tiefem Dünndarmileus und 11 Kontrolltieren
wurde die bakterielle Darmflora im oberen Jejunum und unteren
Ileum bei und am 7. Tag nach Ileus bzw. Scheinoperation bestimmt.
Während sich bei den Kontrolltieren keine signifikante Veränderung
der Bakterienflora nachweisen ließ, kam es bei den Tieren mit
Ileus unter Aufhebung des natürlichen Konzentrationsgefälles zu
einer starken Vermehrung einer fäkulenten Bakterienflora mit Betonung der gramnegativen, endotoxinbildenden Colikeime. Die inverse Korrelation der individuell stark unterschiedlichen Distension und Flüssigkeitsfüllung des Ileusdarms mit der Colikeimbesiedlung vor Darmverschluß weist auf die Rolle hin, die eine Mucosaimmunisierung bei der Ausprägung des Ileuszustandes spielen
könnte.

Summary

In 18 pigs with low small-bowel obstruction and in 11 controls,
the contents of the upper jejunum and lower ileum were examined
bacteriologically at the time of operation and at the end of the
experiment on the 7th postoperative day. There were no significant
qualitative and quantitative differences in germ colonization
in the controls. In the animals with bowel obstruction, however,
a feculent microflora with predominance of *E. coli* bacteria and
a loss of the normal concentration gradient from jejunum to ileum
was found. An inverse correlation of the distension and fluid
contents in obstruction with the preoperative *E. coli* colonization of the respective guts might reflect the role of local mucosal
immunization in the development of obstruction.

Literatur

1. Bienenstock J, Befus AD (1980) Mucosal immunology. Immunology 41:249
2. Bockemühl J (1975) Zur Pathogenese der toxinbedingten Gastro-enteritis durch Vibrionen und Coli-Bakterien. Dtsch Med Wochenschr 100:487
3. Drasar BS, Hill MJ (1974) Human intestinal flora. Academic Press, London
4. Heneghan JB, Robinson JWL, Menge H, Winistörfer B (1981) Intestinal obstruction in germ-free dogs. Eur J Clin Inv 11:285

Priv.-Doz. Dr. R. Roscher, Klinik für Allgemeine Chirurgie, Universität Ulm, Steinhövelstraße 9, D-7900 Ulm

53. Pathophysiologische Aspekte der Darmmotilität beim Morbus Crohn

Pathophysiological Aspects of Intestinal Motility in Crohn's Disease

M. Imhof, E. Schmidt, H.-P. Bruch und S. Muffert

Chirurgische Universitätsklinik Würzburg (Direktor: Prof. Dr. E. Kern)

Der Morbus Crohn ist eine in den Industrieländern rapide zunehmende chronische, meist in Schüben verlaufende granulomatöse Entzündung des Magen-Darm-Traktes (1). Ursächlich wird bei entsprechender genetischer Disposition ein multifaktorieller Auslösungsmechanismus diskutiert, wie z.B. infektiöse, immunologische, nutritive und psychische Faktoren (5). Die Suche nach einem spezifischen ätiologischen Agens ist jedoch bisher erfolglos geblieben.

Der segmentale Befall einzelner Darmabschnitte mit Ausbildung von Stenosen, Fisteln, Abscessen etc. kann die chirurgische Intervention erzwingen (4).

Klinisch imponiert das Krankheitsbild vor allem durch Störungen der gastrointestinalen Motilität, wie Durchfälle und Tenesmen.

Die In-vitro-Untersuchungen am Streifenpräparat des menschlichen Dünn- und Dickdarms könnten Aufschlüsse über pathophysiologische Aspekte der intestinalen Motilität beim M. Crohn ergeben.

Methode

Aus 12 frisch resezierten Crohn-Präparaten wurden 9 Taenien und 3 Dünndarmstreifen untersucht. Die auf eine Länge von 0,8 bis 1,4 cm zugeschnittenen Muskelstreifen wurden in ein Organbad eingehängt (100 ml Badvolumen, Tyrode-Lösung, Temperatur 37 Grad Celsius, pH 7,3, Oxygenierung mit Carbogen). Die Taenien wurden auf 100 % und die Dünndarmstreifen auf 60 % der unbelasteten Ausgangslänge vorgedehnt. Nach der Vordehnung wurden die Muskelstreifen spontan motil. Die entwickelte Spannung wurde mittels Kraftaufnehmer isometrisch gemessen und nach Zugabe von Effektoren fortlaufend registriert.

Die In-vitro-Registrierung der Spontanmotilität des Crohn-Darmes ergab nach Frequenz und Amplitude eine hochsignifikante Steigerung der Motilitätsparameter im Vergleich zu gesunden untersuchten Dünn- und Dickdarmstreifen (n = 20). Die mittleren Werte der

Chirurgisches Forum '86
f. experim. u. klinische Forschung
Hrsg.: H.-J. Streicher
© Springer-Verlag Berlin Heidelberg 1986

Kontraktionsfrequenzen betrugen das 1,8fache des normalen Darmes, die Amplituden der Spontankontraktionen waren im Mittel um das Dreifache erhöht.

Kumulative Zugaben von Acetylcholin in das Organbad ergeben keine dosis-wirkungsabhängige Steigerung von Frequenz und Amplitude. Aus kumulativen Dosen von Acetylcholin resultierte bei 3 Taenien eine nicht dosis-wirkungsabhängige Steigerung des Basaltonus (Abb. 1).

Kumulativ ansteigende Dosen von Noradrenalin induzierten keinen dosis-wirkungsabhängigen Rückgang der Spontanperistaltik. Die maximal wirksamen Noradrenalin-Konzentrationen waren hochsignifikant zu höheren Konzentrationen verschoben.

Die Depolarisierung der Streifenpräparate in Kalium-Tyrode-Lösung führte zu einem maximalen Spannungsanstieg. Nach Erreichen des Spannungs-Maximums resultierte ein irreversibler Verlust der Spontanmotilität, der durch Spülung in Normaltyrode oder Zugabe von Effektoren nicht mehr rückgängig war.

In calciumfreier Lösung blieben die Darmmuskelstreifen spontan motil. Zugabe von Acetylcholin führte zu einer Erhöhung des Basaltonus. Erst nach Zugabe von maximal hohen Dosen von Noradrenalin resultierte ein Rückgang der Spontanmotilität (Abb. 2).

Diskussion

Die In-vitro-Untersuchungen der Darmmotorik beim Morbus Crohn ergeben in Übereinstimmung mit dem klinischen Krankheitsbild eine hochsignifikant gesteigerte intestinale Motilität. Am normalen Darm führt Acetylcholin zu einer dosis-wirkungs-abhängigen Erhöhung von Frequenz und Amplitude (2, 3). Das Fehlen einer dosis-wirkungs-abhängigen Wirkung von Acetylcholin bei gleichzeitiger Erhöhung des Basaltonus spricht für eine komplexe Störung der Acetylcholinreceptoren. Antagonistisch zu Acetylcholin führt nur Adrenalin am normalen Darm dosisabhängig zu einer glattmusculären Erschlaffung (2, 3). Die signifikant verminderte Ansprechbarkeit auf Noradrenalin spricht für eine Teilblockade der beta-adrenergen Receptoren.

In calciumfreier Lösung verliert der normale Darm innerhalb weniger Minuten die Fähigkeit zu spontaner Aktivität und Induzierbarkeit durch Effektoren (2). Die crohnbefallenen Darmmuskelstreifen bleiben dagegen in calciumfreier Lösung über Stunden spontan motil und erregbar. Ursächlich dafür könnte am Crohn-Darm ein Maximum an frei verfügbarem Calcium sein. Der irreversible Verlust der Spontanmotilität nach Kaliumdepolarisation und konsekutivem Calcium-Influx in die glattmusculäre Zelle könnte für eine komplexe Störung des Calciumtransportes und der Calciumspeicherung in der Crohn-Zelle sprechen. Ein therapeutischer Versuch mit Calciumantagonisten könnte deshalb sinnvoll sein.

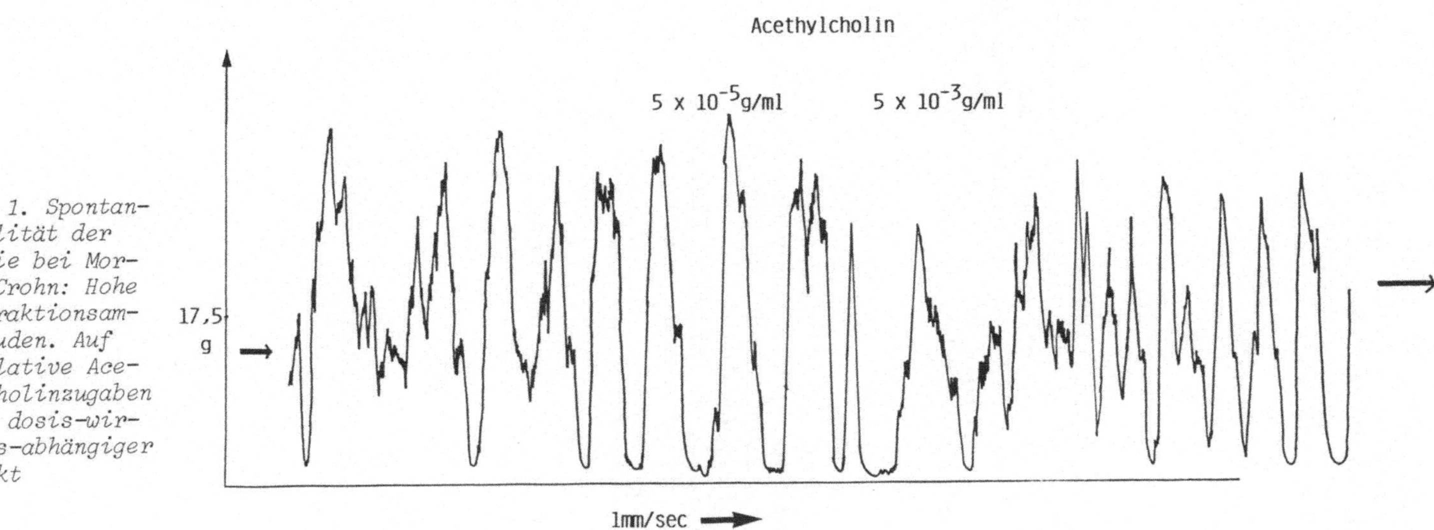

Abb. 1. Spontanmotilität der Taenie bei Morbus Crohn: Hohe Kontraktionsamplituden. Auf kumulative Acetylcholinzugaben kein dosis-wirkungs-abhängiger Effekt

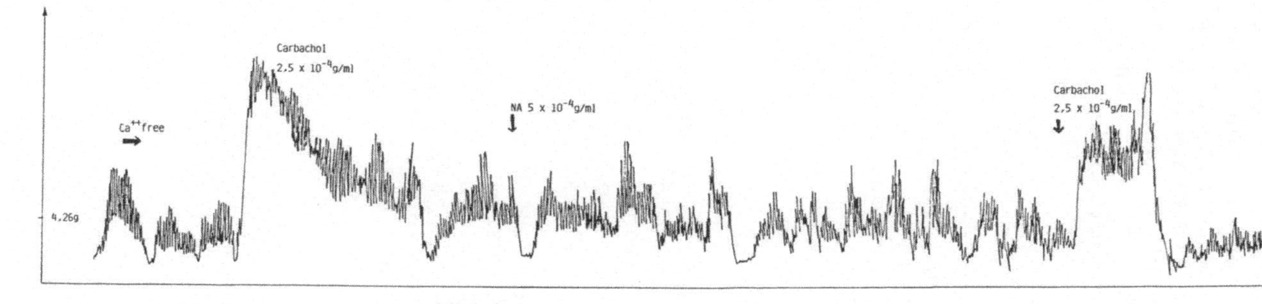

Abb. 2. Spontanmotilität des Dünndarmes bei M. Crohn. In calciumfreier Lösung spontan motil. Nach Zugabe hoher Noradrenalin-Dosen Reduktion der spontanen Motilität. Acetylcholin führt zu einer signifikanten Steigerung der Motilität

<u>Zusammenfassung</u>

Es wurden In-vitro-Untersuchungen der intestinalen Motilität
beim M. Crohn an 12 resezierten Därmen durchgeführt. Die Untersuchungen ergeben in Übereinstimmung mit der klinischen Symptomatik eine hochsignifikante Steigerung der Motilitätsparameter.
Die effektorinduzierten Motilitätsveränderungen sprechen für eine
Teilblockade der Acetylcholin- und beta-adrenergen Receptoren.
Außerdem finden sich Hinweise auf eine komplexe Störung des Cal-
ciumhaushaltes der Crohn-Zelle.

<u>Summary</u>

In vitro examination of intestinal motility in Crohn's disease
has been carried out in 12 resected guts. Motility parameters were
highly increased, corresponding to the clinical symptoms. The
effector-induced changes in motility suggest a partial blockade
of the acetylcholine and beta-adrenergic receptors. The Crohn
cells' calcium metabolism also seems to be disturbed.

<u>Literatur</u>

1. Brahme F, Lindstrom C, Wenckert A (1975) Crohn's disease
   defined population. An epidemiological study of incidence,
   prevalence, mortality and secular brands in the city of
   Malmö, Sweden. Gastroenterology 69:342-352
2. Bülbring E (1970) Smooth muscle. E. Arnold, Flandern
3. Davenport HW (1961) Physiology of the digestive tract. Chicago,
   Yearbook, Medical Publishers Inc
4. Goligher JC (1980) Crohn's disease (Granulomatose enteritis).
   In: Goligher JC (ed) Surgery of the anus, rectum and colon,
   4th Ed. Bailliere Tindall, London, p 827-857
5. Schussler T, Kruis W, Marget W (1976) Antibody titers in
   Crohn's disease. Klin Wochenschr 54:1055

Dr. M. Imhof, Chirurgische Universitätsklinik, Josef-Schneider-
Str. 2, D-8700 Würzburg

54. Die nahtlose Anastomose – histologische, biomechanische und mikroangiographische Untersuchung am Colon der Ratte

Sutureless Anastomosis of the Colon – Biomechanical, Histologic and Microangiographic Investigations in the Rat

E. Gross[1], K. Schaarschmidt[1], K. Donhuijsen[2], M. Beyer[1] und F. W. Eigler[1]

[1]Chirurgische Klinik, Universitätsklinikum Essen
[2]Institut für Pathologie, Universitätsklinikum Essen

Einleitung

Versuche mit verschiedenen Anastomosentechniken unter besonderen Bedingungen führten zur Entwicklung einer Methode, das Ratten-colon ohne jegliches Fremdmaterial zu anastomosieren (2). Wegen der Bedeutung dieses Befundes für die bisherigen tierexperimen-tellen Anastomosenuntersuchungen und für die Klinik wurden die funktionellen und morphologischen Eigenschaften dieser sog. naht-losen Anastomose (NLA) untersucht und mit der konventionellen Anastomose verglichen.

Material und Methode

Versuchstiere und Operationsmethoden

Bei männlichen Wistarratten (Z.f.V., Hannover) von 250 - 300 g KG wurden unter Äthernarkose mikrochirurgisch Anastomosen am Colon descendens nach der nahtlosen (NLA) oder konventionellen Technik (Albert) angelegt. Die nahtlose Technik besteht in der temporären Adaptation der Darmwandränder mit 4 monofilen Polypropylenfäden (Prolene 7/0). 1/2 bis 1 h nach der Naht werden die Fäden wieder entfernt.

Die konventionelle Anastomosierung erfolgte in der Technik nach ALBERT durch 10 allschichtig gestochene Seidenfäden der Stärke 6/0.

Untersuchungsmethoden

Wechseldruckprüfung: Je 7 - 9 Anastomosenpräparate aus beiden Gruppen wurden am 2., 3., 5., 8. und 14. postoperativen Tag mit einem sinusförmigen Wechseldruck (60 Druckimpulse/min) belastet (3). Die Druckbelastung begann bei 20 mm Hg und wurde nach 1000 Druckimpulsen stufenförmig um jeweils 20 mm Hg bis zur Berstung

Chirurgisches Forum '86
f. experim. u. klinische Forschung
Hrsg.: H.-J. Streicher
© Springer-Verlag Berlin Heidelberg 1986

des Präparates erhöht. Bewertet wurden die Anzahl der Druckimpulse bis zur Berstung und der Berstungsdruck.

Histologische Untersuchung: Untersuchungszeitpunkte waren der 2., 3., 5., 8., 14., 21., 42. und 90. postoperative Tag. Die Anzahl der Präparate betrug zu jedem Untersuchungszeitpunkt und für jede Gruppe 6 - 7 mit Ausnahme des 14. pop. Tages für beide Gruppen und des 42. Tages für die NLA-Gruppe. Ein Index zur histologischen Beurteilung der Anastomosenheilung berücksichtigte folgende Kriterien: Breite der Reaktionszone (breit, mittel, schmal), Ausmaß der cellulären, bindegewebigen und Fremdkörperreaktion jeweils in der Mucosa, Submucosa und Serosa (stark, mittel, schwach, fehlend), Nachweis oder Fehlen eines Epitheldefektes oder von regeneratorischem Epithel.

Mikroangiographische Untersuchungen: Je 2 Anastomosen aus jeder Gruppe wurden am 2., 3., 5., 8., 14., 21. und 42. postoperativen Tag mikroangiographisch untersucht. Die Mikroradiographie der mit Bariumsulfat perfundierten und in 4 % Formalin fixierten Präparate wurde als Kontaktaufnahme auf Filmplättchen (Kodak High Resolution Plates) mit einer Belichtungszeit von 3 min bei 45 KV (Faxitron Röntgengerät, Fa. Hewlett Packard) angefertigt.

Statistische Analyse: Die statistische Prüfung erfolgte mit dem Duncan-Test und dem verteilungsfreien Wilcoxon-Test.

Ergebnisse

Letalität, Anastomoseninsuffizienzen: In beiden Gruppen wurden bei der Entnahme der Präparate zur Wechseldruckprüfung jeweils 3 Anastomoseninsuffizienzen festgestellt. Bei einem weiteren Tier aus jeder Gruppe ergab die Sektion eine Anastomoseninsuffizienz mit Peritonitis. 4 Tiere der NLA- und 2 Tiere der Albert-Gruppe starben unmittelbar nach der Operation durch Narkoseeinwirkung.

Wechseldruckprüfung: Die NLA wies zu allen Untersuchungszeitpunkten höhere Berstungsdrucke auf und war mit einer größeren Anzahl von Druckimpulsen belastbar als die Albert-Anastomose (Abb. 1). Die Unterschiede sind bei jeweiliger Berücksichtigung aller Meßwerte signifikant und besonders deutlich am 2. und 3. postoperativen Tag.

Histologischer Index: Die histologischen Indices der NLA lagen zu allen Untersuchungszeitpunkten unter denen der Albert-Anastomose. Ohne Berücksichtigung des postoperativen Tages hat die Anastomosentechnik einen signifikanten Einfluß auf den histologischen Index (Abb. 2). Epitheldefekte waren am 7. pop. Tag bei allen Albert-Anastomosen, aber nur bei 1 von 6 NLA sichtbar.

Mikroangiographische Untersuchungen: Zu allen pop. Untersuchungszeitpunkten war der Gefäßverlauf in der Anastomosenregion der Albert-Anastomosen unregelmäßig gegenüber der NLA. Am 2., 3. und 5. pop. Tag unterschieden sich beide Anastomosen zusätzlich durch die Länge der Gefäßunterbrechung in der Anastomosenwunde. Am 5., 8., 14. und 21. pop. Tag zeigten die Albert-Anastomosen gegenüber den NLA ausgeprägte Einsprossungen von Gefäßen in die Anastomosen-

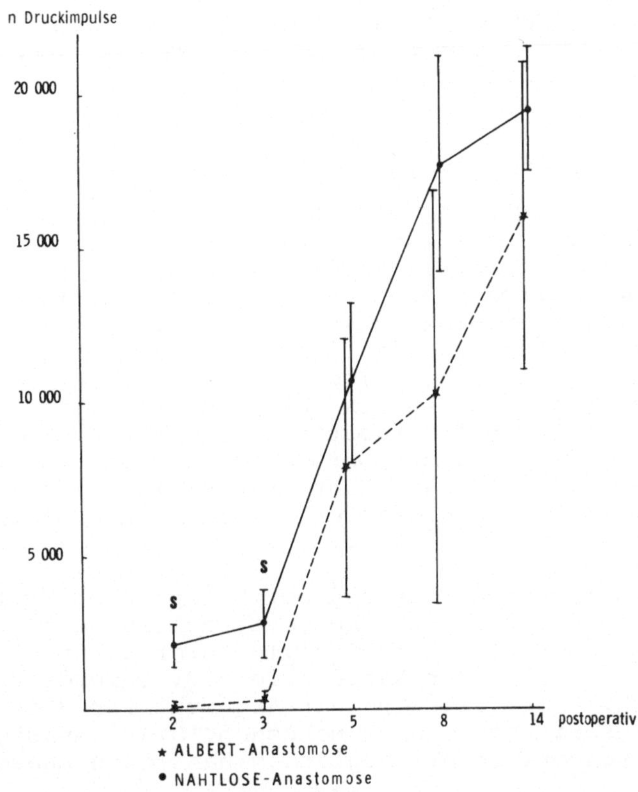

Abb. 1. Wechseldruckprüfung (Anzahl der Druckimpulse) der NLA und Albert-Anastomosen an verschiedenen postoperativen Tagen (X und SEM). s: signifikant

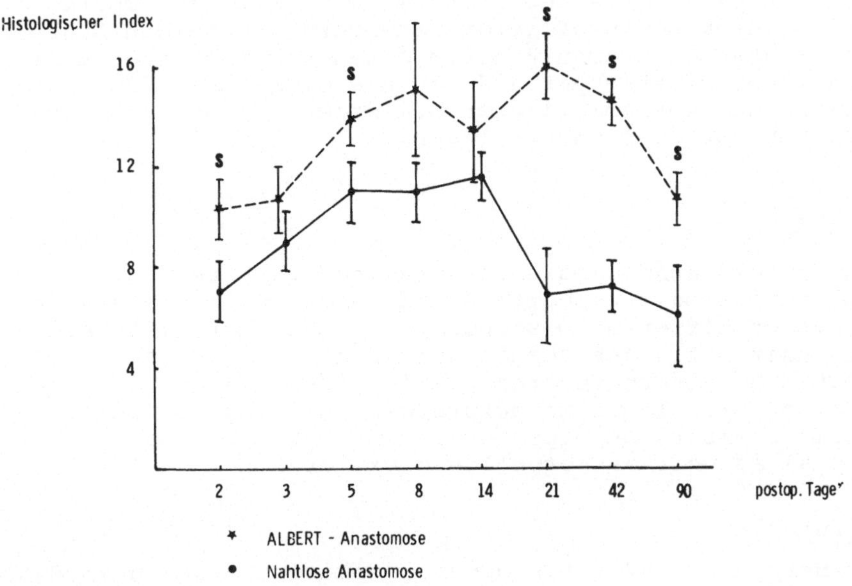

Abb. 2. Histologische Indices der Anastomosenheilung der NLA und Albert-Anastomosen an verschiedenen postoperativen Tagen (X und SEM). s: signifikant

linie. Während am 42. pop. Tag die Albert-Anastomose eine breite
gefäßarme Narbenzone aufwies, war die Anastomose nach NLA am
Gefäßbild nicht zu identifizieren.

Diskussion

Die Verzögerung der Anastomosenheilung durch Fremdkörper und
Nekrosen wurde zuerst von HALSTEAD (1887) beschrieben und ist
tierexperimentell vielfach bestätigt. Mit dem Modell der NLA ist
eine Anastomosenheilung ohne Fremdmaterial möglich. Die vorteil-
haften morphologischen Eigenschaften der NLA sind auf das Fehlen von Nahtmaterial zurückzuführen: Nachteile, die an das Nahtmaterial gebunden sind, wie Gewebsreaktionen, entfallen ebenso
wie Infektionen durch Bakterientransport entlang des Fadens und
lokale Durchblutungsstörungen durch Abdrosselung von Gefäßen. Die
Remodellierung der Darmwandschichten und die Deckung von Epithel-
defekten sind ohne Naht frühzeitiger möglich. Die günstigen funktionellen Eigenschaften der NLA sind aus ihren histologischen
Merkmalen abzuleiten.

Nach funktionellen und morphologischen Kriterien ist die NLA am
Colon der Ratte der konventionellen deutlich überlegen. Die Ergebnisse relativieren viele Untersuchungen über Anastomosentechniken am Colon der Ratte, wie z.B. Befunde über ein- und zweireihige
Technik (1) und sind ein Argument für die Anwendung der Kompres-
sionsanastomose beim Menschen. Diese Anastomosenart kommt der
tierexperimentell möglichen nahtlosen Anastomose am nächsten.

Zusammenfassung

Die sog. nahtlose Anastomose wurde hinsichtlich ihrer biomechanischen und morphologischen Eigenschaften mit einer konventionellen einreihig genähten Anastomose verglichen. Operationsletalität
und Anastomoseninsuffizienzrate waren in beiden Gruppen ähnlich.
Die Anastomosentechnik hatte einen signifikanten Einfluß auf die
Anastomosenfestigkeit und den histologischen Index. Nach funktionellen und morphologischen Kriterien ist die nahtlose Anastomose
der konventionellen überlegen.

Summary

Sutureless anastomosis was examined with regard to its mechanical
and morphologic properties and compared to conventional anastomosis on different postoperative days. Mortality and incidence
of anastomotic dehiscence were similar in both groups. Strength,
tested by alternate pressure-impulses, was greater and histologic
indices were lower in sutureless anastomoses. Sutureless anastomosis seems to be superior to conventionel anastomosis by functional as well as morphologic criteria.

Literatur

1. Herzog B (1971) Mikroangiographische Studien am Rattendarm zur
   Prüfung verschiedener Anastomosenarten. Helv Chir Acta 380:
   179-187

2. Kindhäuser V: Nicht publizierte Befunde
3. Kindhäuser V, Tacken J (1975) Ein elektronisch gesteuertes
   Gerät zur Dauerfestigkeitsprüfung von Darmanastomosen mit
   pulsierendem Druck. Biomed Techn 24:198-203
4. Stürmer KM (1980) Mikroradiographie des Knochens, Technik,
   Aussagekraft und Planimetrie. In: Hefte Unfallheilkd, Heft
   148. Springer, Berlin Heidelberg New York, S 247-251

Dr. med. E. Gross, Abteilung Allgemeine Chirurgie, Chirurgische
Klinik des Klinikums der Gesamthochschule Essen, Hufelandstr. 55,
D-4300 Essen 1

55. Morphologische Ergebnisse nach Hepatocytentransplantation in Milz und Peritoneum im Schweinemodell

Morphologic Findings After Hepatocyte Transplantation into the Spleen and Peritoneum of Pigs

D. Henne-Bruns[1], Ch. Broelsch[2], B. Kremer[1], S. Feldhaus[3], W. Böcker[4] und W. Lierse[3]

[1]Chirurgische Universitätsklinik Hamburg
[2]Dept. of Surgery, University of Chicago
[3]Institut für Neuroanatomie der Universität Hamburg
[4]Abt. für Pathologie, Allgemeines Krankenhaus Altona

Einleitung

Das akute Leberausfallkoma stellt therapeutisch nach wie vor ein ungelöstes Problem dar, da sowohl eine Lebertransplantation als auch eine auxiliäre Lebersegmenttransplantation oder die extracorporale Leberperfusion in dieser akuten Situation mit einer hohen Letalität belastet sind.

In dieser Situation könnte die auxiliäre Transplantation isolierter Hepatocyten eine therapeutische Alternative darstellen. Voraussetzung ist eine ausgereifte Methodik, die es erlaubt, Hepatocyten auch im Großtiermodell in genügender Zahl und hoher Viability zu isolieren und komplikationsfrei zu transplantieren. Dazu sollten folgende Fragen geklärt werden:

1. Wie können Hepatocyten im Großtiermodell (Schwein) mit hoher Viability isoliert werden (Erarbeitung der Methodik)?
2. Wohin lassen sich Hepatocyten ·in großen Mengen komplikationsfrei und mit hoher Langzeitüberlebensrate transplantieren?
3. Welche morphologischen Kriterien erlauben eine Aussage über den Funktions- bzw. Vitalitätszustand der transplantierten Zellen?

Material und Methode

In einer 1. Versuchsserie wurde unter Variation von Perfusionsmedium, Druck, Perfusionszeit und Entnahmetechnik an 10 Schweinelebern (amerik. Landschwein 10 - 15 kg, Lebergewicht 300 - 400 g) die Technik der Hepatocytenisolierung erarbeitet. Nach Perfusion der Pfortader mit 2000 ml 37° C warmer Eurocollinslösung wurde die Leber explantiert und nach 10 - 15 minütiger warmer Ischämiezeit in einem rezirkulierenden, oxygenierten System (Temp. 37° C; pH = 7,4; Flow = 3-400 ml/min; pO_2 = 150 - 200 mm Hg; Druck = 15 - 25 cm H_2O; Kollagenasekonzentration = 0,1 %

Chirurgisches Forum '86
f. experim. u. klinische Forschung
Hrsg.: H.-J. Streicher

(Fa. Sigma)) mit Kotakes Medium (2) 30 min perfundiert. Nach
Incision der Kapsel wurden die Parenchymzellen vom Gefäßbaum
abgekämmt, größere Zellverbände und Bindegewebsreste abgefiltert
(grobporiger Filter) und das Filtrat nach 2-maligem Waschen und
Zentrifugation (50 g) in Kotakes Medium resuspendiert. Nach Isolation und vor Injektion wurde die Viability mit Trypanblaulö-
sung (0,2 %) bestimmt. Biopsien der Leber für L.M. und E.M. wurden vor und nach Explantation, nach Kollagenaseperfusion und von
den isolierten Zellen gewonnen. Bei 15 Schweinen (10 - 15 kg)
wurden 3 - 6 x 10^9 Hepatocyten suspendiert in 25 - 60 ml Medium
intraparenchymatös in die Milz transplantiert, wobei bei 5 Tieren
die Milzarterie zuvor ligiert wurde; bei 4 Schweinen erfolgte die
Transplantation intraperitoneal. Die Immunsuppression erfolgte
synchron mit Cyclosporin A und Cortison; angestrebte Vollblut-
spiegel: 400 - 600 ng/ml. Die Obduktion überlebender Tiere erfolgte 1 - 4 Wochen nach Transplantation mit anschließender Ge-
beweaufarbeitung von Leber und Milz bzw. Peritoneum für L.M. und
histochemische Differenzierungsverfahren. Zur Charakteristik der
verschiedenen Zelltypen wurden Antikörper gegen folgende Antigene
benutzt:

1. Lysozym, Peanut-Lectin (Fa. Dako, Medac Hamburg): Darstellung
   d. Makrophagen;
2. CK-18 (Krebsforschungszentrum Heidelberg): Darstellung der
   Leberzellen;
3. Vimentin (Fa. Boehringer): Darstellung der Fibroblasten.

Die immunhistochemischen Untersuchungen wurden mit der indirekten Methode in der Anwendung von Peroxidase als Markerenzym durchgeführt.

Ergebnisse

5 der 10 intrasplenal ohne Ligatur der Milzarterie transplantierten Tiere verstarben innerhalb von 2 h nach der Transplantation
an einer ausgedehnten Pfortaderthrombose, wobei in den Thromben
zahlreiche vitale Hepatocyten und in der Leber embolisch ver-
schleppte Hepatocyten nachweisbar waren (Abb. 1). Gleichzeitig
waren in der Milz vitale Hepatocyten ohne Umgebungsreaktion nachweisbar (Abb. 1). Bei den 5 überlebenden Tieren konnten nur bei
einem Tier 1 Woche nach Transplantation Hepatocyten in der Milz
nachgewiesen werden. Bei den übrigen 4 Tieren waren 2 - 4 Wochen
nach Transplantation histologisch keine Hepatocyten intrasplenal
oder in peripheren Pfortaderästen nachzuweisen. Zu diesem Zeitpunkt fanden sich in der Milz ausgedehnte, teilweise konfluierende
histiocytäre Granulome (Abb. 2) sowie in der Leber focale Entzün-
dungsinfiltrate.

Alle 5 intrasplenal transplantierten Tiere, bei denen die Arteria
lienalis zuvor ligiert worden war, um ein Ausschwemmen der Zellen
zu verhindern, überlebten die Transplantation. Bei 2 Tieren fanden sich zahlreiche vitale Hepatocyten im Lumen peripherer Pfort-
aderäste 2 Wochen nach Transplantation. Bei keinem der 5 Tiere
konnten Hepatocyten nach 1, 2 und 3 Wochen in der Milz nachgewiesen werden. Es fand sich jedoch auch hier die oben beschriebene
histiocytäre Reaktion in der Milz (Abb. 2).

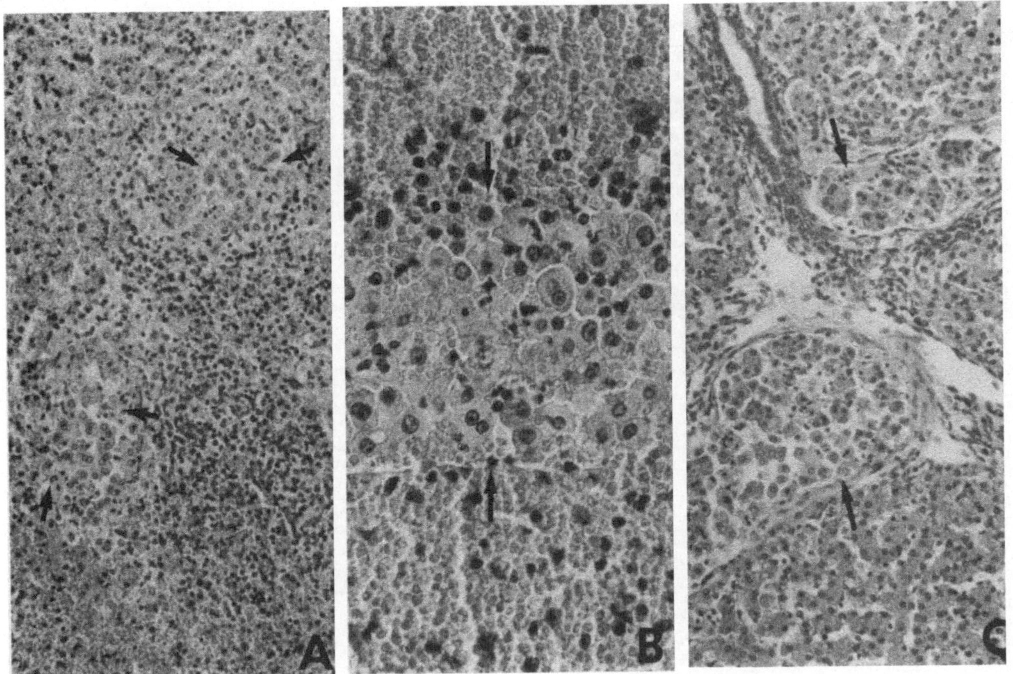

Abb. 1. Hepatocyten in Milz (A), Thrombus (B) und Pfortaderästen (C) 2 h nach Transplantation der Hepatocyten in die Milz. H.E.-Färbung A = 40x, B = 100x, C = 40x

Bei allen 4 intraperitoneal transplantierten Tieren fanden sich 2 - 4 Wochen nach der Transplantation zahlreiche intraperitoneale Granulome von 0,3 - 1,5 cm Durchmesser. Histologisch findet man bei den Peritonealimplantaten Aggregate von Leberzellen mit unterschiedlich ausgedehnten Nekrosen.

Im Randbereich ist ein Resorptionsgewebe mit Histiocyten, Fibroblasten und Capillaren nachweisbar. Nekrotische Leberzellen sind von einem Saum granulierter Leukocyten umgeben. Die Zahl der lymphocytären Entzündungszellen ist gering (Abb. 3).

Diskussion

Mit dem beschriebenen Verfahren zur Isolation von Hepatocyten konnte im Schweinemodell eine derart große Anzahl (bis zu 1,8 x 10^{10}/300 g Lebergewebe) vitaler Hepatocyten isoliert und transplantiert werden, daß nach diesen Ergebnissen überhaupt erst an eine klinisch relevante supportive Therapie gedacht werden kann. Im Gegensatz zu den Ergebnissen aus Rattenexperimenten (4) kann die Milz des Schweines nicht als idealer Implantationsort angesehen werden, da, bedingt durch das Vorhandensein von Muskelfasern (Speichermilz), die Schweinemilz kontraktil ist (1) und somit die transplantierten Zellen auspressen kann.

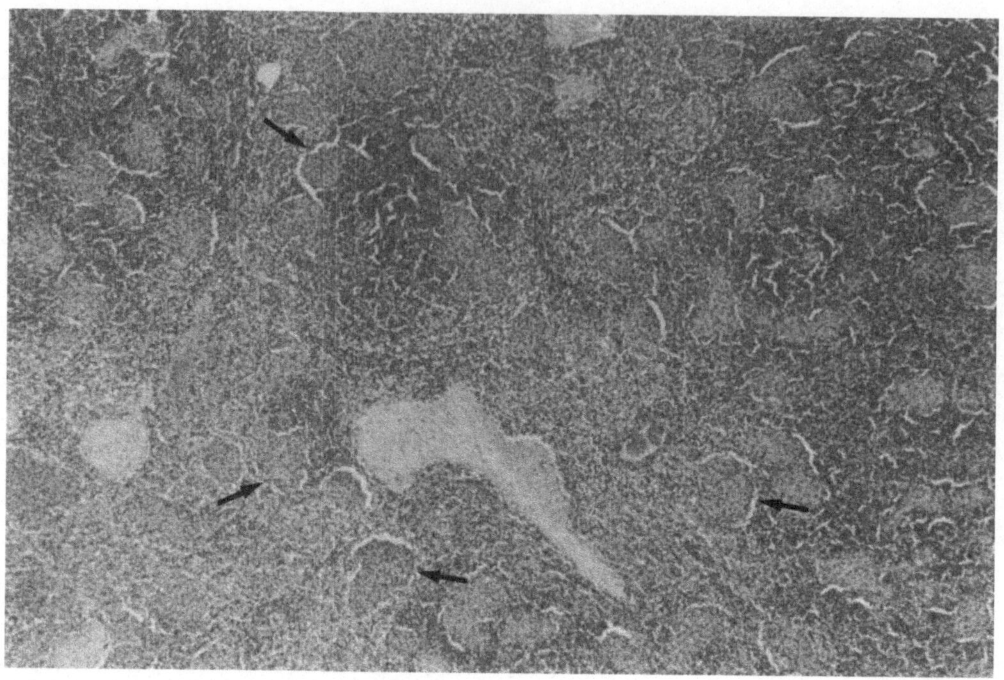

Abb. 2. Milz (Schwein) mit multiplen histiocytären Granulomen 3 Wochen nach Transplantation von Hepatocyten in die Milz ohne Nachweis von Leberzellen. H.E.-Färbung 25 x

Die peritoneale Implantation führte erstmalig (3) zum Nachweis von peritonealen Leberzellansammlungen mit ausgedehnten Nekrosen und reaktiver Entzündungsreaktion im Randbereich. In Analogie zu histologischen Befunden bei Abstoßungsreaktionen in der Klinik sind die nachgewiesenen Befunde mit großer Wahrscheinlichkeit als Abräumreaktionen nach abgelaufener Rejektion aufzufassen. In diesem Zusammenhang sind folgende Fragen zu klären: Induziert möglicherweise die Transplantation isolierter Hepatocyten auf dem Boden größerer Antigenexpression eine stärkere Abstoßungsreaktion, so daß die in der vorliegenden Versuchsserie von der klinischen Erfahrung abgeleitete Immunsuppression (5) als nicht ausreichend angesehen werden muß. Zu klären ist ferner die Supprimierbarkeit der Reaktion von Peritonealmakrophagen bei intraperitonealer Transplantation.

Zusammenfassung

Nach Erarbeitung einer Methode zur Isolierung großer Mengen Hepatocyten im Schweinemodell wurden die Zellen bei 15 Tieren intrasplenal und 4 Tieren intraperitoneal transplantiert. In Abhängigkeit von dem Zeitpunkt nach Transplantation konnten vitale Hepatocyten oder unterschiedliche Stadien von Abstoßungs- bzw. Abräumreaktionen in Milz, Leber und Peritoneum morphologisch und histochemisch nachgewiesen werden.

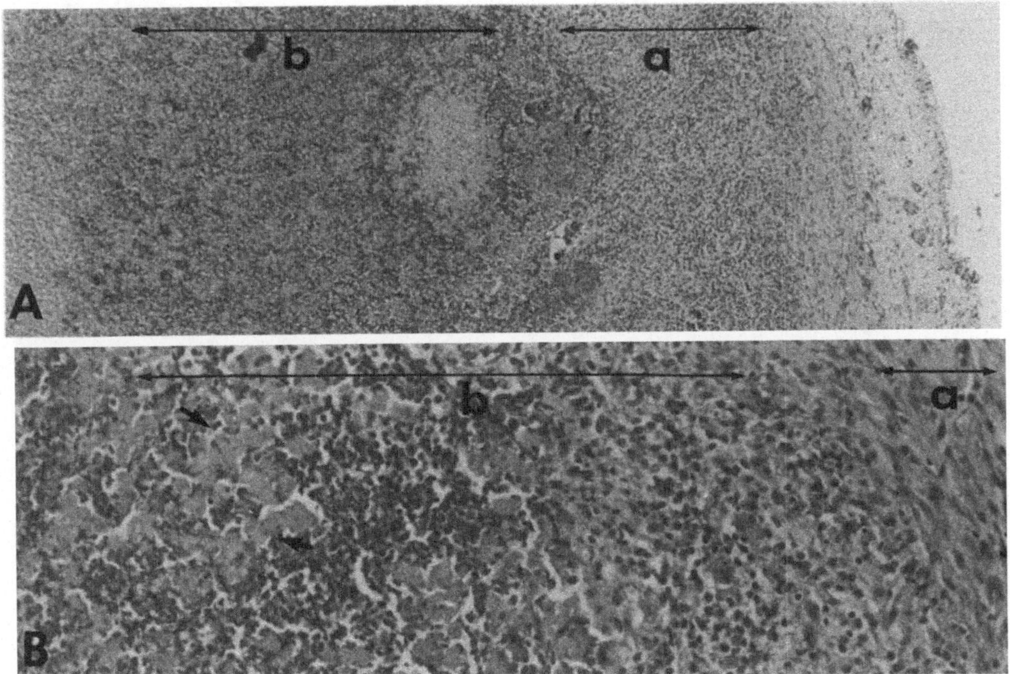

*Abb. 3. Intraperitoneales Granulom 2 Wochen nach Transplantation von Hepato-
cyten ins Peritoneum. Zone "a": Resorptionsgewebe mit Histiocyten, Fibroblasten und Capillaren. Zone "b": nekrotische Leberzellen umgeben von granulier-
ten Leukocyten und Lymphocyten. H.E.-Färbung A = 16x, B = 40x*

Summary

A method of harvesting large amounts of vital hepatocytes with an
oxygenated recirculating collagenase perfusion system in the pig
model was established. In 15 pigs hepatocytes were transplanted
into the spleen, and in four pigs into the peritoneum. Depending
on the time after transplantation, vital hepatocytes or different
stages of rejection or inflammatory reaction were identified in
the spleen, liver, and peritoneum morphologically and histochemic-
ally.

Literatur

1. Herrath Ev (1958) Bau und Funktion der normalen Milz. de
   Gruyter, Berlin
2. Kotake AN (1981) Direct measurement of aminopyrine N-demethy-
   lase and antipyrine hydroxylase activities in a monolayer rat
   primary isolated hepatocyte system. Biochem Pharmacology
   30/17:2473-2479
3. Makowka L et al (1980) Allogeneic and xenogeneic hepatocyte
   transplantation in experimental hepatic failure. Transplantation 30/6:429-435

4. Mito M et al (1979) Morphology and function of isolated hepatocytes transplanted into rat spleen. Transplantation 28:
   499-505
5. Starzl TE et al (1981) Liver transplantation with use of
   Cyclosporin A and Prednisone. New Engl J Med 305:266

Dr. D. Henne-Bruns, Universitäts-Krankenhaus Eppendorf, Chirurgische Klinik, Martinistraße 52, D-2000 Hamburg 20

56. Zur Wertigkeit mikrochirurgischer Technik bei biliodigestiven Anastomosen – Experimentelle Untersuchungen

On the Benefits of Mircosurgical Technique in the Surgery of Biliointestinal Anastomoses – Experimental Study

V. Kovács[1], R. Ascherl[2], W. Erhardt[2], H. Langhammer[3], J. R. Siewert[4] und G. Blümel[2]

[1]III. Chirurgische Klinik der Semmelweis Universität Budapest (Dir.: Prof. Dr. med. T. Marton)
[2]Institut f. Exp. Chir. (Dir.: Prof. Dr. med. G. Blümel) d. TUM
[3]Nuklearmedizinische Klinik r. d. Isar d. TUM (Dir.: Prof. Dr. med. H.W. Pabst)
[4]Chirurgische Klinik u. Poliklinik r. d. Isar d. TUM (Dir.: Prof. Dr. med. H.W. Pabst)

Einleitung und Fragestellung

Fast 80 % aller benignen Strikturen der extrahepatischen Gallenwege gehen auf Verletzungen bei Cholecystektomie zurück (5); die Recidivrate nach rekonstruktiven Eingriffen liegt immer noch bei 10 - 35 % (3, 5).

Im Experiment sollte die Wertigkeit mikrochirurgischer Operations- und Nahttechnik bei biliodigestiven Anastomosen überprüft werden.

Material und Methoden

An ausgewachsenen Minipigs (20 - 40 kg KG, n = 31) wurden in allgemeiner Intubationsnarkose (Azaperon-Etomidate, N_2O-O_2) nach medianer Oberbauchlaparotomie und Cholecyctektomie terminolaterale, biliodigestive Anastomosen als Choledocho-Jejunostomien mit Y-Roux-Schlinge (CJV) oder Choledocho-Duodenostomien (CD) durchgeführt. Unter einem Kleinert-Operationsmikroskop (Vergrößerung: 10x) erfolgten die einreihigen Nähte mit 8-0 Vicryl entweder allschichtig, mucös oder extramucös; herkömmliche Operations- und Nahttechniken mit 6-0 Nylon bzw. Vicryl sowie extramucöse Nähte mit 8-0 Nylon dienten als Kontrollen (Tabelle 1). Durch hepatobiliäre Funktionsszintigraphien (HBFS) mit 99m Tc-HIDA (4, 8 u. 12 Wo. po.) sowie Kontaktcholangiographien (Abb. 1) und Ausgußpräparationen (Xantopren) wurden Gallefluß und Ausmaß der postoperativen Stenosierung (rel. Stenosegrad = Ø Anastomose / Ø D. choled. 15 mm prox. Anastomose) quantifiziert. Histologische und rasterelektronenoptische Untersuchungen sollten über feingewebliche Reaktionen im Anastomosenbereich informieren. Die Beobachtungsdauer betrug 12 Wochen.

Chirurgisches Forum '86
f. experim. u. klinische Forschung
Hrsg.: H.-J. Streicher
© Springer-Verlag Berlin Heidelberg 1986

Tabelle 1. Stenosegrad u. Gallefluß bei verschiedenen biliodigestiven Anastomosen mit mikrochir. Technik

Naht	Material	USP	Anastomose	Kontaktchol.	Ausgußp.	MTT (sec)	n
allschichtig	Nylon	6-0	C D	$0,20\pm0,05$	$0,24\pm0,05$	1732	2
allschichtig	Vicryl	6-0	C D	$0,40\pm0,08$	$0,45\pm0,10$	1680	3
extramucös	Nylon	8-0	C D	$0,47\pm0,09$	$0,49\pm0,10$	1645	3
			CJY	$0,50\pm0,05$	$0,53\pm0,10$	1600	3
extramucös	Vicryl	8-0	C D	$0,41\pm0,04$	$0,43\pm0,07$	1657	3
			CJY	$0,45\pm0,06$	$0,47\pm0,01$	1652	3
allschichtig	Vicryl	8-0	C D	$0,55\pm0,10$	$0,58\pm0,14$	1563	3
			CJY	$0,62\pm0,16$	$0,68\pm0,19$	1528	4
mucös	Vicryl	8-0	C D	$0,80\pm0,12$	$0,85\pm0,08$	1521	4
			CJY	$0,90\pm0,14$	$0,93\pm0,10$	1423	3

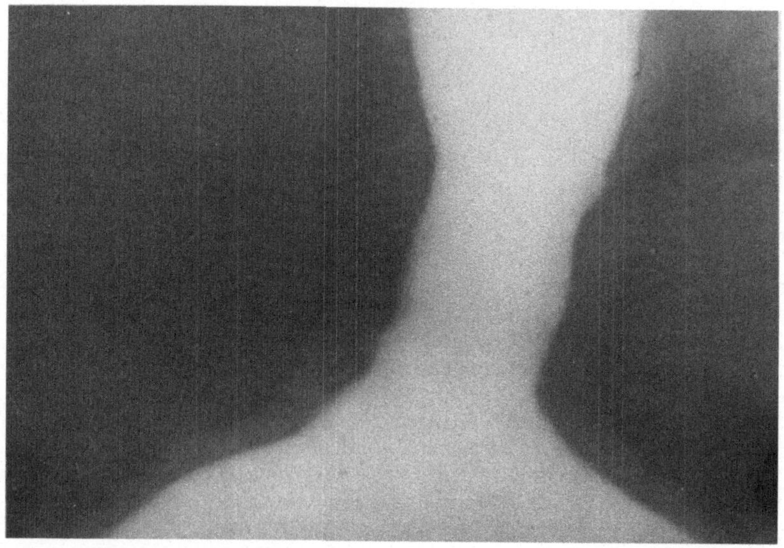

Abb.1. Kontaktcholangiographie einer CD mit 8-0 Vicryl mit nur geringer Stenosierung

Ergebnisse

Die deutlich besseren Ergebnisse der herkömmlichen allschichtigen
Nähte (Tabelle 1) mit Vicryl gegenüber Nylon lassen sich auf die

gute Verträglichkeit des Polyglactins zurückführen, - bei nur
mehr geringen geweblichen Reaktionen ohne Narbenbildung oder Infiltrationen nach 12 Wochen. Die allschichtige Naht (8-0 Vicryl)
unter dem Operationsmikroskop allerdings zeigt sowohl in der Kontaktcholangiographie wie auch in den Ausgußpräparationen hinsichtlich Stenosebildung eine weitere Verbesserung der Resultate und
erscheint auch den CD mit extramucösen Nähten überlegen. Im allgemeinen weisen die jeweiligen Choledocho-Jejunostomien eine geringere Strikturneigung auf; mikrochirurgische Mucosanähte mit
8-0 Vicryl heilen im Vergleich zu den anderen Techniken außeror-
dentlich gut, die relativen Stenosegrade liegen für CD und CJY bei
0,8 - 0,93.

In der HBFS stellt bei Anwendung der sog. "region of interest"-
Technik die mittlere Transitzeit (MTT) des Radionuklids im Bereich des Choledochus ein gutes, genaues, objektives Maß für den
Gallefluß dar (Abb. 2). Physiologischen Werten sehr nahe kommt
auch bei diesen Untersuchungen die mucöse Naht mit 8-0 Vicryl,
die kürzesten MTTs fanden sich bei den CJY.

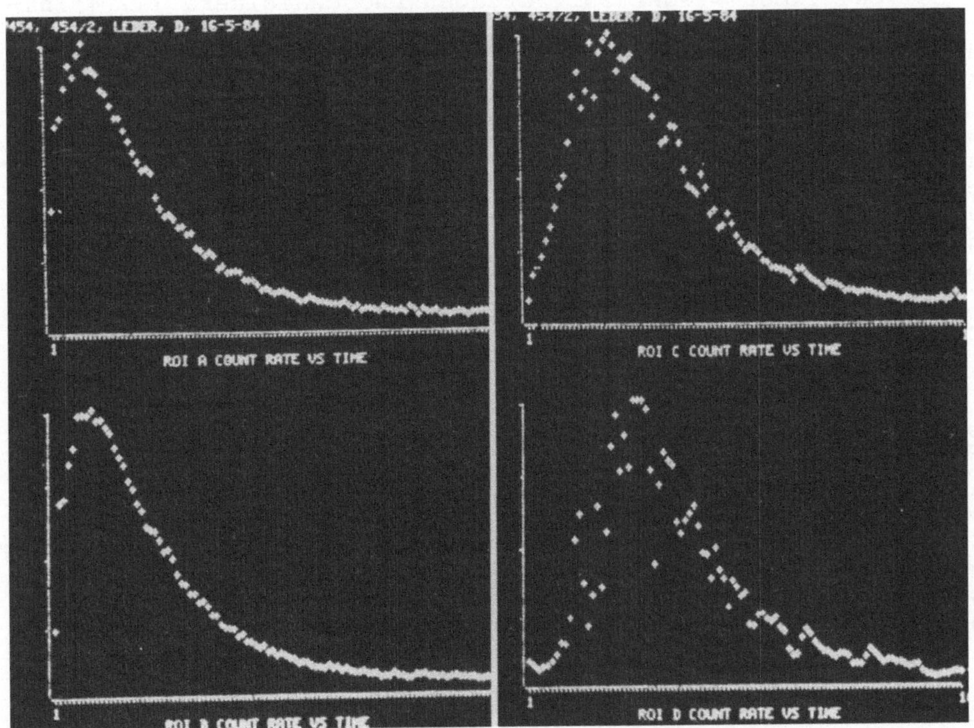

*Abb. 2. HBFS mit regions of interest über Leberparenchym (links) und D.
choledochus (re. oben) sowie anastomosennahem Dünndarm (re. unten). Nur geringgradige Verzögerung des max. Galleflusses nach mikrochirurgischen CJY
mit resorbierbarem Nahtmaterial d. Fadenstärke 8-0*

Histologisch ergeben die mikrochirurgischen Schleimhautnähte die
beste Epitheladaptation ohne Wulstbildung, in den Wandschichten
findet sich nur geringer bindegewebiger Umbau ohne deutliche
Zeichen einer Narbenbildung, Infiltrate fehlen fast gänzlich. Ab
und zu zeigt sich um noch vorhandene Reste von Nahtmaterial eine
schwache Fremdkörperreaktion. Epitheldefekte wurden ebensowenig
beobachtet wie überschießende Regenerate.

Diskussion und Schlußfolgerung

PITT et al. (4) wie auch WAY u. Mitarb. (5) haben in ausgedehnten klinischen Studien jeweils bessere Resultate nach Hepa-
tico-Jejunostomie gesehen und diese Befunde sogar statistisch
absichern können (4). Eine Schienung oder Drainage wurde bei
unseren Experimenten nur in Vorversuchen durchgeführt und hat vor
allem bei Anwendung mikrochirurgischer Technik keine zusätzlichen
Vorteile erbracht. PITT et al. verweisen auf deutlich günstigere
Resultate bei Anwendung von Drainagen, wenn diese mindestens einen Monat liegen, wohingegen BRAASCH et al. (1) die Vorteile
intraluminaler Stents nur in der Erleichterung und größeren Genau-
igkeit der Vorderwandnaht sehen, die Bedeutung für eine Rezidivprophylaxe wird allerdings in Frage gestellt.

Die bei CJY immer wieder auftretenden Duodenalulcera (1, 4) haben wir in unserem experimentellen Modell nicht beobachtet, vergleichende Analysen der Magensekretion oder Serumgastrinspiegel
sind nicht durchgeführt worden.

Die Anwendung mikrochirurgischer Technik bei biliodigestiven
Anastomosen erreicht eine atraumatische Präparation des Choledochus bzw. D. hepaticus unter Schonung der Gefäßversorgung,
bietet die Voraussetzung zur Anwendung feiner Nahtmaterialien
und garantiert die offensichtlich so bedeutsame Adaptation der
Schleimhäute (1, 2). Die Anwendung eines Operationsmikroskops
verzögert Eingriffe an den extrahepatischen Gallenwegen kaum,
deutlich bessere Resultate (2) lohnen den erhöhten finanziellen
Aufwand.

Zusammenfassung

In mikrochirurgischer Technik durchgeführte biliodigestive Anastomosen an ausgewachsenen Minipigs ergeben gegenüber herkömmlichen Operationstechniken bezüglich Gallefluß und Restenosierung
günstigere Resultate; Choledocho-Jejunostomien sind Choledocho-
Duodenostomien überlegen. Schleimhautnähte mit resorbierbarem
Nahtmaterial erscheinen besonders vorteilhaft.

Summary

Biliointestinal anastomoses performed with the help of microsurgical technique in adult minipigs are superior to those with
common surgical technique in terms of bile flow and recurrence of
stenosis. Choledochojejunostomies show better results then chole-
dochoduodenal anastomoses. Single-layer mucosal sutures with absorbable synthetic materials seem to be of particular advantage.

Literatur

1. Braasch JW, Bolton JS, Rossi RL (1981) A technique of biliary tract reconstruction with complete follow-up in 44 cases. Ann Surg 194:635-638
2. Ivarro IC, Peris RT, Peral JC (1980) La microchirurgie appliquée à la chirurgie de la papille de Vater. Helv Chir Acta 47:837-848
3. Pellegrini CA, Thomas MJ, Way LW (1984) Recurrent biliary stricture. Patterns of recurrence and outcome of surgical therapy. Am J Surg 147:175-180
4. Pitt HA, Miyamoto T, Parapatis SK, Tompkins RK, Longmire WP (1982) Am J Surg 144:14-21
5. Way LW, Bernhoft RA, Thomas MJ (1981) Biliary stricture. Surg Clin North Amer 61:963-972

Dr. med. V. Kovács, III. Chirurgische Univ.-Klinik Budapest, Nagyvárad tér 1, H-1096 Budapest

57. Der Effekt von Analgetica auf die myoelektrische Aktivität des Sphincter Oddi und den Gallenwegsdruck in Opossums

Effect of Analgesic Drugs on the Myoelectric Activity of the Sphincter of Oddi and on Biliary Pressure

J.C.U. Coelho[1]*, N. Senninger[1], N. Runkel[1], Ch. Herfarth[1] und K. Meßmer[2]

[1]Chirurgische Universitätsklinik Heidelberg, Abteilung für Allgemeine Chirurgie, Unfallchirurgie und Poliklinik (Direktor: Prof. Dr. med. Ch. Herfarth)
[2]Abteilung für Experimentelle Chirurgie (Direktor: Prof. Dr. med. K. Meßmer), Universität Heidelberg

Einleitung

Der Effekt von Analgetica auf den Sphincter Oddi wurde bisher nur durch indirekte Methoden wie Manometrie, Flußmessung und cineradiographische Techniken untersucht (2, 4). Elektromyographische Studien erlauben eine direkte und genauere Evaluierung der Sphincterdynamik, insbesondere eine Quantifizierung der Aktivitätsänderungen nach unterschiedlichen Stimuli (3).

Bisher existieren keine elektromyographischen Studien der Sphincteraktivität nach Gabe von Analgetica. Die vorliegenden Untersuchungen zeigen den Effekt häufig angewandter Analgetica auf die elektromyographische Aktivität des Sphincter Oddi und den Gallengangsdruck an Opossums.

Material und Methoden

Sieben Paare bipolarer Elektroden wurden bei insgesamt 7 Opossums in den Sphincter Oddi (SO) und das Duodenum (D) implantiert. Ein Katheter zur Gallengangsdruckmessung wurde über einen akzessorischen Ductus hepaticus dexter in den Ductus choledochus eingeführt. Katheter und Elektroden wurden über einen subcutanen Tunnel zum Rücken der Tiere ausgeleitet und dort befestigt. Als venöser Zugang diente ein implantierter, nach dorsal ausgeleiteter Katheter in der V. jugularis interna. Die Experimente begannen 7 - 10 Tage nach der Operation und wurden an wachen nüchternen Tieren durchgeführt. Nach Registrierung von zwei spontanen "migrating

---

*Dr. Coelho wurde durch ein Stipendium der Alexander-von-Humboldt Stiftung, Bonn, unterstützt

Chirurgisches Forum '86
f. experim. u. klinische Forschung
Hrsg.: H.-J. Streicher
© Springer-Verlag Berlin Heidelberg 1986

motor complexes (= MMC), die als Kontrolle dienten, wurde das
jeweilige Medikament intravenös als Bolus appliziert. Folgende
Substanzen wurden getestet: Morphinhydrochlorid (0,2 mg/kg),
Tramadol (2 mg/kg), Metamizol-Natrium (20 mg/kg), Pethidin-
Hydrochlorid (1,0 mg/kg), Pentazocin (0,5 mg/kg) und Acetylsalicylsäure (10 mg/kg). Jede Substanz wurde an jedem Tier zweimal mit einem Mindestabstand von drei Tagen zwischen den Injektionen appliziert. Nach Abschluß dieser Untersuchungsserie wurden 5 der 7 Opossums cholecystektomiert und die Versuche in der
beschriebenen Weise wiederholt. Die Aufzeichnung der Elektro-
myogramme sowie der Gallenwegsdrucke erfolgte über DC-Verstärker
mittels eines Gould-8-Kanal-Schreibers. Zusätzlich wurde der Gal-
lenwegskatheter mit physiologischer Kochsalzlösung perfundiert
(0,05 ml/min). Die Unterschiede der Medikament-spezifischen
Effekte bezüglich MMC-Dauer und Gallenwegsdruck wurden mit dem
t-Test für gepaarte Werte auf Signifikanz geprüft.

<u>Ergebnisse</u>   (Angaben Mittelwert ± 1 Standardabweichung)

Keines der Medikamente unterbrach den MMC-Cyclus, alle vier Phasen des MMC konnten sowohl am SO als auch am D leicht identifiziert werden (Abb. 1). Perioden intensiver Entladungsaktivität

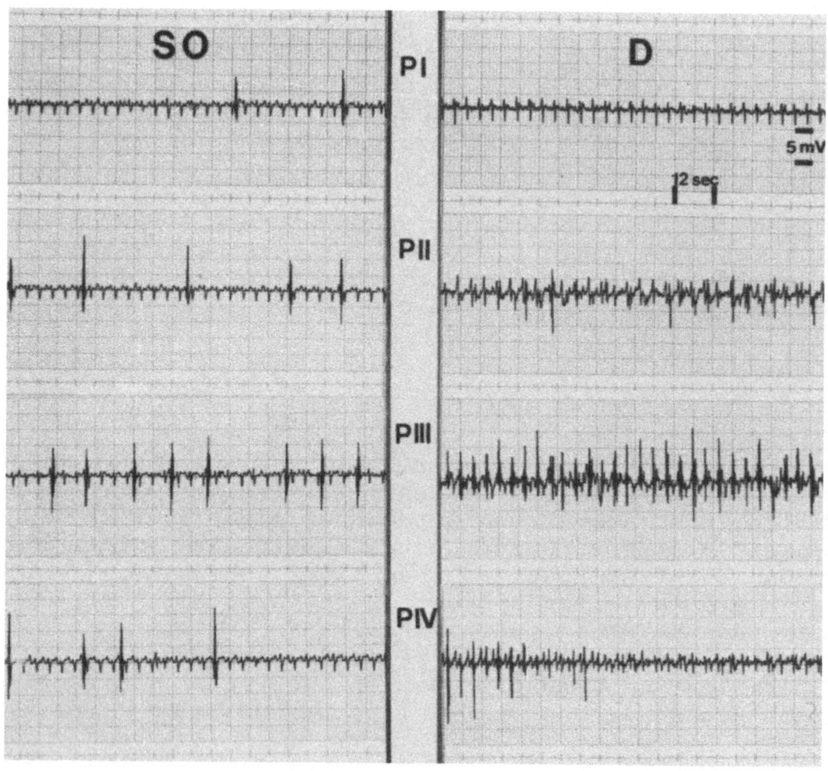

*Abb. 1. Elektromyographische Aufzeichnung der vier Phasen (PI, PII, PIII und
PIV) des MMC am wachen Opossum. SO = Sphincter Oddi; D = Duodenum*

von 1 - 2 min Dauer wurden am SO und D nach Gabe von Morphin in
acht Experimenten (57,1 %), Meperidin in sechs (42,9 %) und Pentazocin in drei (21,4 %) beobachtet, während Tramadol, Metamizol
und Acetylsalicylsäure die Entladungsaktivität nicht beeinflußten.

Die Dauer des MMC-Cyclus (normal: 85,4 + 12,9 min) wurde durch
Morphin (167,1 + 18,1 min), Meperidin (143,3 + 18,5 min) und
Pentazocin (129,1 + 18,9 min) signifikant verlängert (p < 0,01),
hingegen durch Tramadol, Metamizol und Acetylsalicylsäure nicht
verändert.

Vor Cholecystektomie blieb der mittlere Gallenwegsdruck (13,8 +
2,7 mm Hg) nach Applikation aller Analgetica unverändert. Nach
Cholecystektomie bewirkte hingegen die Gabe von Morphin (17,2
+ 1,5 mm Hg), Meperidin (16,2 + 1,9 mm Hg) und Pentazocin (17,0
+ 2,1 mm Hg) einen signifikanten (p < 0,01) Druckanstieg, während
Tramadol, Metamizol und Acetylsalicylsäure keinen Effekt hatten.

Diskussion

In zahlreichen Studien wurde der Effekt von Analgetica auf Gallenwegsdruck und -motilität untersucht, wobei jedoch nur indirekte Daten über die Sphincteraktivität erhalten werden konnten
(1, 2, 4). Es wurde eine Zunahme der nicht-propulsiven rhythmi-
schen segmentalen Kontraktionen beschrieben, die der Phase II des
MMC entsprechen (1). Diese Befunde wurden durch unsere direkten
Messungen bestätigt. Weiter von Interesse war auch die Messung
des Gallenwegsdruckes (2, 4), wobei jedoch die meisten Studien
entweder nach Cholecystektomie oder nach Kannülierung oder Obstruktion des Ductus cysticus durchgeführt wurden. In diesem Zusammenhang erlauben die Daten unserer Versuche erstmals eine
direkte Korrelation von myoelektrischer Aktivität und intralumi-
nalem Druck im Gallenwegssystem, zusätzlich eine differenzierte
Bewertung der Gallenblase als Druckregulator.

Obwohl Morphin, Meperidin und Pentazocin die myoelektrische Aktivität von Sphincter und Duodenum signifikant steigerten, resultierte bei intakter Gallenblase kein intraluminaler Druckunter-
schied. Nach Verlust des Reservoirs "Gallenblase" durch Cholecystektomie zeigte sich parallel zur myoelektrischen Aktivitäts-
steigerung auch ein signifikanter Druckanstieg. Die Annahme liegt
daher nahe, daß eine intakte Gallenblase einen Druckanstieg im
Gallenwegssystem zumindest vorübergehend durch Flüssigkeitsauf-
nahme verhindern kann. Tramadol, Metamizol und Acetylsalicylsäure
beeinflußten weder die myoelektrische Aktivität noch den Gallenwegsdruck sowohl vor als auch nach Cholecystektomie.

Zusammenfassung

In 7 Opossums wurde der Effekt gebräuchlicher Analgetica auf die
myoelektrische Aktivität des Oddischen Sphincters und Duodenums
sowie den Gallenwegsdruck untersucht. Morphin, Meperidin und
Pentazocin steigerten signifikant die Entladungsaktivität und
verlängerten den MMC-Cyclus. Ein Druckanstieg konnte bei intak-

ter Gallenblase nicht registriert werden, erst nach Cholecystektomie stieg der Gallenwegsdruck nach Gabe dieser Medikamente signifikant. Tramadol, Metamizol und Acetylsalicylsäure waren ohne Effekt auf myoelektrische Aktivität und Druck sowohl vor als auch nach Cholecystektomie.

Summary

The effect of commonly used analgesics on the myoelectric activity of the sphincter of Oddi and the duodenum and on biliary pressure was evaluated in seven opossums. Morphine, meperidine, and pentazocine caused a significant increase in migrating motor complex duration and triggered periods of intense spike activity. Biliary pressure remained constant following the application of these drugs with intact gallbladder, but rose significantly after the animals had been subjected to cholecystectomy. Tramadol, metamizole, and acetylsalicylic acid did not alter the myoelectric activity and no change of biliary pressure could be seen either before or after cholecystectomy.

Literatur

1. Chapman WP, Rowlands EN, Jones CM (1950) Multiple-balloon kymographic recording of the comparative action of demerol, morphine and placebos on the motility of the upper small intestine in man. N Engl J Med 243:171-7
2. Chessick KC, Black S, Hoye SJ (1975) Spasm and operative cholangiography. Arch Surg 110:53-7
3. Coelho JCU, Moody FG, Senninger N (1985) A new method for correlating pancreatic and biliary duct pressures and sphincter of Oddi electromyography. Surgery 97:342-9
4. Romo-Salas F, Aldrete JA, Franatovic Y (1980) Effects of butorphanol, fentanyl and morphine on the intrabiliary pressure of guinea pigs. Surg Gyn Obst 150:551-4

Dr. J.C.U. Coelho, Chirurg. Univ.-Klinik Heidelberg, Im Neuenheimer Feld 110, D-6900 Heidelberg

58. Die Wirkung der Hämodilution auf die Mikrozirkulationsstörung des Pankreas bei akuter, biliärer Pankreatitis

The Effect of Hemodilution on the Impairment of Pancreatic Microcirculation in Acute Biliary Pancreatitis

E. Klar[1], K. Messmer[2] und Ch. Herfarth[1]

[1]Chirurgische Klinik (Abt. 2.1.1.)
[2]Abt. f. Experimentelle Chirurgie der Universität Heidelberg

Die Bedeutung des Gefäßfaktors für Pathogenese und Verlauf der akuten Pankreatitis wurde in der Vergangenheit mehrfach betont. Eine Verminderung der Pankreasdurchblutung durch arterielle Embolisation (1), venöse Stauung (2) sowie Obstruktion der Lymphwege (3) kann eine akute Pankreasnekrose auslösen oder eine bestehende ödematöse Pankreatitis in die hämorrhagische Nekrose überführen. Durch quantitative Analyse der Mikrozirkulation mittels intravitaler Mikroskopie ist von uns gezeigt worden. daß bereits in der Frühphase der experimentellen, biliären Pankreatitis eine Störung der mikrovasculären Perfusion oder der Gefäßpermeabilität des Pankreas mit hochgradiger Einschränkung der nutritiven Capillardurchblutung eintritt. Es sollte nunmehr geprüft werden, ob diese Mikrozirkulationsstörung durch Hämodilution (Austausch von Vollblut gegen Dextran 60) therapeutisch beeinflußt werden kann.

Methodik

An 18 Albinokaninchen (900 - 1200 g) wurde unter Pentobarbital-i.v.-Narkose eine rechts-laterale Laparotomie durchgeführt. Nach vorsichtiger Exposition wurde die Duodenalschlinge mit dem intramesenterial gelegenen Pankreas mittels eines Gewebeklebers auf einer Plexiglaspalette immobilisiert. Nach Insertion eines Teflonkatheters in den distalen Ductus pankreaticus erfolgte die Induktion der akuten Pankreatitis durch retrograde Injektion eines Taurocholat-Trypsin-Blutgemisches unter einem maximalen Druck von 20 mm Hg. Die Schwere der Pankreatitis wurde so adjustiert, daß die Serum-Amylase um 300 % anstieg, während kardiovasculäre Parameter konstant blieben. Nach i.v.-Gabe von FITC-Dextran (MG 70.000) wurde mittels intravitaler Fluorescenzmikroskopie off-line eine quantitative Videobildanalyse durchgeführt. Die Zahl perfundierter Capillaren wurde innerhalb definierter Bildausschnitte in der Peripherie der Pankreasläppchen über eine Beobachtungszeit von 6 h halbstündlich bestimmt. 30 min nach Induktion der Pankreatitis wurde der Hämatokrit vom Ausgangswert von 38,5% ± 1,5% durch isovolämischen Blutaus-

Chirurgisches Forum '86
f. experim. u. klinische Forschung
Hrsg.: H.-J. Streicher
© Springer-Verlag Berlin Heidelberg 1986

300

tausch gegen Dextran 60 (Macrodex 6%, Schiwa-Glandof) auf 29,8%
+ 1,1% reduziert (n = 8). Bei den Kontrolltieren (n = 10) blieb
der Hämatokrit über die gesamte Beobachtungszeit von 6 h konstant.

Ergebnisse

In beiden Versuchsgruppen erfolgte bereits während der Induktion
der Pankreatitis eine Extravasation des Fluorescenzmarkers FITC-
Dextran 70.000. In der Kontrollgruppe wurde schon 60 min nach
Pankreatitisinduktion eine Verminderung der Anzahl perfundierter
Capillaren registriert. 2 h später waren sämtliche initial durch-
strömten Capillaren von der Perfusion ausgeschlossen; es bestand
weiterhin eine Perfusion großlumiger Vorzugskanäle (8 - 10 μ) in
der Läppchenperipherie. Zwar wurde bei den Tieren der Therapie-
gruppe nach 2 - 3 h eine Reduktion der Anzahl perfundierter Capillaren beobachtet, jedoch waren nach 6 h noch immer 58% aller
Capillaren durchströmt (Abb. 1).

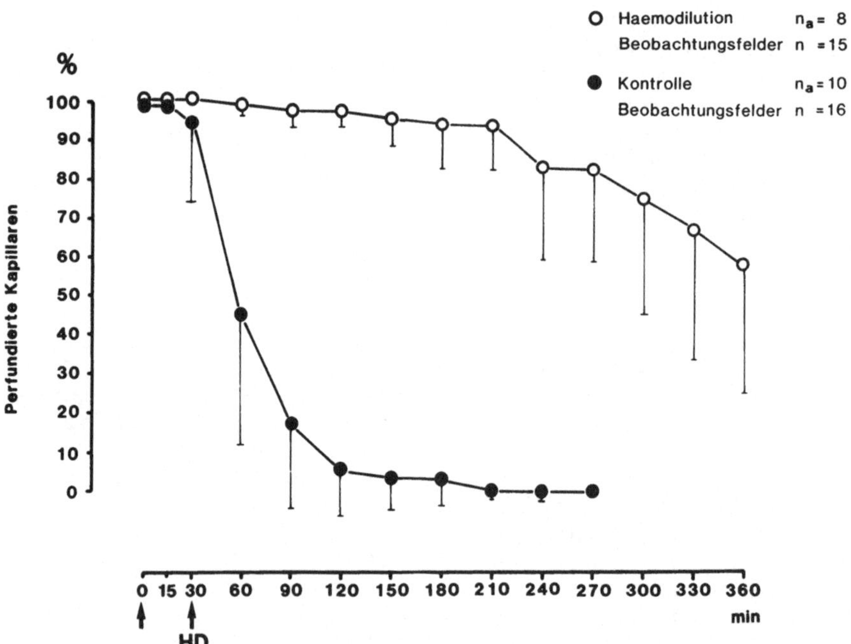

*Abb. 1. Die Wirkung isovolämischer Hämodilution (HD↑) mit Dextran 60 auf die
Mikrozirkulation des Pankreas. Anzahl perfundierter Capillaren (100% = Ausgangswert) nach Induktion einer akuten Pankreatitis (↑)*

Diskussion

Aufgrund vorwiegend experimenteller Untersuchungsergebnisse kann die Störung der Mikrozirkulation des Pankreas als eine Hauptursache für das Fortschreiten der ödematösen Pankreatitis zur hämorrhagischen Nekrose angesehen werden. Die Infusion von Dextran 40 gatte sich bei akuter Pankreatitis bereits früher am Pankreas als durchblutungssteigernd erwiesen (4). Ziel der vorliegenden Studie war die Quantifizierung der mikrohämodynamischen Veränderungen und deren therapeutische Beeinflussung durch Hämodilution mit Dextran 60 während akuter biliärer Pankreatitis. Am Kaninchen wurde hierzu das Pankreas zur extraabdominellen Beobachtung mittels intravitaler Fluorescenzmikroskopie präpariert. Nach Induktion der akuten biliären Pankreatitis wurden die Anzahl perfundierter Capillaren sowie das Durchströmungsmuster über einen Beobachtungszeitraum von 6 h halbstündlich ermittelt. Die zentralhämodynamischen Parameter blieben während der Beobachtungsperiode im Bereich der Norm. Schon während der Induktion der Pankreatitis kam es zur massiven Extravasation des hochmolekularen Fluorescenzmarkers im Sinne einer hochgradigen Permeabilitätsstörung. Dieses Phänomen konnte in beiden Gruppen in gleicher Weise beobachtet werden und ist Ausdruck einer frühen Gefäßwandschädigung im Ablauf der akuten Pankreatitis. In der Kontrollgruppe wurde bei unverändertem Hämatokrit eine zunehmende Mikrozirkulationsstörung beobachtet. Eine Stunde nach Pankreatitisinduktion kam es zu einer progredienten Einschränkung der nutritiven Capillardurchblutung. Nach 3 h konnte nur noch eine Perfusion großlumiger Vorzugskanäle unter vollständigem Ausschluß des Capillarnetzes nachgewiesen werden. Zur Therapie der Mikrozirkulationsstörung wurde in der zweiten Gruppe 30 min nach Induktion der Pankreatitis eine Hämodilution mit Dextran 60 durchgeführt und der Hämatokrit um durchschnittlich 22% des Ausgangswertes gesenkt. Im Gegensatz zu den unbehandelten Kontrolltieren blieb die Capillarperfusion über 3 h homogen; später fand sich zwar ebenfalls eine Reduktion der Anzahl perfundierter Capillaren, jedoch waren 6 h nach Pankreatitisbeginn noch 58% aller Capillaren durchströmt. Durch therapeutische Hämodilution mit Dextran 60 kann somit die Störung der Mikrozirkulation des Pankreas bei akuter biliärer Pankreatitis günstig beeinflußt werden. Der Wirkungsmechanismus wird in einer Verbesserung der Blutfluidität durch relative Verminderung der cellulären Bestandteile gesehen (5). Dieser therapeutische Ansatz erscheint deshalb erfolgversprechend, da bei Abfall des arteriellen Blutdrucks und des Herzzeitvolumens bei akuter Pankreatitis sowie infolge Hämokonzentration durch Plasmaverlust die Strömungsbedingungen und damit die Blutfluidität im Pankreas massiv beeinträchtigt werden.

Zusammenfassung

Die akute biliäre Pankreatitis ist gekennzeichnet durch eine Störung der Mikrozirkulation mit massiver Reduktion der Anzahl perfundierter Capillaren und dadurch der transcapillären Austauschfläche mit konsekutiver Gewebshypoxie. Die initiale Permeabilitätsstörung konnte durch therapeutische Hämodilution mit Dextran 60 nicht beeinflußt werden, jedoch bewirkte die Hämodilution eine Stabilisierung der mikrovasculären Perfusion.

Summary

Acute biliary pancreatitis is characterized by an impairment of pancreatic microcirculation. A massive reduction of the number of perfused capillaries could be demonstrated, leading to a decrease in transcapillary exchange capacity with subsequent tissue hypoxia. The early increase of permeability representing damage to the vessel wall could not be influenced by therapeutic hemodilution with dextran 60. In contrast, capillary blood flow was stabilized by hemodilution maintaining nutritive pancreatic perfusion.

Literatur

1. Panum PL (1862) Experimentelle Beiträge zur Lehre von der Embolie. Virchows Arch Path Anat 25:308
2. Adams TW, Musseleman MM (1953) Pancreatic venous thrombosis as an etiologic factor in acute necrotizing hemorrhagic pancreatitis. S Forum 4:401
3. Duprez A, Dupont JM, Letvine J, Lambillotte JP (1962) Acute experimental pancreatitis originating in the duct in the rabbit. Acta Gastroent, Belg 25:665
4. Donaldson LA, Williams RW, Schenk WG Jr (1978) Experimental pancreatitis: Effect of plasma and dextran on pancreatic blood flow. Surgery 84:313
5. Messmer K (1982) Reologische Grundlagen der Schocktherapie. Internist 23:445

Dr. med. E. Klar, Chirurgische Universitätsklinik, Kirschnerstr. 1, D-6900 Heidelberg

59. Die Freisetzung von Pankreatischem Polypeptide (PP) nach Autotransplantation des Pankreas beim Hund

Release of Pancreatic Polypeptide (PP) After Autotransplantation of the Pancreas in Dogs

H. Köhler, K. Dietrich und H. D. Becker

Klinik und Poliklinik für Allgemeinchirurgie der Universität Göttingen

Der N. vagus ist ein bedeutender Regulator für die Freisetzung von PP. Sowohl Vagotomie (<u>3</u>, <u>4</u>) und Atropin (<u>3</u>, <u>4</u>), wie auch die Antrektomie (<u>2</u>) hemmen signifikant die PP-Response auf eine Mahlzeit; andererseits führt eine elektrische Stimulation des Vagus (<u>3</u>) zu einem deutlichen Anstieg von PP. Mit Hilfe des tierexperimentellen Modells vom orthotopen autotransplantierten Pankreas läßt sich die extrinsische vagale Innervation des Pankreas isoliert ausschalten. Es kann so der neural wirksame Anteil der enteroinsulinären Achse im Zwischenspiel von Pankreas und Gastrointestinaltrakt quantifiziert werden.

Material und Methodik

Bei 10 Bastardhunden wurde eine Autotransplantation nach der von DEBAS et al. beschriebenen Methode durchgeführt (<u>1</u>). Dabei wird das Pankreas selektiv von allen Gewebsbrücken und nervalen Verbindungen gelöst, mit Ausnahme der Einmündungsstelle des Ductus pancreaticus und der pancreatico-duodenalen Gefäße. 6 Wochen später erfolgte in einer 2. Operation die Anlage eines Herrera-Pancreaspouches. Die Vollständigkeit der vagalen Denervation wurde durch die fehlende Proteinantwort im Pankreassaft auf eine Insulinhypoglykämie überprüft (0,5 U/kg KG) (Abb. 1). Prä- und post denervationem erfolgten Testungen nach Applikation einer standardisierten Hundemahlzeit. Blut für die Bestimmung von PP mittels RIA (<u>4</u>) wurde in regelmäßigen Abständen über einen zentralen Venenkatheter entnommen.

Ergebnisse

Nach Autotransplantation verändert sich die basale und postprandiale PP-Sekretion nicht. Der Kurvenverlauf ist nahezu parallel (Abb. 2).

Chirurgisches Forum '86
f. experim. u. klinische Forschung
Hrsg.: H.-J. Streicher
© Springer-Verlag Berlin Heidelberg 1986

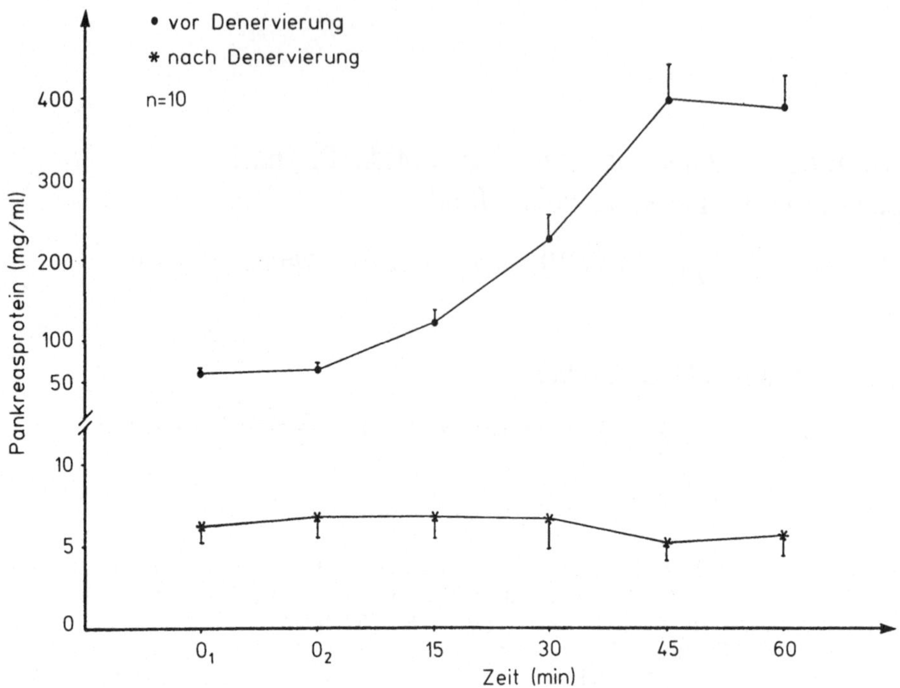

Abb. 1. Freisetzung von Protein im Pankreassaft nach Insulinhypoglykämie vor und nach Autotransplantation des Pankreas (n = 10)

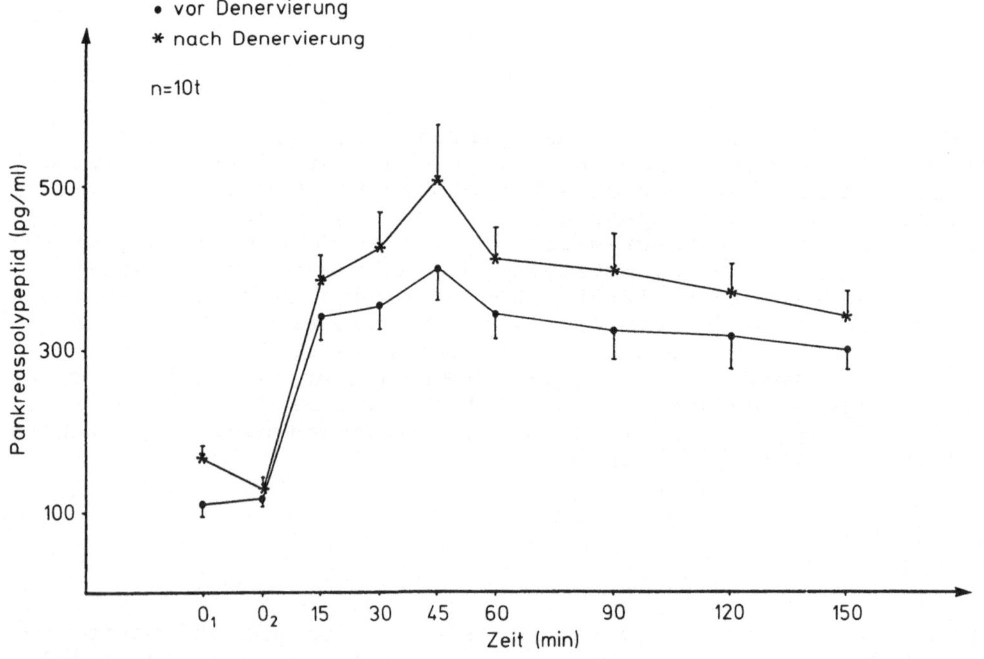

Abb. 2. Plasmakonzentration von Pankreatischem Polypeptid (PP) nach Nahrungs-stimulation vor und nach Autotransplantation des Pankreas (n = 10)

Diskussion

Der physiologisch bedeutendste Stimulus des Hormones PP ist eine
Mahlzeit (3, 4). Viele Autoren postulieren, daß ein adäquater
cholinerger Tonus für den Regulationsmechanismus der PP-Freisetzung verantwortlich ist (1 - 4). Sowohl Antrektomie, als auch
die verschiedenen Vagotomieformen und Atropingabe bewirken eine
signifikante Verminderung der PP-Response postprandial (1 - 4).
SCHWARTZ charakterisiert PP als ein Hormon unter vagaler Kontrolle (3). Unsere Ergebnisse demonstrieren, daß die Durchtrennung der vagalen autonomen Nervenfasern des Pankreas bei der Autotransplantation keinen Einfluß auf die basalen und nahrungsstimu-
lierten PP-Konzentrationen nimmt, so daß eine intakte vagale Innervation des Pankreas für die PP-Freisetzung unerheblich ist.
Dies beweist, daß der vagale Einfluß auf die PP-Sekretion nicht
durch die direkte vagale Pankreasinnervation erfolgt, sondern
offensichtlich durch indirekte cholinerge Versorgung von Magen und
Intestinum (1, 2). Bei der Autotransplantation werden alle nervö-
sen Strukturen, die das Pankreas mit Magen oder Dünndarm verbin-
den, durchtrennt, so daß gastropankreatische oder enteropankrea-
tische Reflexbögen unterbrochen werden. Es liegt daher die Vermutung nahe, daß die nahrungsstimulierte PP-Freisetzung durch humorale Mechanismen gesteuert wird. Wir diskutieren einen PP-
releasing factor, der bei Nahrungsaufnahme freigesetzt wird und
abhängig ist von einem intakten Antrum und/oder einer intakten
vagalen Versorgung des Antrums.

Zusammenfassung

Der N. vagus ist der Hauptregulator für die Freisetzung von pankreatischem Polypeptid. Unbekannt ist dagegen der Einfluß der ex-
trinsischen autonomen cholinergen Anteile des Pankreas auf die
PP-Sekretion. Es wurde daher bei 10 Hunden eine Autotransplantation des Pankreas vorgenommen. Die anschließende Nahrungsstimulation erbrachte keine signifikante Veränderung der PP-Freisetzung
nach Denervation, was bedeutet, daß die autonome Innervation des
Pankreas selbst keinen Einfluß auf die PP-Sekretion nimmt. Wahrscheinlich ist ein PP-Releasing factor für die Freisetzung von PP
verantwortlich.

Summary

Release of PP is governed principally by adequate cholinergic
tone of the vague nerve. Nothing is known about the influence of
autotransplantation of the pancreas on PP release after food intake. In 10 dogs an autotransplantation was performed according
to DEBAS. It was shown that the reaction of PP release to a meal
is not significantly affected by autotransplantation, which
suggests that PP secretion is not mediated by the vagal fibers
of the pancreas itself. There must be some other factor respon-
sible for PP release after food intake.

Literatur

1. Debas HT, Taylor IL, Seal AU, Passaro EP (1982) Evidence for
   vague-dependent pancreatic polypeptide-releasing factor in the
   antrum. Surgery 92:309-314
2. Modlin IM, Jaffe BM, Albert D, Materia A, Crochelt R, Senk A
   (1981) The Role of the Antrum in the Modulation of Plasma
   Pancreatic Polypeptide. J Surg Res 30:269-274
3. Schwartz TW (1983) Pancreatic Polypeptide: A Hormone Under
   Vagal Control. Gastroenterology 85:1411-25
4. Taylor IL, Impicciatore M, Carter DC, Walsh JH (1978) Effect
   of atropine and vagotomy on pancreatic polypeptide response
   to a meal in dogs. Am J Physiol 235:E443-E447

Dr. med. H. Köhler, Klinik und Poliklinik für Allgemeinchirurgie
der Universität Göttingen, Robert-Koch-Straße 40, D-3400 Göttingen

60. Beeinflussung des Ödems nach der Extremitätenperfusion durch Aprotinin – Ergebnis einer prospektiv-randomisierten tierexperimentellen Studie*

Limitation of Postoperative Edema Following Isolated Perfusion of Extremities with Aprotinin – Results of a Prospective Randomized Trial in Beagles

H. Walther, K. R. Aigner und K. Schwemmle

Klinik für Allgemein- und Thoraxchirurgie der JLU Gießen (Leiter: Prof. Dr. K. Schwemmle)

Einleitung und Fragestellung

Die isolierte hypotherme Extremitätenperfusion wurde in den letzten Jahren zur Methode der Wahl beim metastasierenden malignen Melanom (1, 4). Durch die Einbeziehung neuer Cytostatica wurde die Effizienz der Methode verbessert. Als Nebenwirkung dieser aggressiven Behandlungsform entwickelt sich in der Mehrzahl der Fälle ein postoperatives Extremitätenödem unterschiedlichster Ausprägung.

Bei dem Austritt von Flüssigkeit in den interstitiellen Raum und der Ödementstehung scheint das Kallikrein-Kinin-System eine Mediatorfunktion zu haben (3). Ende 1968 berichtete EIGLER (2) über eine deutliche Reduktion des postischämischen Ödems beim experimentell erzeugten Tourniquet-Syndrom der Ratte.

Ziel der prospektiv-randomisierten tierexperimentellen Studie war es, die Beeinflussung des Ödems nach der isolierten Extremitätenperfusion durch die prophylaktische Gabe von Aprotinin, die wir in einer Pilotstudie gesehen hatten (5), unter Einbeziehung der Laborparameter genauer zu untersuchen.

Material und Methodik

Bei 18 Beagles (15 + 2 kg) wurden die Femoralgefäße der linken hinteren Extremität in Intubationsnarkose dargestellt und kanüliert. Nach Anschluß der Herzlungenmaschine – bestehend aus einer Rollerpumpe (Gambro, München) und einem Oxygenator (Bentley BOS 5, Düsseldorf) – wurde die Extremität 60 min lang bei maximal 40° C isoliert perfundiert. Bei einem arteriellen Mitteldruck von 120 mm Hg lagen die Dauerflußraten zwischen 150 und

---

*Teile dieser Arbeit sind der Dissertation von H. Klein entnommen

Chirurgisches Forum '86
f. experim. u. klinische Forschung
Hrsg.: H.-J. Streicher
© Springer-Verlag Berlin Heidelberg 1986

200 ml/min. Alle Tiere erhielten 2,0 mg/kg Beingewicht Vindesine
in den Perfusionskreislauf, 8 prospektiv randomisierte Tiere zusätzlich 200 000 KIE/kg Beingewicht Aprotinin.

Während der Perfusion wurden Blutgasanalysen durchgeführt und
die Acidose mit Natriumbicarbonat ausgeglichen. Prä- und bis
zum 12. Tag postoperativ wurden an 4 markierten Meßpunkten die
Beinumfänge gemessen und Serumproben entnommen.

Ergebnisse

Alle gesammelten Daten wurden am Hochschulrechenzentrum der JLU
Gießen mit der Großrechenanlage CYBER 174 (Kontroll-Data) aufgearbeitet. Zum statistischen Vergleich der beiden Gruppen wurde
- nach Bestätigung der Normalverteilung - zu jedem Zeitpunkt der
t-Test für unabhängige Stichproben (p   0,05) gerechnet.

1. Beinumfangsmessungen

Meßpunkt 1 (Vorfuß): Die Umfangszunahme in der Kontrollgruppe
war deutlich ausgeprägter als in der Aprotiningruppe mit einer
Signifikanz postoperativ, am 4., 8. und 10. Tag. Die maximale
Zunahme betrug in der unbehandelten Gruppe 20 % gegenüber 12 % in
der Aprotiningruppe.

Meßpunkt 2 (Unterschenkel): Hier war die unterschiedlich ausgeprägte Umfangszunahme am deutlichsten sichtbar (Abb. 1). Bis auf
eine Annäherung des Kurvenverlaufes beider Gruppen am 2. postoperativen Tag ergab sich zu jedem Zeitpunkt ein signifikanter
Unterschied beider Gruppen.

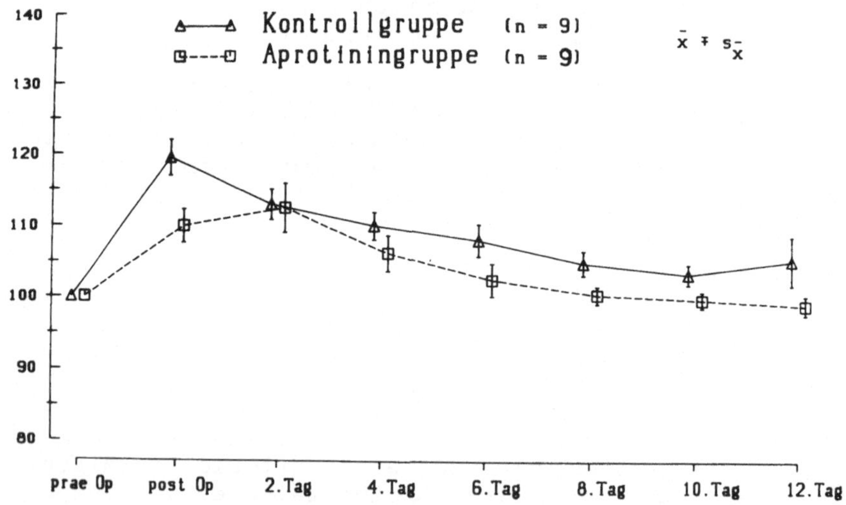

*Abb. 1. Zeitlicher Verlauf der Beinumfangsmessung am Meßpunkt 2 bezogen auf
den Ausgangswert (%)*

Meßpunkt 3 (Knie): Hier lag die maximale Zunahme in der unbehandelten Gruppe bei 16 % gegenüber 9 % in der Aprotiningruppe am 2. Tag.

Meßpunkt 4 (Oberschenkel): Bis zum 6. postoperativen Tag verläuft die Kurve der Umfangsmessungen der Aprotiningruppe deutlich unterhalb der Kontrollgruppe, ohne allerdings das Signifikanzniveau zu erreichen.

2. Laborparameter

Elektrolyte: Die Messung von Natrium, Kalium und Calcium ergab zu keinem Abnahmezeitpunkt einen Unterschied.

Blutbild: Wie erwartet, zeigte sich keine Veränderung des roten Blutbildes, während es einen deutlichen Unterschied im Verlauf der Leukocytenwerte gab. Während in der Kontrollgruppe eine maximale Steigerung um 90 % auftrat, lag die maximale Leukocytenzunahme in der Aprotiningruppe bei 28 %. Im täglichen Verlauf ergaben sich signifikante Unterschiede am 4. und 8. postoperativen Tag.

Kreatinin: Die Kreatininwerte beider Gruppen schwankten gleichartig um den Ausgangswert.

Harnstoff: Auch die Veränderung der Harnstoffwerte zeigte gleiches Verhalten beider Gruppen, mit maximalem Anstieg am 6. Tag auf 60 % des Ausgangswertes. Am 12. Tag war der Harnstoff der unbehandelten Gruppe noch um 20 % erhöht, während sich der Harnstoff bei den Tieren der Kontrollgruppe normalisiert hatte.

Albumin: Nach einem postoperativen Abfall um 40 % in beiden Gruppen normalisierten sich die Albuminwerte ab dem 2. postoperativen Tag. In der Kontrollgruppe kam es zu einer nicht signifikanten Erhöhung gegenüber der Aprotiningruppe vom 4. bis 8. Tag.

Kreatininkinase (Abb. 2): Der Verlauf der CK-Werte der unbehandelten Gruppe zeigte einen Anstieg auf maximal 76 % des Ausgangswertes am 6. Tag. Die Werte der Aprotiningruppe lagen zu allen Meßzeiten deutlich unter denen der Kontrollgruppe und erreichten eine maximale Steigerung am 8. Tag um 18 % des Ausgangswertes. Am 2., 6. und 12. Tag war dieser Unterschied signifikant.

Lactatdehydrogenase (Abb. 3): Die LDH stieg in der Aprotiningruppe um maximal 350 % gegenüber 1000 % Steigerung in der unbehandelten Gruppe. Beide Kurven zeigen eine deutliche Divergenz vom 1. bis 12. postoperativen Tag, an dem sich die Werte weitgehend normalisiert hatten. Signifikant waren die Unterschiede im Kurvenverlauf vom 2. bis 8. Tag.

Diskussion

Im Gegensatz zu dem in einer späteren Phase auftretenden Lymphödem handelt es sich bei dem direkt postoperativ entstehenden Ödem nach einer Extremitätenperfusion mit cytotoxischen Substanzen um ein musculäres Ödem auf dem Boden einer Endothelschädigung.

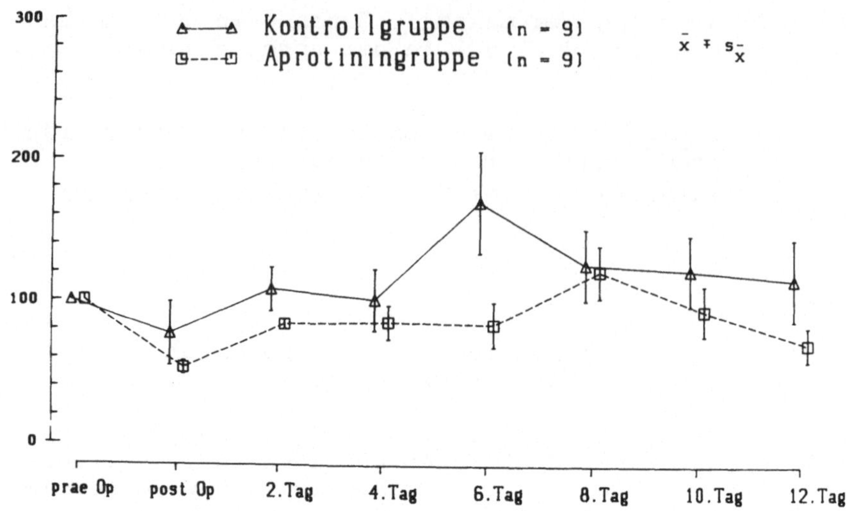

Abb. 2. Zeitlicher Verlauf der CK-Werte bezogen auf den Ausgangswert (%)

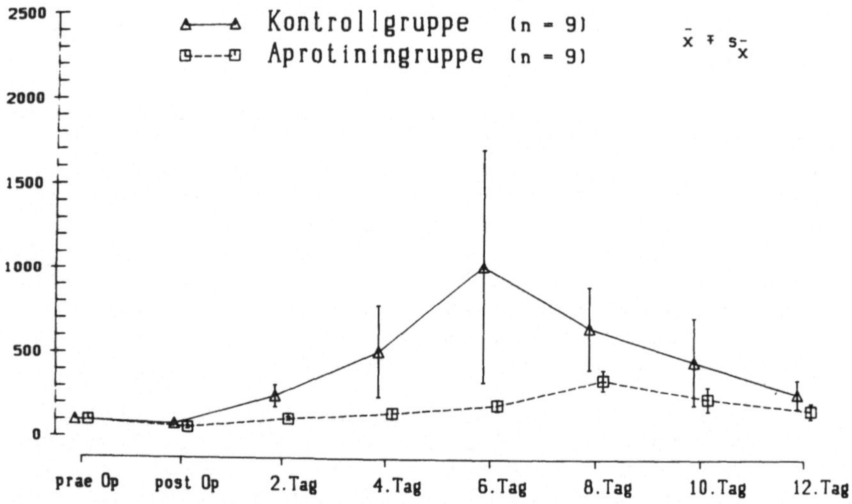

Abb. 3. Zeitlicher Verlauf der LDH-Werte bezogen auf den Ausgangswert (%)

In dieser prospektiv-randomisierten Studie am Tiermodell konnten wir den positiven Effekt der intraoperativen prophylaktischen Aprotiningabe auf die Ödemausprägung bestätigen, den wir bereits in einer Pilotstudie gesehen hatten (5).

Neben der deutlichen Reduktion des Beinumfanges der mit Aprotinin behandelten Tiere fiel die kaum erhöhte CK auf. Auch die LDH als "Entzündungsparameter" war in der Kontrollgruppe signifikant höher.

Neben den Veränderungen der Laborparameter unter Aprotinin war eine frühere und schmerzfreiere Mobilisation dieser Tiere zu bemerken.

Der in dieser Studie gezeigte positive Einfluß von Aprotinin auf das postoperative Ödem nach der Extremitätenperfusion am Hund soll in einer gleich angelegten Studie an Patienten verifiziert werden.

Zusammenfassung

An 18 Beagles wurde eine Extremitätenperfusion durchgeführt. 8 erhielten zusätzlich 200 000 KIE/kg Beingewicht Aprotinin. Es konnte die postoperative Ödemausprägung hierdurch deutlich reduziert werden.

Summary

Isolated extremity perfusion was performed in 18 beagles, eight of which received 200 000 KIU/kg leg weight aprotinin. The prophylactic addition of aprotinin reduced postoperative edema significantly.

Literatur

1. Aigner KR, Schwemmle K (1983) Die Extremitätenperfusion beim malignen Melanom. Langenbecks Arch Chir 359:123
2. Eigler FW (1968) Reduktion des postischämischen Oedems der Ratte. In: Haberland GL, Matis P (Hrsg) Neue Aspekte der Trasylol Therapie. Schattauer, Stuttgart, S 151-159
3. Fritz H, Wunderer G (1983) Biochemistry and Applications of Aprotinin. Arzneim-Forsch/Drug Res 33(I):479
4. Schraffordt-Koops H, Oldhoff J (1983) Hypothermic regional perfusion in high-risk stage I malignant melanomas of the extremities. In: Schwemmle K, Aigner KR (Hrsg) Recent results in cancer research, Bd. 86. Springer, Berlin Heidelberg New York Tokyo
5. Walther H, Aigner KR, Link KH, Helling HJ, Schwemmle K (1985) Reduktion des postoperativen Ödems nach der isolierten hypothermen Extremitätenperfusion durch prophylaktische Anwendung von Aprotinin. Arzneim-Forsch/Drug Res 35(II):1065-1069

Dr. med. H. Walther, Klinik f. Allgemein- und Thoraxchirurgie, Justus-Liebig-Universität, Klinikstraße 29, D-6300 Gießen

61. Hormonsekretion und DNA-Synthese in Zellkulturen menschlicher C-Zell-Carcinome

Hormone Secretion and DNA-Synthesis in Human C-Cell Cultures

P. E. Goretzki, R. A. Wahl, R. Koob, R. Becker und H.-D. Röher

Zentrum für Operative Medizin I der Philipps-Universität Marburg, Allgemeinchirurgische Klinik (Leiter: Prof. Dr. med. H.-D. Röher)

Einleitung

Untersuchungen an etablierten Zellkulturen menschlicher und spontaner Maus-C-Zell-Carcinome haben das Verständnis über die Hormonsekretion von Calcitonin in diesen Tumoren in den letzten Jahren zunehmend vertieft, wohingegen nur wenig Informationen über physiologische und pharmakologische Wachstumsstimulation dieser Tumoren vorliegen. GAGEL (1) und ROOS (2) zeigten, daß zunehmende Pentagastrin- und Calciumkonzentrationen die Calcitoninsekretion von Zell-Linien verschiedener C-Zell-Carcinome steigern. BUSTROS (3) wies zusätzlich nach Gabe des Phorbolesters (TPA) steigende Calcitoninsekretionen und sinkende DNA-Syntheseraten, somit eine Dissoziation von Hormonsekretion und Wachstumsstimulation in diesen Zellen, nach. Die klinische Erfahrung einiger Patienten mit C-Zell-Carcinomen, bei denen sinkende Calcitoninsekretion des Tumors bei gleicher oder steigender CEA-Serumkonzentration als prognostisch ungünstiger Faktor angesehen wird (4, 5), zeigt ebenfalls die voneinander unabhängigen Veränderungen in Hormonsyntheserate und Tumorprogredienz. In der vorliegenden Arbeit untersuchten wir die Wirkung verschiedener pharmakologischer und physiologischer Wachstumsfaktoren auf die DNA-Synthese und Calcitoninsekretion von Zellkulturen menschlicher C-Zell-Carcinome.

Material und Methode

Nach operativer Entfernung des C-Zell-Carcinoms bei 8 Patienten wurde das Gewebe in steriler PBS mit 50 I.E. Penicillin und 50 µg Streptomycin/ml für 15 min gewaschen, zerkleinert und für 10 - 40 min im PBS mit 0,5 mg/ml Collagenase und 0,25 % Trypsin bei 20° C inkubiert. Die desintegrierten Zellen wurden bei 100 x G zentrifugiert, 3x in PBS für 5 min gewaschen und in einer Dichte von 5 - 8 x 10⁴ Zellen pro 1,8 cm² in Nunc-Kulturschalen ausgesät. Die Primärkultur wurde in MEM-Dulbecco-Medium mit 20 % fetalem Kälberserum (FKS) gehalten, während nach Passagieren nur noch 10 % FKS zugesetzt wurde. Die nachfolgenden Versuche wurden in FKS-freiem Medium mit dem jeweils zu bestimmenden Stimulator (Calcium, Pentagastrin, TPA, EGF, NGF, Isoproterenol, ACTH,

Chirurgisches Forum '86
f. experim. u. klinische Forschung
Hrsg.: H.-J. Streicher
© Springer-Verlag Berlin Heidelberg 1986

Calcitonin, ITS, DDA, dBcAMP, Carbamylcholin, Somatostatin, Yohimbine) an Zellen durchgeführt, die nach 2 - 4 Tagen als Monolayer-Kulturen Konfluenz erreicht hatten. Der Überstand aller Kulturen wurde gewonnen und radioimmunologisch auf die Calcitonin-Konzentration untersucht, während der Überstand aller Primärkulturen auf die Konzentration von Calcitonin, Bombesin, Substanz und CEA untersucht wurde.

3H-Thymidin-Einbaurate in die DNA

Nachdem die Monolayer-Kulturen Konfluenz erreicht hatten, wurden die Zellen für 24 h in MEM-Dulbecco-Medium mit 0,5 µCi 3H-Thymidin und der entsprechenden Konzentration der zu testenden Substanz inkubiert. Nachfolgend wurden die Zellen dreimal mit PBS gewaschen, in 1 ml 5 % Trichloracetat-Essigsäure (TCA) denaturiert, der Überstand abgeschüttet und das TCA Präzipitat nach nochmaligem Waschen mit PBS in 500 µl 0,2 Mol NaOh gelöst. In dieser Lösung wurde anschließend nach Zugabe von 10 ml Szintillationsflüssigkeit die 3H-Radioaktivität in einem Packard-Szintillationszähler gemessen.

Ergebnisse

6 der 8 etablierten Zellkulturen menschlicher C-Zell-Carcinome gaben in der Primärkultur innerhalb von 48 h radioimmunologisch nachweisbare Calcitoninkonzentrationen von 832 - 3.980 pg/ml ins Medium ab, welches in geringerer Konzentration bis zu 8 Passagen nachweisbar war (Tabelle 1). In späteren Passagen jedoch war kein Calcitonin im Medium nachweisbar und Stimulationsversuche mit Calcium und Pentagastrin verliefen ebenfalls negativ. Calcium (0,5 - 15 mMol) und Pentagastrin (0,05 - 50 µMol) inhibierten die 3H-Thymidin-Einbaurate bei gleichzeitiger Stimulation der Calcitonin-Sekretion (Abb. 1), während Insulin-Transferin-Selenium (ITS), ACTH, Calcitonin, der Phorbolester (TPA), Carbamylcholin, Somatostatin und EGF keine dosisabhängige Veränderung des 3H-Thymidin-Einbaus aufwiesen (Tabelle 2). Hohe Konzentra-

Tabelle 1. Zellkulturen menschlicher C-Zell-Carcinome

Nr.	Pat.	Gesch.	fam/ spor.	Alter	Follow up	Calcitonin in pg/ml	CEA	Wachstum auf NuNu Maus
1	D.B.	m	fam	24	TU-frei	< 100	< 3	nicht bestimmt
2	K.E.	m	spor	53	gestorben	3980	60	nicht bestimmt
3	S.M.	w	spor	24	Metastasen	2117	18	kein Wachstum
4	E.A.	w	spor	55	Metastasen	832	7	nicht bestimmt
5	B.J.	w	fam	38	TU-frei	1006	4	kein Wachstum
6	B.A.	w	fam	45	TU-frei	1714	7	kein Wachstum
7	D.H.	m	spor	63	gestorben	1300	60	kein Wachstum
8	F.K.	m	spor	54	TU-frei	< 100	< 3	kein Wachstum

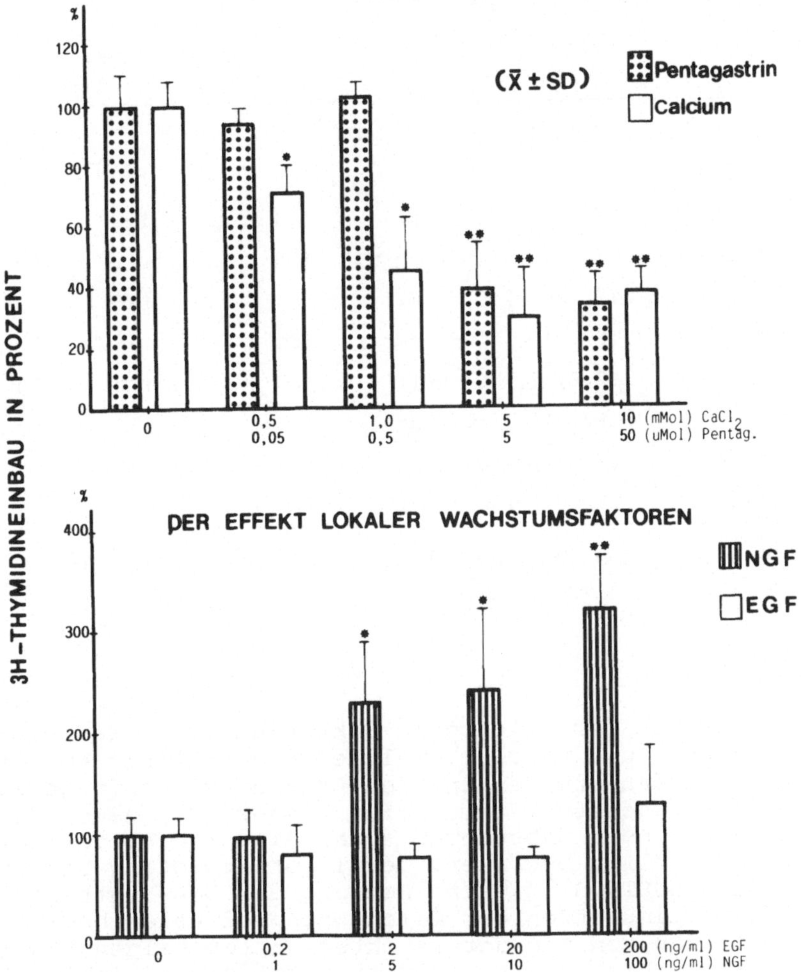

*Abb. 1. Pentagastrin und Calcium hemmen den 3H-Thymidin-Einbau in das TCA-präzipitierbare Material von Zellkulturen menschlicher C-Zell-Carcinome ab einer Konzentration von 5 µMol und 0,5 mMol, während der lokal wirksame Wachstumsfaktor "nerve growth factor" (NGF) den 3H-Thymidin-Einbau ab einer Konzentration von 1 ng/ml signifikant erhöht. Der "epidermal growth factor" (EGF) zeigte bis zu einer Konzentration von 200 ng/ml keinen Einfluß auf den 3H-Thymidin-Einbau der Zellen (*p < 0,05; **p < 0,01 gegenüber dem Basalwert, Wilcoxon-Rang-Test)*

tionen des Beta-Stimulators Isoproterenol und des Alpha-Inhibitors Yohimbine führten zur signifikanten Steigerung der 3H-Thymidin-Einbaurate (p ≤ 0,05), ohne daß jedoch dBcAMP einen vergleichbaren Effekt aufweisen konnte. NGF zeigte eine dosisabhängige, signifikante (p ≤ 0,01) Stimulation des 3H-Thymidin-Einbaus ab Konzentrationen von 5 ng/ml (Abb. 1).

Tabelle 2. Stimulation des 3H-Thymidineinbaus in Zellkulturen menschlicher C-Zell-Carcinome

Substanz	Dosis	3H-Thymidineinbau in Prozent von Basal	Signifikanz-niveau
ACTH	(0,1, 1,0, 2,0 ng/ml)	286 / 164 / 153	n.s.
Calcitonin	(0,5, 125, 1000 ng/ml)	169 / 242 / 120	n.s.
ITS	(5, 50, 200 µg/ml)	144 / 257 / 156	n.s.
Somatostatin	(10, 100, 1000 ng/ml)	135 / 132 / 141	n.s.
Carbamylcholin	(2, 20, 200 ng/ml)	171 / 135 / 136	n.s.
dBcAMP	(10, 100, 1000 µMol)	81 / 99 / 146	n.s.
DDA	(0,2, 2, 20 µMol)	169 / 124 / 120	n.s.
TPA	(10, 100, 1000 nMol)	112 / 100 / 173	n.s.
Isoproterenol	(2, 20, 100 µg/ml)	158 / 182 / 354*	p < 0,05
Yohimbine	(1, 10, 100 µg/ml)	130 / 306*/ 424*	p < 0,05

(*p < 0,05 gegenüber Basalwert, Wilcoxon-Rang-Test)

Diskussion

Stimulationen der Calcitonin-Sekretion von C-Zell-Carcinomen mit Pentagastrin und Calcium, welche in der Klinik routinemäßig durchgeführt werden, führen unseren Ergebnissen zufolge zu keiner zusätzlichen Wachstumsstimulation dieser Carcinome, da hohe Konzentrationen dieser Substanzen sogar eine Inhibition der DNA-Synthese der Zellen bewirken. Der Tumor-Promoting-Faktor TPA, welcher nach BUSTROS (3) eine Hemmung der DNA-Synthese bei gleichzeitiger Stimulation der Calcitoninproduktion bewirken soll, hatte in den von uns untersuchten Fällen keinen Einfluß auf die 3H-Thymidin-Einbaurate. Isoproterenol und Yohimbine führten in hohen Konzentrationen zu einer Stimulation der DNA-Syntheserate, ohne daß dies mit einer vermehrten cAMP-Produktion zu erklären wäre, da weder dBcAMP noch der Adenylat-Cyclase-Inhibitor Dideoxyadenosin eine Veränderung des 3H-Thymidin-Einbaus nach sich zog.

Die Bedeutung neurogener Stimulatoren für das C-Zell-Carcinom bleibt somit weiterhin zu diskutieren. Die Stimulation der DNA-Synthese durch NGF unterstützt die These der Zugehörigkeit von C-Zellen zum APUD-System. TISCHLER (6) konnte im Gegensatz zu unseren Ergebnissen in einer von ihm untersuchten Zell-Linie eines C-Zell-Carcinoms keine Stimulation der DNA-Syntheserate nach NGF nachweisen, wobei Unterschiede im Differenzierungsgrad der untersuchten Tumoren alleine schon die divergierenden Ergebnisse erklären könnten (7). Inwieweit somit der lokale Wachstumsfaktor NGF und sympathicotone Regulation die Progredienz des C-Zell-Carcinoms beeinflussen können, muß systematischen klinischen Untersuchungen vorbehalten bleiben.

Zusammenfassung

Die hier vorliegende Untersuchung an Zellkulturen menschlicher C-Zell-Carcinome weist darauf hin, daß 1. die Stimulation der Hormonsekretion von C-Zell-Carcinomen durch pharmakologische und physiologische Substanzen keinen Rückschluß auf die Wirkung der Substanzen auf die DNA-Synthese der Tumorzellen zuläßt. Die Kontrolle der Calcitoninsekretion als Maß für den Erfolg einer cytostatischen Therapie besitzt somit eine nur eingeschränkte Aussagefähigkeit. 2. Die Stimulation der DNA-Synthese von C-Zell-Carcinomen durch NGF, Isoproterenol und Yohimbine unterstützt die These der Abstammung dieser Zellen aus der Neuralleiste und sollte auf ihre pathophysiologische Bedeutung für Tumorprogredienz und Tumor-Grading weiter untersucht werden.

Summary

The present study on 3H-thymidine incorporation into C-cell cultures of human medullary thyroid cancer (hMTC) (N=8) indicates: (1) Stimulation of hormone secretion by physiologic and pharmacologic substances does not necessarily parallel the effect of these substances on DNA synthesis. Controlling cytostatic therapy by changes in serum hormone levels is thus of only limited significance. (2) Stimulation of DNA synthesis in hMTC cells by "nerve growth factor" (NGF) but not by "epidermal growth factor" (EGF) indicates that C-cells derive from the neural crest and should be evaluated further regarding their pathophysiologic importance for tumor progression and tumor grading of hMTC.

Literatur
----

1. Gagel RF, Zeytinoglu FN, Voelkel EF, Tashjian AH (1980) Establishment of a Calcitonin-Producing Rat Medullary Thyroid Carcinoma Cell Line. Endocrinology 107:516
2. Roos BA, Bundy LL, Miller EA, Deftos LJ (1975) Calcitonin Secretion by Monolayer Cultures of Human C-Cells Derived from Medullary Thyroid Carcinomas. Endocrinology 97:39
3. de Bustros A, Baylin SB, Berger CL, Roos BA, Leong SS, Nelkin BD (1985) Phorbol Esters Increase Calcitonin Gene Transcription and Decrease c-myc mRNA Levels in Cultured Human Medullary Thyroid Carcinoma. J Biol Chem 260:94
4. Saad HF, Fritsche HA, Samaan NA (1984) Diagnostic and Prognostic Values of Carcinoembryonic Antigen in Medullary Carcinoma of the Thyroid. J Clin Endocrinol Metab 58:889
5. Busnardo B, Girelli ME, Simioni N, Nacamulli D, Busetto E (1984) Nonparallel Patterns of Calcitonin and Carcinoembryonic Antigen Levels in the Follow-Up of Medullary Thyroid Carcinoma. Cancer 53:278
6. Tischler AS, DeLellis RA, Goltzman D, Cohen RB, Wolfe AJ (1977) Medullary Carcinoma of the Human Thyroid in Monolayer Culture. Cancer 40:3004
7. Gabrielson EW, Harris CC (1985) Use of Cultured Human Tissues and Cells in Carcinogenesis Research. J Cancer Res Clin Oncol 110:1

Dr. P.E. Goretzki, Zentrum Operative Medizin I, Klinik f. Allgemeinchirurgie, Philipps-Universität, D-3550 Marburg/Lahn

62. Identische celluläre Differenzierung von Primärtumor und Lokalrezidiv beim colorectalen Carcinom – Baustein in der Rezidiventwicklung

Identical Cellular Differentiation of Primary and Recurrent Colorectal Cancer – A Step Toward Detection of the Mechanism of Recurrence

P. Hohenberger[1], F. Liewald[2], Ch. Metz[1], P. Schlag[1] und P. Möller[2]

[1]Chirurgische Universitätsklinik (Abt. 2.1.1.) und
[2]Pathologisches Institut der Universitätsklinik Heidelberg

Einleitung

Das lokale Rezidiv nach Resektion eines colorectalen Carcinoms kann sich in der Anastomose und im früheren Tumorbett (pericolisch) entwickeln. Der Mechanismus der Rezidiventstehung nach vermeintlich kurativer Resektion des Primärtumors wurde bereits von RYALL (2) in der Implantation von Tumorzellen im Operationsgebiet gesucht. UMPLEBY (3) konnte nachweisen, daß von Coloncarcinomen abgeschilferte Tumorzellen stoffwechselaktiv, somit überlebens- und implantationsfähig sind. Gleichwohl wird auch eine chronische Entzündung der Anastomosenregion für das Auftreten eines metachronen Zweittumors, damit eines Pseudorezidivs angeschuldigt (4). Ziel dieser Untersuchung war es festzustellen, inwieweit Unterschiede in der cellulären Differenzierung zwischen Primärtumor und Lokalrezidiv bestehen, und ob sich so die These der Rezidiventstehung durch belassene Zellen des Primärtumors erhärten läßt.

Material und Methodik

In einer retrospektiven Untersuchung wurden bei 15 Patienten die Bindungsmuster von 2 Lectinen (Ulex europaeus UEA und Peanut PNL) sowie von 2 Gewebsantigenen (CEA und secretory piece des IgA SP) an normaler Colonschleimhaut, zugehörigem Carcinom und korrespondierendem Lokalrezidiv immunhistochemisch mit der Peroxidase-Antiperoxidase Methode dargestellt. Untersucht wurden jeweils die Resektate von Primär- bzw. Rezidivtumor, nicht das Biopsiematerial, so daß repräsentative Gewebeabschnitte ausgewählt werden konnten.

Primärtumoren waren in 11 Fällen Sigma- und in 4 Fällen Rectumcarcinome, die Rezidive lagen 7 mal im Sigma und 8 mal im Rectum. 11 Primärtumoren waren Adenocarcinome ohne und 4 solche mit Ver-

Chirurgisches Forum '86
f. experim. u. klinische Forschung
Hrsg.: H.-J. Streicher
© Springer-Verlag Berlin Heidelberg 1986

schleimung, bei den Rezidiven fanden sich 3 verschleimende und
12 nicht-verschleimende Carcinome. 13 der 15 Tumoren jeder Gruppe hatten ein Grading 2, die beiden anderen ein Grading 3.

Hinsichtlich der Lage der Immunpräzipitate ließen sich prin-
zipielle Bindungstypen unterscheiden (Abb. 1): luminales (L),
diffuses (D), luminal-diffuses (LD), sekretorisches Verteilungs-
muster (S). Eine Mischung daraus in einem Tumor wird als Mosaik
(M) bezeichnet, eine Darstellung bei weniger als 10 % der Zellen
als negativ (N).

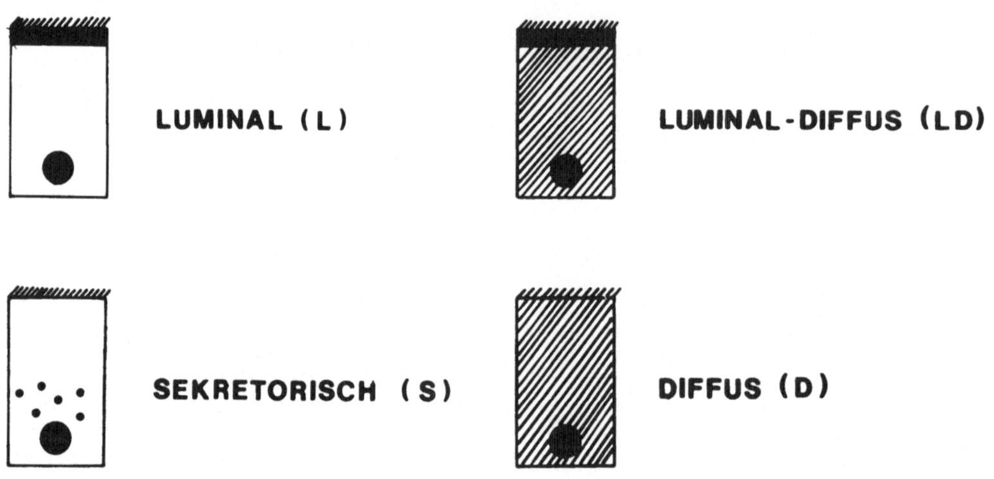

*Abb. 1. Kriterien, nach denen die Anordnung der Immunpräcipitate den vorgege-
benen Bindungsmustern zugeordnet wurden. Die Kombination unterschiedlicher
Bindungsmuster in einem Tumor bei verschiedenen Zellen wird als Mosaik bezeichnet*

Ergebnisse

Die normale Colonschleimhaut an Primär- und Rezidivresektat hat
ein geordnetes und konstantes Bindungsmuster, d.h. gleiche Lec-
tin- und Antigenverteilung. Der Marker PNL ist in Becherzellen
nicht, in Saumzellen in sekretorischer Anordnung nachweisbar;
CEA liegt luminal-diffus verteilt vor, während SP diffus präzipi-
tiert wird, UEA mit luminalem, luminal-diffusem und negativem
Befund vorkommt.

Demgegenüber vollziehen sich regellose Veränderungen beim Übergang von normaler Schleimhaut zum Carcinom, die mit Verlust und
Neuauftreten von Markern oder mit Änderung des Bindungsmusters
einhergehen. Häufig ist ein Nebeneinander verschiedener Muster
(Mosaik). Bei Anwendung der 4 Marker und 5 Bindungstypen entsteht
für jeden Tumor ein Profil - eine Markerlandkarte -, die inter-
individuell völlig verschieden ist. Ein Einfluß von Primärtumor-
sitz, Tumorstadium oder Grading auf die Markerlandkarte war nicht
festzustellen.

Der Vergleich der Profile von Primärtumor und Lokalrezidiv zeigt aber, daß diese fast völlig übereinstimmen. Bei korrespondierenden Tumoren traten im CEA- und PNL-Muster zweimal, bei SP einmal und bei UEA keine Veränderungen auf (Abb. 2, 3, 4).

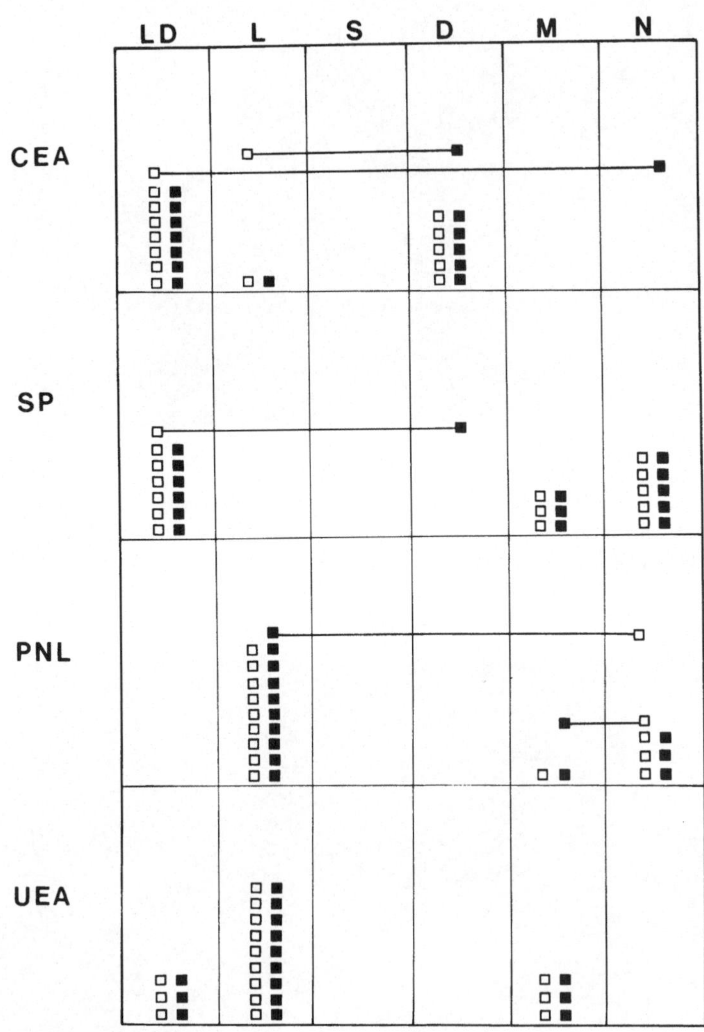

Abb. 2. Gegenüberstellung der Bindungsmuster der verschiedenen Lectine und Antigene für Primärtumor □ und Rezidiv ■. Die mit Strichen verbundenen Symbolpaare zeigen eine Veränderung der Marker an, nebeneinanderstehende Symbole bedeuten identisches Differenzierungsmuster

Diskussion

Angesichts der interindividuellen Heterogenität colorectaler Carcinome spricht die nahezu identische celluläre Differenzierung von Primärtumor und Lokalrezidiv dafür, daß es sich bei den Zellen des Rezidivs um solche des Primärtumors handelt.

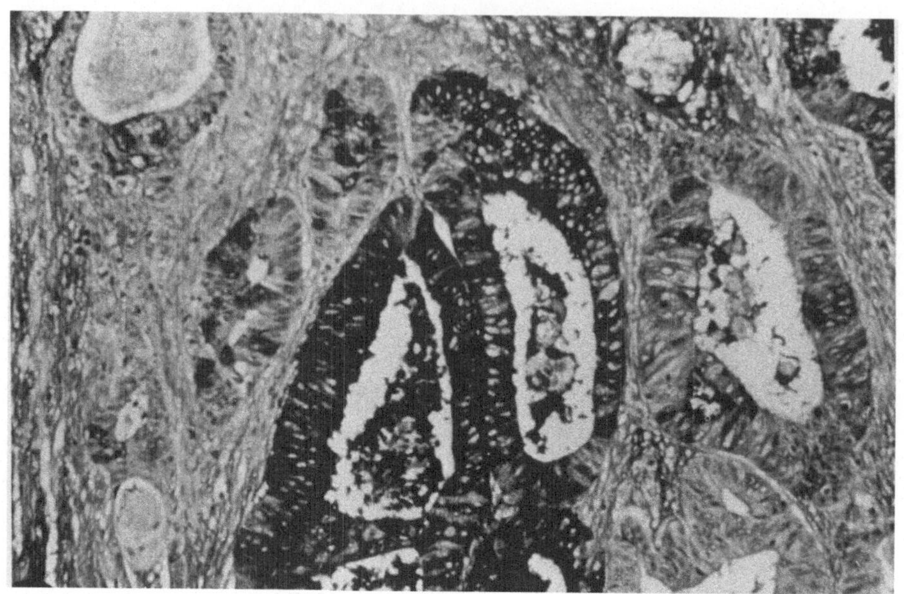

Abb. 3. Mosaikstruktur eines Rectumcarcinoms hinsichtlich des Markers UEA. Beachte das Nebeneinander negativer und luminal-diffuser UEA Anordnung (PAP-Technik, 400x Vergr.)

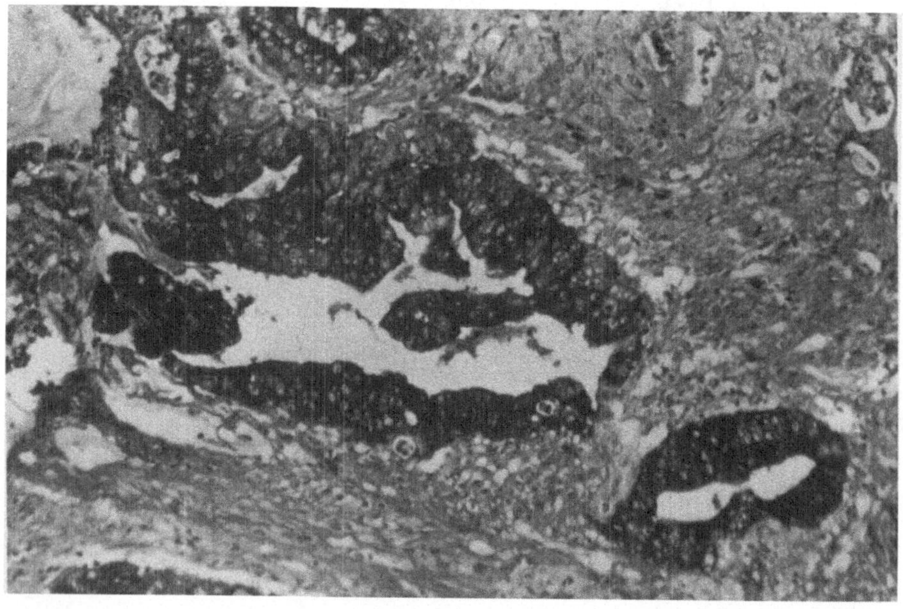

Abb. 4. Lokalrezidiv des Rectumcarcinoms aus Abb. 3. Ebenfalls Auftreten eines Mosaiks, identischer Befund wie beim Primärtumor (PAP-Technik, 400x Vergr.)

Beim Vergleich Primärtumoren mit korrespondierenden Lebermetastasen bei weiteren 16 Patienten (1) zeigte sich im Gegensatz
zu den geschilderten Ergebnissen eine völlig regellose Beziehung
zwischen den Markerprofilen von Primärtumor und Metastase, so
daß eine Zuordnung aufgrund immunhistochemischer Befunde nicht
möglich ist (1), was beim Vergleich Primärtumor - Lokalrezidiv
relativ einfach erscheint.

Die erhobenen Befunde unterstützen die These, daß im Operationsgebiet implantierte Zellen des Primärtumors zum Lokalrezidiv führen. Die Rezidivtumorentstehung als Folge einer chronischen Entzündung der Anastomosenregion (4) ist demgegenüber unwahrschein-
lich, da bei im Vergleich zum Primärtumor anderer Carcinogenese,
auch eine andere Tumordifferenzierung zu erwarten wäre.

Somit wird die Notwendigkeit der Einhaltung der Regeln onkologischer Chirurgie (no-touch-isolation, Vermeidung intraluminaler
Zellverschleppungen, ausreichende Sicherheitszonen) zur Vermeidung
von Lokalrezidiven nachdrücklich untermauert.

Zusammenfassung

Bei der immunhistochemischen Untersuchung von Resektaten primärer
und lokal-rezidivierter colorectaler Carcinome hinsichtlich ihrer
cellulären Differenzierung fanden sich nahezu identische Befunde
für Primärtumor und Rezidiv. Im Gegensatz dazu sind bei korrespondierenden Lebermetastasen völlig regellose Beziehungen zu
finden. Dies spricht für belassene und implantierte Zellen des
Primärtumors als Ausgangspunkt der Rezidiventstehung. Die Einhaltung der Regeln onkologischer Chirurgie wird somit gefordert.

Summary

Immunohistochemical characterization of colorectal carcinoma and
its local recurrences showed a nearly identical expression and
distribution of markers in a marker map. In contrast there was no
correlation between the marker maps of the primaries and their
liver metastases. These findings support the hypothesis that exfoliated and implanted cells of the primary cause anastomotic
and local recurrences. Keeping to the rules of oncological surgery
seems to be the best way of preventing local recurrent disease.

Literatur

1. Hohenberger P, Liewald F, Lorke D, Schlag P, Möller P (1984)
   Functional and Morphological Characterization of Colorectal
   Carcinoma and its Corresponding Liver Metastases. In: Hellmann
   K, Eccles SA (Hrsg) Treatment of Metastases - Problems and
   Prospects. Taylor & Francis, London, p 16-19
2. Ryall C (1907) Cancer Infection and Cancer Recurrence. Lancet
   II:1311-1316
3. Umpleby HC, Fermor B, Symes MO, Williamson RCN (1984) Via-
   bility of exfoliated colorectal carcinoma cells. Br J Surg
   71(9):659-663

4. Williamson RCN, Davies PW, Bristol JC, Wells M (1982) Intestinal adaptation and experimental carcinogenesis after partial colectomy: increased tumor yields are confined to the anastomosis. Gut 23:316-325

Dr. med. P. Hohenberger, Chirurgische Univ.-Klinik, Im Neuenheimer Feld 110, D-6900 Heidelberg

63. Erniedrigung der Melatoninsynthese beim colorectalen Carcinom

Decrease of Melatonin Synthesis in Patients with Colorectal Carcinoma

D. Stemme[1], R. Khoory[2], C. Skalicky[1] und W. Schloot[1]

[1]Chirurgische Klinik, Zentralkrankenhaus "Links der Weser"
(Dir.: Dr. C. Skalicky)
[2]Zentrum für Humangenetik der Universität Bremen (Dir.: Prof. Dr.
W. Schloot)

Der Epiphyse wird als Schaltstelle zwischen Umweltinformation
und endokrinem System eine übergeordnete Rolle als Zeitgeberor-
gan über biologische Rhythmen zugeschrieben (2). Dabei unterliegt
die Synthese von Melatonin, dem spezifischen Hormon des Pinealorgans, bei Säugetieren einem circadianen Rhythmus mit niedrigen Plasmawerten am Tage und einer erhöhten Produktion während
der Dunkelheit (1).

Ausgehend von frühen klinischen Beobachtungen, die eine erhöhte
Rate von morphologischen Veränderungen der Epiphyse bei Patienten mit malignen Tumoren fanden, ist der Zusammenhang zwischen
einer Funktionsstörung des Pinealorgans und dem Entstehen von
Malignomen immer wieder diskutiert worden (2).

Tierexperimentell konnte gezeigt werden, daß die Incidenz maligner Mammatumore bei pinealektomierten Ratten signifikant höher,
unter Gabe von Melatonin signifikant niedriger war (3).

Beim Menschen ist eine Störung in der nächtlichen Synthese und
damit im circadianen Rhythmus des Melatonins bei malignen Erkrankungen (ER + Mammacarcinom (4), Prostatacarcinom (1)) beschrieben
worden, wobei aufgrund des fehlenden nächtlichen Anstiegs der
Melatoninsynthese im Falle des Mammacarcinoms eine Ausnutzung
dieses Phänomens als Tumormarker diskutiert wurde (4).

Wir haben daher erstmals den Melatoninplasmaspiegel bei Patienten mit colorectalen Tumoren untersucht.

Methodik

Patienten: Untersucht wurden 10 stationäre Patienten mit histologisch gesichertem Adenocarcinom im Bereich von Colon oder Rectum.
Als Kontrollkollektiv dienten insgesamt 33 Patienten, die unter
gleichen äußeren Bedingungen wegen nicht-maligner Erkrankungen zu
Elektivoperationen hospitalisiert waren.

Chirurgisches Forum '86
f. experim. u. klinische Forschung
Hrsg.: H.-J. Streicher
© Springer-Verlag Berlin Heidelberg 1986

Melatoninbestimmung: Die Blutproben der Tageswerte wurden zwischen 11.30 und 12.30, die der Nachtwerte zwischen 23.30 und 0.30 per Venenpunktion entnommen. Die Plasmamelatoninbestimmungen wurden mit einem kommerziell erhältlichen Radioimmunoassay (Eurodiagnostics, Apeldoorn, Niederlande) durchgeführt. Nach Zentrifugation der Blutproben und Extraktion mit Diäthyläther erfolgte die Zugabe von iodiertem Melatonin (^{125}J). Nach weiterer Zugabe von Antimelatoninserum und definierter Inkubation wurde die Radioaktivität im Betacounter gemessen, die der im Plasma enthaltenen Menge Melatonin proportional ist. Angaben als Mittelwerte $\pm$ SEM; Signifikanzen nach dem Student-t-Test.

Ergebnisse

Die Ergebnisse der Patienten mit colorectalen Tumoren zeigen bei den Tageswerten eine Erniedrigung des Plasmamelatoninspiegels mit $\bar{x}$ = 18 pg/ml $\pm$ 3 ohne statistische Signifikanz gegenüber den Kontrollpatienten. Bei den entsprechenden Nachtwerten konnten wir dagegen keinen wesentlichen Anstieg des Melatonins ermitteln. Hier liegt der Durchschnittswert mit $\bar{x}$ = 32 pg/ml $\pm$ 9 deutlich unter den vergleichbaren Kontrollwerten. Dieser Unterschied ist mit p < 0,05 signifikant. Der mittlere Anstieg der Einzelwerte formuliert als Quotient Nachtwert:Tagwert beträgt dabei den Faktor 1,6; allerdings ohne Signifikanz gegenüber den Kontrollpatienten.

Bei den Normalpersonen beobachteten wir eine große interindividuelle Variabilität der Einzelwerte. Der Tagesmittelwert ist $\bar{x}$ = 32 pg/ml $\pm$ 7. Die entsprechenden Nachtwerte sind physiologischerweise gegenüber den Tageswerten mit 93 pg/ml $\pm$ 26 erhöht. Dieser Anstieg von Tages- zu Nachtwerten ist auf dem p < 0,05-Niveau signifikant. Der Quotient Nachtwert:Tagwert beträgt bei den Normalpersonen den Faktor 3,17 (s. Abb. 1).

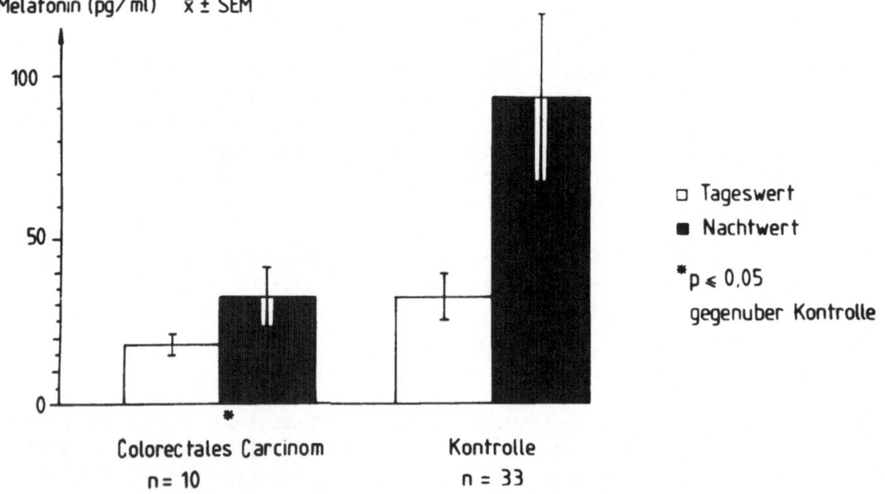

Abb. 1. Plasmamelatoninkonzentration bei Patienten mit colorectalen Carcinomen und Normalpersonen

Diskussion

Diese Ergebnisse zeigen neben einer tendenziellen Erniedrigung des absoluten Plasmamelatoninspiegels in den Tages- und Nachtwerten vor allem eine Aufhebung des physiologischen Tag-Nacht-Rhythmus bei Patienten mit colorectalen Tumoren.

Aufgrund der hohen interindividuellen Variabilität der Einzelwerte vor allem bei den Kontrollpatienten, aber auch bei den Malignompatienten ist eine Zuordnung aufgrund der Melatoninbestimmung zu einer klinischen Gruppe nicht sicher möglich. Dies schränkt die Brauchbarkeit der Melatoninbestimmung als Tumormarker, wie es beim Mammacarcinom verschiedentlich diskutiert wurde (4), derzeit noch ein (s. Abb. 2).

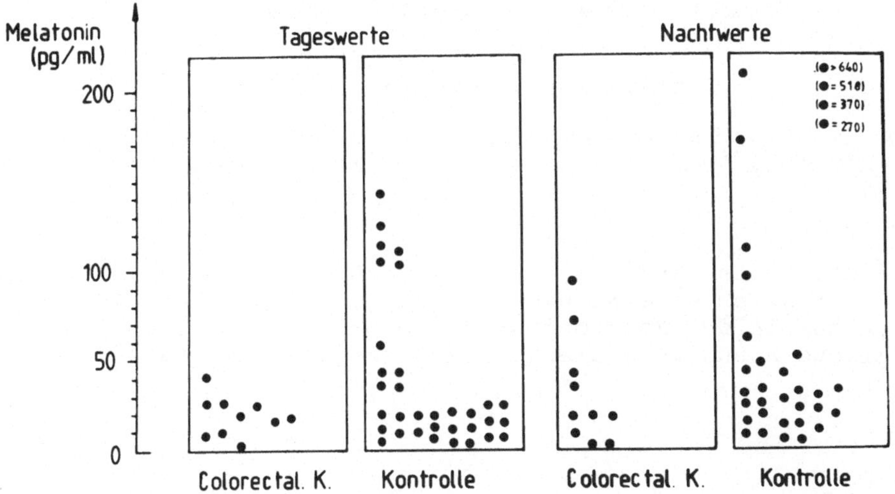

Abb. 2. Einzelwerte der Plasmamelatoninbestimmung bei Patienten mit colorectalen Carcinomen und Normalpersonen

Formuliert man den Quotienten aus Nachtwert:Tagwert, um einen Maßstab über die Intaktheit des circadianen Rhythmus der Melatoninsynthese zu erhalten, zeigen unsere Ergebnisse eine deutliche Verminderung dieses Quotienten bei Patienten mit colorectalen Tumoren (ratio = 1,6) gegenüber den Kontrollpatienten (ratio = 3,17). Aber auch hier gilt, daß eine eindeutige Zuordnung aufgrund eines Wertes zu einer klinischen Gruppe nicht sicher möglich ist (s. Abb. 3).

Weitere Untersuchungen zu diesem Phänomen, insbesondere hinsichtlich des physiologischen Tag-Nacht-Rhythmus und den pathologischen Veränderungen bei Carcinompatienten, sind sinnvoll.

Zusammenfassung

An 10 Patienten mit colorectalen Tumoren und 33 Normalpersonen wurde der Plasmamelatoninspiegel am Tage und in der Nacht be-

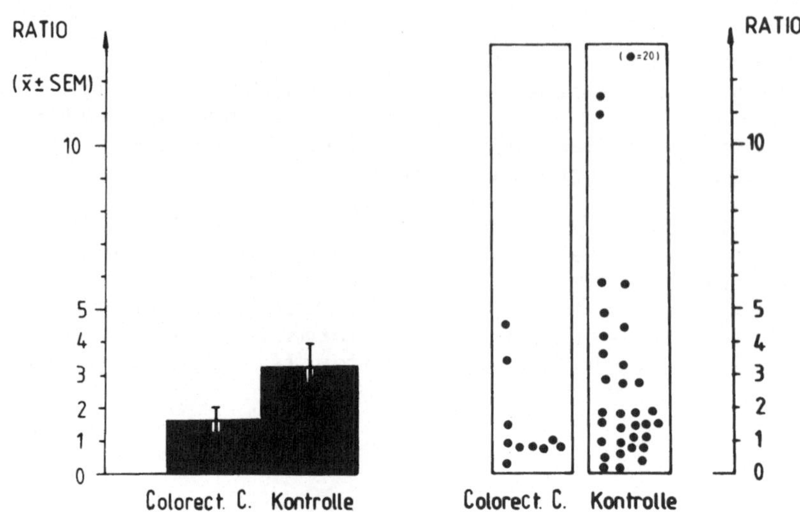

RATIO = Nachtwert : Tagwert

Abb. 3. Darstellung des Quotienten der Melatoninplasmakonzentration Nacht-wert:Tagwert. Links: Mittelwertvergleich; rechts: Darstellung der Einzel-werte

stimmt. Neben einer absoluten Erniedrigung des Melatonins fanden wir vor allem eine Aufhebung des physiologischen circadianen Rhythmus in der Melatoninsynthese bei colorectalen Tumoren. Eine mögliche Ausnutzung dieses Phänomens als Tumormarker wird disku-tiert.

Summary

The plasma concentration of melatonin was determined in patients with colorectal carcinoma during the day and at night. We found a general decrease of plasma melatonin level and in particular an absence of physiologic circadian rhythm of melatonin synthesis. The potential of this phenomenon as tumor marker is discussed.

Literatur

1. Bartsch C, Bartsch H, Flüchter SH, Harzmann R, Attanasio A, Bichler KH, Guptal D (1983) Circadian Rhythm of Serum Melato-nin, Prolactin and Growth Hormone in Patients with Benign and Malignant Tumors of the Prostata and in Non-Tumour Con-trols. Neuroendocrinol Lett 5:377–386
2. Lapin N (1976) Pineal Gland and Malignancy. Z Onkol 3:51–60
3. Stanberry LR, DasGupta TK, Beattle CW (1983) Photoperiodic Control of Melanoma Growth in Hamsters: Influence of Pineal-ectomy and Melatonin. Endocrinology 113:469–473

4. Tarmarkin L, Danfarth D, Lichter A, Demoss E, Cohen M,
   Chapner B, Lippman M (1982) Decreased Nocturnal Plasma Mela-
   tonin Peak in Patients with Estrogen Receptor Positive Breast
   Cancer. Science 216:1003-1005

Dr. med. D. Stemme, Zentralkrankenhaus "Links der Weser", Abtl.
für Allgemeinchirurgie, Sen.-Weßlingstr. 1, D-2800 Bremen

64. Kann das Ansprechen auf eine intraarterielle Chemotherapie bei Lebermetastasen colorectaler Carcinome vorhergesagt werden?

Is a Prediction of Response to Intraarterial Chemotherapy Possible for Liver Metastases of Colorectal Carcinoma?

D. Flentje[1], P. Hohenberger[1], G. Feichter[2], M. Flentje[3], Ch. Hess[1] und P. Schlag[1]

[1]Chirurg. Universitätsklinik, Sektion Chirurg. Onkologie,
[2]Institut für Vergleichende und Experimentelle Pathologie und
[3]Zentrum Radiologie, Universität Heidelberg

Zielsetzung

Der zunehmende Einsatz locoregionaler Chemotherapie-Verfahren bei Lebermetastasen colorectaler Primärtumoren und das unterschiedliche Ansprechen der Patienten auf eine solche Behandlung werfen die Frage nach prätherapeutischen Response-Kriterien bzw. prädiktiven Faktoren auf. Zur Beantwortung dieser Fragestellung haben wir die folgenden klinischen und experimentellen Parameter auf ihre Beziehung zum klinischen Verlauf unter intraarterieller Chemotherapie analysiert:

1) Prätherapeutische Tumormasse;
2) Vascularisation der Metastasen;
3) CEA-Serumspiegel und Titerverlauf;
4) DNS-Proliferationsparameter;
5) in vitro-Wachstum von Tumorzell-Kolonien und Cytostatica-Sensitivität.

Material und Methoden

30 Patienten mit histologisch gesicherten syn- oder metachron aufgetretenen diffusen Lebermetastasen colorectaler Adenocarcinome (13 Frauen, 17 Männer; mittleres Alter $54,4 \pm 8,4$ J.) erhielten eine kontinuierliche locoregionale Chemotherapie über einen Arteria-hepatica-Katheter mit subcutan implantiertem Reservoir bzw. Pumpe. 27 Patienten erhielten 5-FU (1 g/m^2 KO/d x 5 Tage / 23 Tage Therapiepause), die übrigen 3 Pat. FUDR ($0,3$ mg/kg KO/d x 14 Tage / 14 Tage Therapiepause). Die Response-Klassifikation erfolgte zu Beginn des 4. Therapiecyclus gemäß WHO-Kriterien (1).

Die Bestimmung der prätherapeutischen Tumormasse geschah durch 2 unabhängige Untersucher mittels Computertomographie / Sonographie und intraoperativer Palpation (percent hepatic replace-

Chirurgisches Forum '86
f. experim. u. klinische Forschung
Hrsg.: H.-J. Streicher
© Springer-Verlag Berlin Heidelberg 1986

ment = PHR, < 25 %, 25 - 50 %, > 50 %) (2). Als Vascularisations-
parameter wurde das prätherapeutische KM-Verhalten während eines
3-Phasen-Angio-CTs nach i.v. Kontrastmittelgabe bestimmt (3). Der
CEA-Titer wurde mittels Enzym-Immuno-Assay (Abbott) jeweils zu
Beginn und Ende eines Therapiecyclus gemessen.

Bei Einlage des arteriellen Katheters wurde eine Biopsie zur
histologischen Sicherung und impulscytophotometrischen DNS-Analyse
(4) der Lebermetastasen entnommen. Nach Disaggregation des Tumor-
materials und Isolation der Kerne sowie Färbung mit DAPI (Di-
amidinophenylindol) bei pH 7.5 wurde die spezifische Kernfluores-
cenz in einem Phywe ICP 22 gemessen. Aus den resultierenden Histo-
grammen wurde der DNS-Index sowie die prozentuale Synthesephase
bestimmt.

Schließlich erfolgte ebenfalls anhand von intraoperativ entnom-
menem Tumormaterial eine prätherapeutische in vitro-Sensitivitäts-
testung gegenüber 5-FU und FUDR mittels des soft agar-Kolonie-
assays (5). Nach Disaggregation der soliden Tumorprobe zu einer
Einzelzellsuspension erfolgte die standardisierte in vitro-Cyto-
statica-Exposition über 1 h bei 1/10 peak plasma-Dosierung. Die
quantitative Auswertung des Cytostaticaeffektes basiert auf der
Hemmung des Wachstums von Tumorzellkolonien durch das getestete
Cytostaticum nach 14 - 21 Tagen Kulturzeit.

Ergebnisse

Nach Response-Klassifikation trat bei 8 Patienten eine partielle
Remission (PR), bei 15 Patienten stable disease (SD) sowie in 7
Fällen eine Progression (PROG) auf. Die mittlere Überlebenszeit
der Responder (PR + SD) lag bei 13+ Monaten, und der Non-Responder
bei 5+ Monaten.

Ein statistisch signifikanter Unterschied zwischen den Gruppen
bezüglich der prätherapeutischen Tumormasse bestand nicht (Chi-
Quadrat-Mehrfeldertest alpha = 0,05).

Eine Beurteilung des KM-Verhaltens im 3-Phasen-CT (Nativ-CT,
Angio-CT der gesamten Leber während bolusartiger KM-Gabe unter
Tischvorschub, Enhancement-CT 10 min nach KM-Gabe) war möglich
bei 26/30 Patienten. Unterschiede zeigten sich insbesondere im
Enhancement-CT, das speziell die effektive Gewebeperfusion wider-
spiegelt. Drei Typen des KM-Verhaltens werden beschrieben:

1) Dichteangleich des nativ hypodensen Metastasenzentrums an die
   normale Leber;
2) Persistenz des nativ hypodensen Metastasenzentrums in den
   Spätaufnahmen;
3) Hyperdensität des Metastasenzentrums mit hypodensem Randsaum.

Die Beziehung dieser CT-Typen zum therapeutischen Ansprechen werden in der folgenden Tabelle 1 dargestellt.

Es zeigte sich, daß in den Fällen mit Progression der Typ 2 mit
eher schlechter effektiver Vascularisation vorherrscht.

Tabelle 1

Response	CT-Typ 1	CT-Typ 2	CT-Typ 3
PR	3 (37 %)	3 (37 %)	2 (26 %)
SD	4 (31 %)	7 (53 %)	2 (16 %)
PROG	1 (20 %)	4 (80 %)	0

Der prätherapeutische CEA-Spiegel lag nur bei 4/30 Patienten im Normbereich. Die absolute Höhe des CEA-Spiegels zeigte keine Beziehung zum Ansprechen auf Chemotherapie. Statistisch besteht nur eine schwache Korrelation zwischen dem prätherapeutischen CEA-Spiegel und der Tumormasse.

Ein deutlicher CEA-Abfall unter locoregionaler Therapie 3 Monate nach Therapiebeginn (Änderung um mehr als 50 % des Ausgangswertes) fand sich bei 4/8 Patienten mit partieller Remission, ein entsprechender Anstieg bei 6/7 Patienten mit Progression. Keine signifikante Änderung des CEA-Titers trat bei 12/15 Patienten mit SD auf, die restlichen 3/15 zeigten einen CEA-Abfall um mehr als 50 %.

Eine Bestimmung der DNA-Parameter aus bioptisch gewonnenem Tumorgewebe war möglich bei 23/30 Patienten. Die impulscytophotometrische DNS-Analyse ergab ein Vorwiegen von aneuploiden Tumoren mit einem deutlich höheren prozentualen Anteil von Tumorzellen in der Synthese-Phase bei den Respondern, sowie eine Häufung von diploiden Tumoren mit niedriger S-Phase bei den Non-Respondern (Tabelle 2).

Tabelle 2

Response	diploid	aneuploid	% S-Phase
PR	2 (28 %)	5 (72 %)	$9,8 \pm 3,5$
SD	1 (11 %)	8 (89 %)	$9,6 \pm 6,4$
PROG	4 (80 %)	1 (20 %)	$6,6 \pm 4,1$

Der Unterschied zwischen Respondern (PR + SD) gegen Non-Responder ist statistisch signifikant (Chi-Quadrat-Test, alpha = 0,05).

In der in vitro soft-agar-Kultur war ein Wachstum von Tumorzell-Kolonien bei 24/30 Patienten nachweisbar, eine ausreichende Kolonien-Anzahl für die Sensitivitäts-Testung lag in 18 Fällen vor. Hinsichtlich des in vitro-Wachstums beobachteten wir keine signifikant höhere Proliferation bei den Respondern. Es bestand keine Korrelation der Kolonien-Anzahl zur prozentualen DNS-Syntheserate des Tumors.

Die in vitro-Testung sagte in 4/5 Fällen die klinische Remission und ebenso in 4/5 Fällen die Progression voraus. Bei den 8 Fällen mit SD ergab sich in 4 Fällen in vitro-Sensitivität, in den übrigen 4 Fällen in vitro-Resistenz. Bei Klassifikation der Patienten

mit SD als Responder beträgt die Rate richtiger Voraussagen zur
Cytostatica-Sensitivität 62 %, die Rate der richtig vorausge-
sagten Chemotherapie-Resistenz 80 %.

Zusammenfassung

30 Patienten mit diffusen Lebermetastasen colorectaler Carcinome
erhielten eine intraarterielle Chemotherapie mit 5-FU oder FUDR.
Ausgewählte klinische und experimentelle Parameter wurden hinsichtlich ihrer prognostischen Bedeutung unter Therapie untersucht. In diesem Patientengut fand sich keine Beziehung zwischen dem Ansprechen der Patienten auf die locoregionale Therapie
und dem Ausmaß des prätherapeutischen Leberbefalls, der Höhe des
initialen CEA-Spiegels sowie der Bildung von Tumorzell-Kolonien
in vitro. In der Gruppe der Non-Responder finden sich vermehrt
Metastasen mit nur geringem Enhancement im Kontrastmittel-CT. Bei
den Respondern ergab sich eine signifikant höhere DNS-Synthese-
phase und Aneuploidie-Rate. Die prädiktive in vitro-Cytostatica-
Testung weist eine Voraussage-Genauigkeit für Sensitivität von
62 % und für Resistenz von 80 % auf.

Bei den untersuchten Parametern fanden sich keine sicheren Unterschiede zwischen partieller Remission und stable disease. Die
mediane Überlebenszeit dieser Patienten lag bei 13+ Monaten im
Gegensatz zu 5+ Monaten bei Progression.

Summary

30 patients with diffuse liver metastases of colorectal carcinoma
received intraarterial chemotherapy with 5-FU or FUDR. Specific
clinical and experimental parameters were analyzed with respect
to their prognostic significance. In the patients under study,
there was no correlation of response to the extent of tumorous
liver involvement, the initial CEA titer, and formation of tumor
cell colonies in vitro. In the group of nonresponders a predominance of metastases with only minor enhancement in contrast CT
was found. The responders showed a significantly higher DNA
synthesis and proportion of aneuploidy. In vitro drug testing had
a predictive accuracy of 62 % for sensitivity and 80 % for
resistance. For the parameters studied, there were no clear-cut
differences between partial remission and stable disease. The
median survival in these patients was 13+ months vs 5+ months in
cases of progression.

Literatur

1. Miller AB, Hoogstraten B, Staquet M, Winkler A (1981) Re-
   porting results of cancer treatment. Cancer 47:207-214
2. Pettavel J, Lwyvraz S, Douglas P (1984) The necessity for
   staging liver metastases and standardizing treatment-response
   criteria. The case of secondaries of colo-rectal origin. In:
   van de Velde CJH, Sugarbaker PH (eds) Liver metastasis. Basic
   aspects, detection and management. Martinus Nijhoff Publishers, Dordrecht, p 154-168

3. Kober B, Gamroth A, Hermann HJ, Zum Winkel K, Mende U,
   Kimmig B (1983) Angio-CT: Eine Erweiterung der Diagnostik
   maligner Leberprozesse. Fortschr Röntgenstr 139:260-266
4. Feichter GE, Goerttler K, Haag D, Höpker WW, Kaufmann M,
   Krämer KL, Kubli F, Kühn W, Kunze S, Maier H, Müller A,
   Rummel H, Schlag P, Schwechheimer K (1984) DNS-Messung von
   malignen Tumoren mittels Impulszytophotometrie. Prinzipien und
   Bedeutung für die Beurteilung von Wachstumsverhalten und Ab-
   normitätsgrad. Dtsch Med Wochenschr 109:738-744
5. Flentje D, Schlag P (1985) Is chemosensitivity testing for
   peri-operative treatment planning in gastrointestinal cancer
   by the human tumor colony assay worthwhile? Eur J Surg Oncol
   11:227-233

Dr. med. Dagmar Flentje, Chirurgische Universitätsklinik, Im
Neuenheimer Feld 110, D-6900 Heidelberg

65. Zeitaufgelöste Laserfluorescenzmikroskopie von Hämatoporphyrin-Derivat (HpD) zur Lokalisation an Organoberflächen gelegener Tumore

Time-Resolved Laser Fluorescence Microscopy of Hematoporphyrine Derivate (HpD) for Localization of Superficial Tumors

A. Goetz[1], H. Schneckenburger[2], J. Feyh[1], P. Conzen[1] und W. Brendel[1]

[1]Institut für Chirurgische Forschung der Ludwig-Maximilians-Universität München, Klinikum Großhadern (Direktor: Prof. Dr. med. Dr. h.c. W. Brendel)
[2]Gesellschaft für Strahlen- und Umweltforschung mbH, Institut für Angewandte Optik, München-Neuherberg (Direktor: Prof. Dr. W. Waidelich)

Einleitung

Aufgrund der tumorselektiven Anreicherung in verschiedenen Tumoren und der Photosensibilisierung des Gewebes wird Hämatoporphyrin-Derivat (HpD) bei unterschiedlichen an Organoberflächen gelegenen Tumoren (z.B. Haut, Bronchial- und Gastrointestinaltrakt) mit Erfolg zur Photoradiotherapie (PRT) eingesetzt (1, 3). Darüberhinaus bietet das nach Anregung mit Licht typische Emissionsspektrum dieser Porphyrine mit Maxima bei 630 nm und 690 nm die Möglichkeit, Tumore zu lokalisieren. Diese Tumorlokalisation anhand der typischen HpD-Fluorescenz wird jedoch dadurch erschwert, daß aufgrund der derzeit zur Verfügung stehenden Detektionssysteme mit Beleuchtungsintensitäten gearbeitet werden muß, die ein sehr rasches Ausbleichen der Fluorescenz verursachen. Der therapeutisch günstigste Zeitpunkt, der durch ein möglichst hohes Verhältnis an HpD-Anreicherung im Tumor zu niedriger und gleichzeitig therapeutisch unwirksamer Konzentration im tumorumliegenden Gewebe definiert ist, kann daher nicht ermittelt werden.

Im Tierexperiment sollte mit Hilfe der zeitaufgelösten Laserfluorescenzmikroskopie (4) kontinuierlich die Verteilung des HpD im Tumor- und im tumorumliegenden Gewebe erfaßt werden.

Methodik

In Pentobarbitalnarkose wurde 5 männlichen syrischen Goldhamstern (mittleres Körpergewicht: 80 g) eine Aluminiumhautkammer mit zentralem transparenten Sichtfenster in die Rückenhaut transplantiert (2). Nach 48 h wurden in das Zentrum des Präparationsareals Zellen des amelanotischen Hamstermelanoms A-Mel-3

Chirurgisches Forum '86
f. experim. u. klinische Forschung
Hrsg.: H.-J. Streicher
© Springer-Verlag Berlin Heidelberg 1986

implantiert. 5 - 6 Tage später wurde den Tieren Photofrin II,
ein HpD-Gemisch mit einem hohen Anteil an Dihämatoporphyrinäther,
i.v. appliziert (5 mg/kg). Die Verteilung des HpD im Tumor- und
im tumorangrenzenden Gewebe wurde in den ersten 10 h stündlich
und im weiteren Verlauf der Untersuchung einmal täglich in identischen Arealen von jeweils 400 x 400 µm mit Hilfe der zeitaufgelösten Laserfluorescenzmikroskopie gemessen. Die Gewebeareale
wurden mit ultrakurzen Laserimpulsen (10 ps) bei 420 nm und einer
Impulsrate von 80 kHz über 20 s hinweg bestrahlt und die Fluores-
cenzemission mit Hilfe eines hochempfindlichen Photonen-Zählsy-
stems gemessen (Abb. 1). Neben der quantitativen Messung des gesamten Fluorescenzsignals wurde das zeitliche Abklingverhalten
der Fluorescenz gegenüber den einfallenden Laserimpulsen mit einem
Auflösungsvermögen von 0,5 nsec bestimmt. Die Fluorescenz wurde
innerhalb der Spektralbereiche der HpD-Emission von 610 - 690
nm und 660 - 740 nm, sowie zwischen 510 - 570 nm zur Erfassung
der überlagernden Autofluorescenzen des Gewebes gemessen.

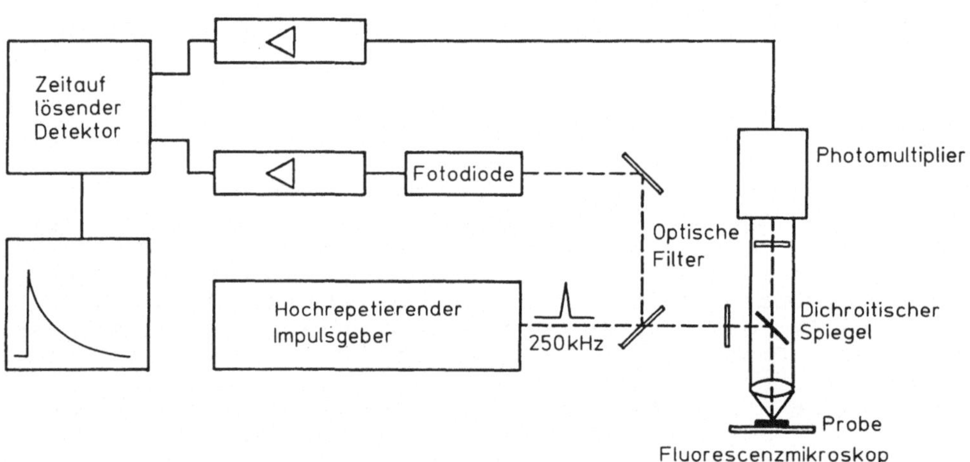

*Abb. 1. Schematische Darstellung der zeitaufgelösten Laserfluorescenzmi-
kroskopie. Neben dem hochrepetierenden Impulslaser wird links das Beispiel
einer Fluorescenzabklingkurve dargestellt*

Ergebnisse

Aufgrund der hohen Sensitivität des Detektionssystems konnte die
Beleuchtungsintensität auf 1 mW/cm^2 vermindert werden. Ausbleicheffekte konnten dadurch vermieden werden. Die HpD-Fluorescenz
zeigte bei allen Tieren ein Maximum im Tumor zwischen der 6. und
9. Stunde nach HpD-Verabreichung. Die HpD-Konzentration im Tumor
lag immer höher als im Normalgewebe, der Quotient variierte jedoch
bei den einzelnen Tieren um den Faktor 3 - 10 (Abb. 2). Am drit-
ten Tag waren die Konzentrationen im Tumor und im umliegenden
Gewebe nahezu identisch. In den drei länger verfolgten Tieren fanden wir zwischen Tag 6 und 8 einen erneuten Anstieg des HpD-Abso-
lutgehaltes und mit 2 - 4 fach höheren Werten im Tumor im Ver-

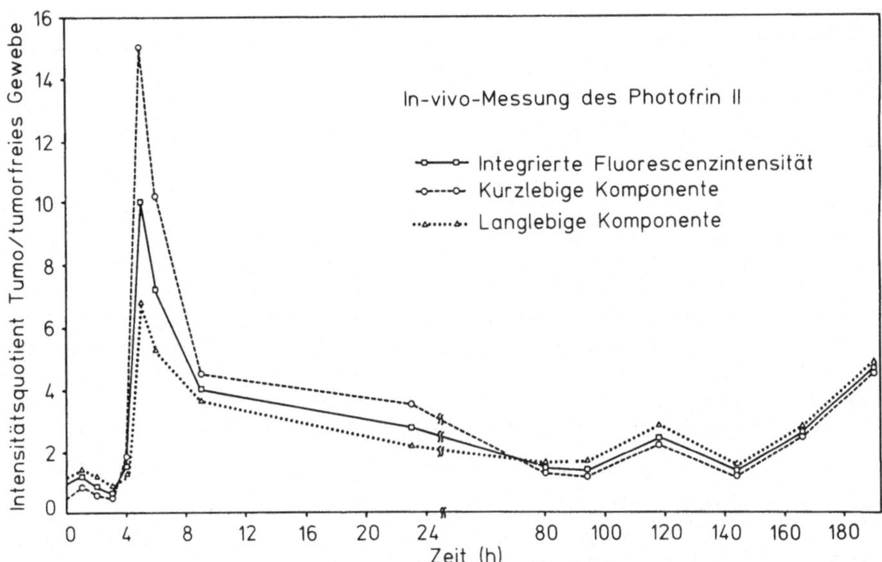

*Abb. 2. An diesem Einzelversuch sind die Quotienten der integrierten Fluores-
cenzintensitäten des Photofrin II im Tumor zu dem umliegenden tumorfreien Gewebe über den Meßzeitraum wiedergegeben. Die Messung erfolgte im Spektralbe-
reich von 610 - 690 nm. Neben den Quotienten für die Gesamtfluorescenz sind
auch die der kurz- und langlebigen Komponente dargestellt. Die mehr als
2-fach höhere Ratio für die kurzlebige Komponente 6 h nach Photofrin II sollte
beachtet werden*

gleich zum umliegenden Normalgewebe. Die Absolutwerte lagen jedoch um das 2 - 4 fache unter denen der 6. - 9. Stunde.

Darüberhinaus konnten wir anhand der Fluorescenzabklingkurven
HpD-Komponenten mit unterschiedlichen Abklingzeiten von 1,5 bzw.
11,0 nsec nachweisen, die nach den in-vitro Ergebnissen am
ehesten Dimeren oder Aggregaten (1,7 nsec) bzw. Monomeren (11
nsec) des HpD zuzuordnen sind (5). Der Quotient von Tumor zu
umliegendem tumorfreien Gewebe stieg im Bereich des ersten Maxi-
mums für die kurzlebige Komponente noch stärker als für die dargestellte integrierte Gesamtfluorescenz an. Im weiteren Verlauf der
Messungen glichen sich die Quotienten für beide Komponenten an
(Abb. 2).

Diskussion

Bisherige tierexperimentelle Studien zur Pharmakokinetik der
HpD-Anreicherung in verschiedenen Tumoren wurden mit radioaktiv
markierten HpD (H_3-Thymidin, C_{14}) oder durch Fluorometrie nach
vorhergehender Gewebeextraktion von HpD durchgeführt. Die HpD-
Konzentrationen mußten deshalb zu unterschiedlichen Zeiten nach
HpD-Verabreichung in voneinander verschiedenen Tieren mit möglicherweise unterschiedlichen Tumoren miteinander verglichen werden.

Durch Kombination der zeitaufgelösten Laserfluorescenzmikroskopie und des transparenten Rückenhautkammermodells konnte am Bei-

spiel des amelanotischen Hamstermelanoms A-Mel-3 erstmals die
HpD-Konzentration im Tumor und im tumorumliegenden Gewebe kontinuierlich über einen längeren Zeitraum verfolgt werden. Ausbleicheffekte wurden durch die hohe Sensitivität des Meßsystems
vermieden. Das Prinzip einer Tumorlokalisationsdiagnostik wurde
damit aufgezeigt.

Inwieweit den differenzierten kurz- und langlebigen Komponenten
des HpD und insbesondere deren unterschiedlicher Anreicherung auch
eine verschiedene therapeutische Bedeutung beizumessen ist, bedarf weiterer Untersuchungen. Ein vereinfachtes und nicht statio-
när gebundenes Detektionssystem könnte neben der Ermittlung eines optimalen Therapiezeitpunktes auch hilfreich sein, präoperativ noch nicht lokalisierte Tumornester oder makroskopisch nicht
erkennbare Tumorherde intraoperativ zu entdecken, um diese einer
PRT zuzuführen, oder sie auch operativ zu entfernen.

Zusammenfassung

Im amelanotischen Hamstermelanom A-Mel-3, implantiert in die
Rückenhautkammer syrischer Goldhamster, und im tumorumliegenden
Gewebe wurden mit der zeitaufgelösten Laserfluorescenzmikroskopie
wiederholt Messungen der HpD-Fluorescenz durchgeführt. Aufgrund
der hohen Sensitivität dieses Systems konnte die Beleuchtungsintensität auf 1 mW/cm^2 reduziert werden und Ausbleicheffekte verhindert werden. An der Gesamtfluorescenz sind eine kurz- und eine
langlebige Komponente beteiligt. Beiden Komponenten liegt möglicherweise eine unterschiedliche therapeutische Wirksamkeit zu-
grunde. Die kurzlebige Komponente ist in der Initialphase nach
HpD-Applikation in stärkerem Maße im Tumor konzentriert. Die
zeitaufgelöste Laserfluorescenzmikroskopie ist prinzipiell geeignet, HpD-speichernde Tumoren an Organoberflächen zu lokalisieren.

Summary

Time-resolved laser fluorescence microscopy was used for repeated
detection of HpD fluorescence in hamster amelanotic melanoma implanted in the dorsal skin fold of Syrian golden hamsters and in
the surrounding tumor-free tissue. Due to the high sensitivity of
the detection system the power density could be limited to 1 mW/
cm^2. Thus photobleaching could be avoided. In addition, a short-
and a long-lived fluorescence component could be distinguished
and probably have different therapeutic potencies. In the early
phase after HpD application a higher concentration of the short-
lived component was measured. Time-resolved fluorescence microscopy is in principle suitable for detection of superficial tumors which store HpD.

Literatur

1. Dougherty TJ (1985) In: Jori G, Perria C (eds) Photodynamic
   therapy of tumors and other diseases. Edizione Liberia Pro-
   ghetto, Padova, p 267

2. Goetz A, Endrich B, Laprell C, Meßmer K (1981) Bibl Anat 20: 65
3. Kessel D (1984) Photobiochem Photobiol 39:851
4. Schneckenburger H (1985) Opt Eng 24:1042
5. Schneckenburger H, Pauker F, Unsoeld E, Jocham D (1985) Photobiochem Photobiophys 10:61

Dr. A. Goetz, Institut für Chirurgische Forschung der Ludwig-Maximilians-Universität, Klinikum Großhadern, Marchioninistr. 15, D-8000 München 70

Chirurgisches Forum 1987

München, 104. Kongreß, 22.–25. April 1987

Vortragsanmeldungen

Die Sitzungen des FORUM *für experimentelle und klinische Forschung* sind ein fester Bestandteil im Gesamtkongreßprogramm. Sie bestehen aus 7-Minuten-Vorträgen mit ausreichender Diskussionszeit über Ergebnisse aus der *experimentellen* und *klinischen Forschung*. Zur Beteiligung sind bevorzugt der chirurgische Nachwuchs, aber auch junge Forscher aus anderen medizinischen Fachgebieten zur Pflege interdisziplinärer Kontakte aufgefordert. Verhandlungssprachen sind Deutsch und Englisch.

Als Leitthemen der einzelnen Sitzungen sind vorgesehen: Trauma; Schock; Herz, Lunge und Gefäßsysteme; Transplantation; Onkologie; Magen-Darm, endokrine Chirurgie, Leber-Galle-Pankreas, perioperative Pathophysiologie-Intensivmedizin; Organersatz-Biomechanische Unterstützung.

Die Auswahl der Sitzungstitel für das endgültige Programm richtet sich nach dem zahlenmäßigen Überwiegen der eingereichten Beiträge zu den verschiedenen Themenkreisen auf der Basis der Qualitätsbewertung (siehe 9).

Bedingungen für die Anmeldung

1. Für die Anmeldung ist eine *Kurzfassung in sechsfacher Ausfertigung* bis spätestens **30. September** des Vorjahres vor dem Kongreßjahr an den FORUM-Ausschuß der Deutschen Gesellschaft für Chirurgie einzusenden:

   Sekretariat „Chirurgisches FORUM"
   Chirurgische Universitätsklinik
   D-6900 Heidelberg

   Bereits veröffentlichte Arbeiten dürfen nicht eingesandt werden!

2. Grundsätzlich ist die Anmeldung mehrerer verschiedener Beiträge möglich. Die Auswahl durch den wissenschaftlichen Beirat orientiert sich dahingehend, daß der *Erstautor* im endgültigen Programm *nur einmal* genannt werden kann.

3. Die Anmeldung eines Beitrags zum FORUM schließt die Anmeldung eines Vortrages mit dem gleichen Grundthema für eine andere Kongreßsitzung aus.

Kurzfassung

4. Die *Kurzfassung* soll in klarer Gliederung ausschließlich objektive Fakten über die Zahl der Untersuchungen oder Experimente, die angewandten Methoden und endgültigen Ergebnisse enthalten. Ausführliche Einleitungen, historische Daten und Literaturübersichten sind zu vermeiden. Nur Mitteilungen von *wesentlichem Informationswert* ermöglichen eine sachliche Beurteilung durch die Mitglieder des wissenschaftlichen Beirats.

5. Auf dem Formblatt (Beilage in den MITTEILUNGEN, ansonsten über Deutsche Gesellschaft für Chirurgie oder Sekretariat „Chirurgisches FORUM") sind die Namen der Autoren, beginnend mit dem Vortragenden, mit akademischem Grad sowie Anschrift von Klinik oder Institut und der Arbeitstitel einzutragen.

6. Da sich die Deutsche Gesellschaft für Chirurgie einer *„Empfehlung über die Begrenzung der Autorenzahl"* angeschlossen hat (siehe MITTEILUNGEN Heft 4/1975, Seite 140), können einschließlich des Vortragenden nur 4 Autoren genannt werden. Lediglich bei interdisziplinären Arbeiten sind insgesamt 6 Autorennamen möglich.

7. Dem *Text der Kurzfassung* wird nur der Arbeitstitel ohne Autorennamen vorangestellt, damit eine anonyme Weiterbearbeitung gesichert ist (siehe 9). Der Umfang darf das angegebene Feld nicht

überschreiten. Die Einsendung hat per Einschreiben zu erfolgen. Die eigene Klinik (Institut) darf im Text nicht erwähnt oder zitiert werden.

8. Jeder Beitrag soll von dem Autor durch einen Vermerk für eines der oben angegebenen Leitthemen vorgeschlagen werden.

Anonyme Bearbeitung

9. Vor der Sitzung des FORUM-Ausschusses werden die Beiträge anonym (ohne Nennung der Autoren und der Herkunft) zur Beurteilung an die Mitglieder des wissenschaftlichen Beirats versandt. (Bestimmungen für den FORUM-Ausschuß siehe MITTEILUNGEN Heft 3/1973 Seite 70).

10. Die Autoren der angenommenen Beiträge werden bis Mitte November des Vorjahres vor dem Kongreß verständigt.

Manuskript

11. Das *Manuskript* ist in doppelter Ausfertigung mit klarer Gliederung (Zielsetzung, Methodik, Ergebnisse), *englischem Untertitel* und Zusammenfassungen auf Deutsch und Englisch einzureichen.

    Wenn **keine Bilder oder Tabellen** eingereicht werden, darf das Manuskript einschließlich deutscher und englischer Titel und Zusammenfassung sowie Literaturangaben **maximal 5 Schreibmaschinenseiten** haben (bei 4 cm Rand und $1^{1}/_{2}$ zeiligem Abstand).

    Jede *Schwarzweiß-Abbildung* (schematische Strichabbildungen) oder *Tabelle* verkürzt den zulässigen Schreibmaschinentext mindestens um $^{1}/_{2}$ Textseite. Es werden Positivabzüge (tiefschwarz) in Endgröße erbeten. Für jede Abbildung oder Tabelle ist eine kurze prägnante Legende auf besonderem Blatt erforderlich.

    Halbtonbilder, Fotos und Röntgenbilder werden nicht angenommen.
    Die *Bibliographie* soll 5 Zitate nicht überschreiten.

12. Die redaktionellen Vorschriften sind sorgfältig zu beachten. Gelegentlich trotzdem erforderlich werdende redaktionelle Änderungen im Rahmen der gegebenen Vorschriften behält sich die Schriftleitung vor.

13. Die *endgültige Fassung* wird in einem zitierfähigen FORUM-Band als Supplement von Langenbecks Archiv vor dem nächsten Kongreß gedruckt vorliegen.

Einsendeschluß

14. Manuskripte, die bis zum **7. 1. 1987** nicht eingegangen sind, können im FORUM-Band nicht berücksichtigt werden und schließen eine Aufnahme in das endgültige Kongreßprogramm aus.

15. Lieferung von *Sonderdrucken* nur bei sofortiger Bestellung nach Aufforderung durch den Verlag und gegen Berechnung.

Wissenschaftlicher Beirat im FORUM-Ausschuß der Deutschen Gesellschaft für Chirurgie

Ch. HERFARTH – Heidelberg
Vorsitzender des Beirats

M. BETZLER – Heidelberg
M. RAUTE – Mannheim
Für das FORUM-Sekretariat